Physical Diagnosis of Pain
An Atlas of Signs and Symptoms

疼痛的症状与体征图解

（第 4 版）

Physical Diagnosis of Pain

An Atlas of Signs and Symptoms

疼痛的症状与体征图解

（第4版）

原 著 Steven D. Waldman

主 译 樊碧发

副主译 刘波涛 顾 芳 李玉琴

北京大学医学出版社

TENGTONG DE ZHENGZHUANG YU TIZHENG TUJIE（DI 4 BAN）

图书在版编目（CIP）数据

疼痛的症状与体征图解：第 4 版 /（美）史蒂文·沃
德曼（Steven Waldman）原著；樊碧发主译 . —北京：
北京大学医学出版社，2023.11
　书名原文：Physical Diagnosis of Pain：An Atlas of Signs and Symptoms
　ISBN 978-7-5659-2947-2

　Ⅰ . ①疼…　Ⅱ . ①史… ②樊…　Ⅲ . ①疼痛 – 图解
Ⅳ . ① R441.1-64

中国国家版本馆 CIP 数据核字（2023）第 135435 号

北京市版权局著作权合同登记号：图字：01-2023-1722

Elsevier（Singapore）Pte Ltd.
3 Killiney Road，#08-01 Winsland House I，Singapore 239519
Tel：（65）6349-0200；Fax：（65）6733-1817

疼痛的症状与体征图解（第 4 版）

主　　译：樊碧发
出版发行：北京大学医学出版社
地　　址：（100191）北京市海淀区学院路 38 号　北京大学医学部院内
电　　话：发行部 010-82802230；图书邮购 010-82802495
网　　址：http：//www.pumpress.com.cn
E - m a i l：booksale@bjmu.edu.cn
印　　刷：北京金康利印刷有限公司
经　　销：新华书店
责任编辑：王智敏　　责任校对：靳新强　　责任印制：李　啸
开　　本：889 mm×1194 mm　1/16　印张：27.25　字数：896 千字
版　　次：2023 年 11 月第 1 版　2023 年 11 月第 1 次印刷
书　　号：ISBN 978-7-5659-2947-2
定　　价：280.00 元

版权所有，违者必究
（凡属质量问题请与本社发行部联系退换）

译审校者名单

主　　译　　樊碧发

副 主 译　　刘波涛　　顾　芳　　李玉琴

译　　者　（按姓氏汉语拼音排序）

曹新宇　　乌鲁木齐市友谊医院
陈桂英　　宁夏医科大学总医院
顾　芳　　北京市大兴区中西医结合医院
李　问　　北京中医药大学
李玉琴　　兰州大学第一医院
林　磊　　北京中医药大学东方医院
马英俊　　新疆哈密十三师红星医院
汤达承　　广东省佛山市第一人民医院
汪利凤　　浙江中医药大学附属杭州市中医院
谢乙宁　　北京大学肿瘤医院
薛鹏飞　　新疆生产建设兵团医院
闫清华　　延边大学附属医院
姚发利　　新疆昌吉州人民医院
张晨煜　　北京中医药大学

审 校 者　（按姓氏汉语拼音排序）

樊碧发　　中日友好医院
李怡帆　　中日友好医院
刘波涛　　中日友好医院
毛　鹏　　中日友好医院
苗　羽　　中日友好医院
司马蕾　　中日友好医院
王海宁　　中日友好医院
张　毅　　中日友好医院

中文版序

回首往昔，我已与疼痛医学有超过半个世纪的缘分。我经历了中国疼痛医学事业从无到有、从小到大、从弱到强的过程，也见证了中国疼痛医学人栉风沐雨、砥砺前行的奋斗历程。

我很高兴地看到中国疼痛医学事业朝气蓬勃的发展现状，也很欣慰越来越多的慢性疼痛患者得到了有效治疗。年轻疼痛科医师的成长时刻牵动着我的心——疼痛科医师人才的储备和培养关系着疼痛医学事业的前景和发展。

疼痛科医师必须对患者病情有全面的了解，进行个体化的细致分析，才能制订出周密的治疗方案。在成为一名合格的疼痛科医师的磨练过程中，掌握规范而系统性的体格检查技能是不可或缺的重要内容。

中文版《疼痛的症状与体征图解》（第4版）就是这样一部基础知识、基本理论与实践相结合的参考书。读者朋友们仔细研读之后，可以发现本书的可贵之处——本书始终秉承"理论要应用于实践"的原则，使用图文结合的方式，以人体的主要部位为主干，从颈椎、胸椎开始，一直延伸到踝关节、足趾关节，从大体解剖细化至局部解剖；强调体格检查的体位和手法，明确疾病和检查结果的相互对应关系；力求将医学基础学科与临床实践紧密结合进行思考。

感谢原著 Steven D. Waldman 教授对该书的不断更新，从第1版到第4版，总能让读者收获有关疼痛症状与体征的最新知识。最后由衷地向樊碧发教授和各位参与翻译、审校的中青年医生们在繁忙的教学、医疗、科研工作中抽出宝贵时间与读者分享疼痛医学专业知识表示感谢，并向北京大学医学出版社编辑的严谨态度和合作精神致以衷心谢忱！

最后，我祝愿所有疼痛科医师都秉承"为民除痛乃神圣事业"的理念，静心习医以解含灵之苦。

韩济生

中国科学院院士
北京大学博雅讲席教授
北京大学神经科学研究所名誉所长
2023 年 6 月

中文版前言

随着医学技术的进步和人们对自身疼痛问题的日益重视，疼痛医学在国内外得到越来越多的关注。2007年卫生部（现国家卫生健康委员会）在卫医发〔2007〕227号文件中明确提出在《医疗机构诊疗科目名录》中增加"疼痛科"诊疗科目。此后，各地医院的疼痛科如雨后春笋般纷纷成立，一批又一批的医生投身于疼痛医学事业中来。

近20年来，我国的疼痛医学事业蓬勃发展。2022年12月，国家卫生健康委员会发布了《关于印发疼痛综合管理试点工作方案的通知》。该通知指出，2022—2025年，将在全国范围内遴选出一定数量的医院开展疼痛综合管理试点工作，力争在试点医院进一步梳理建立全流程疼痛诊疗服务。2023年4月，国家卫生健康委员会会同国家中医药局公布了900余家疼痛综合管理试点医院名单。由此我们相信，我国的疼痛医学事业必将迎来更大的发展。

目前，在临床疼痛诊疗实践中，存在这样一种情况值得我们注意，并亟待解决：重治疗，轻诊断；重检查检验，轻体格检查。毋庸置疑，诊断是一切治疗的基础，没有明确的诊断，治疗就无从谈起。体格检查是临床医生最重要的检查手段。疼痛医学的学科特点是和多个学科诊疗范围都有交叉，这就对疼痛科医生提出了全方位的要求——只有更全面的知识储备才能减少误诊和漏诊。疼痛科医生不能仅仅只是会做治疗的医生，更应该强于诊断和鉴别诊断。尤其是对于疼痛科的住院医师以及疼痛医学专业的研究生而言，夯实体格检查的基础，将有助于他们日后在疼痛医学领域的发展。

由Steven D. Waldman教授原著、北京大学医学出版社引入国内的这本《疼痛的症状与体征图解》，就非常契合疼痛科医生在体格检查方面的需求。该书以部位为主线，辅以相应的体格检查，以所涉及的骨骼、肌肉的解剖特点为基础，采用直观形象的图例，将慢性疼痛的诊断进一步具体化、形象化、规范化、条理化和系统化，对于刚刚踏入疼痛医学领域的医生是大有裨益的，有助于帮助初学者建立完整的疼痛医学相关知识体系。同时，本书简洁明快的语言风格，更贴近临床实际工作，对于已经从事疼痛诊疗工作的医务人员也可以作为一本查漏补缺的工具书使用。

本书涉及的内容范围较广，除了疼痛科医生以外，还适用于骨科、康复医学科、神经科、运动医学科、风湿免疫科及全科医学科等多个科室的医生阅读。此外，本书对于大部分相关疾病都配以超声图像及真人图像，部分疾病还配有相应的磁共振图像，为读者进行"可视化操作"提供了帮助，这也是其他同类书籍中很少包含的内容，相信读者们阅读本书都会有所收获。

参与本书翻译的大多是从事临床一线工作的中青年医生，有着丰富的临床实践经验；也有正在攻读疼痛医学专业的研究生，他们正好处在将书本知识转化为临床实践技能的过程中，可以准确地找到临床实践中体格检查的"痛点"。

众所周知，翻译是一项具有挑战性的工作。"译事三难：信、达、雅。"在中文版《疼痛的症状与体征图解》（第3版）出版后，热心读者给我们提出了很多有建设性的反馈和建议。在第4版翻译时，我们邀请了更多的临床一线的疼痛科医生加入翻译团队，在尽可能保持原著语言风格和表达方式的同时，也尽力确保医学术语的规范性和准确性。然而，由于翻译的难度较大，难免会有不足之处，希望读者们在使用过程中指正。

在此，我要感谢所有参与《疼痛的症状与体征图解》（第4版）翻译工作的临床医生们，还有北京大学医学出版社编辑人员的统筹安排。同时，我们必须要感谢那些幕后英雄的无私奉献。我们希望本书能够为从事疼痛诊疗工作的医务人员提供有价值的参考资源。

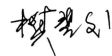

中日友好医院疼痛科·全国疼痛诊疗研究中心　主任
中华医学会疼痛学分会　前主任委员、候任主任委员
中国医师协会疼痛科医师分会　会长
中国中西医结合学会疼痛学专业委员会　主任委员
2023年6月于北京

原著前言

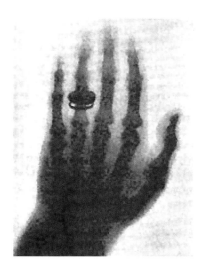

我深知这美好得令人难以置信……有些事情，无论如何变迁，依旧永恒不变！（From Kaplan EL，Mhoon D，Kaplan SP，Angelos P. Radiation-induced thyroid cancer：the Chicago experience. Surgery 146：979，2009.）

虽然在 Wilhelm Roentgen 为他的妻子拍摄手部 X 线照片时，我还没有完成医学院的学业，但我坚信这一简单的举动彻底改变了医学治疗的方式。（据传闻，他实际上是在试图找到一种让她的婚戒"消失"的方法，而不是进行任何诊断，因为他深深地爱上了更加"年轻而迷人"的 X 线技术！）尽管如此，从那时起，医生一直在寻找一种不需要实际检查患者就能诊断疾病的方法。随着时间的推移，医学影像学技术不断发展，从最初的 X 射线到荧光透视，再到计算机断层扫描，再到超声波检查和磁共振成像，最后到 PET 扫描。每种技术形成的初衷都是为了找到一种更简单的诊断方法，但似乎总是难以达到预期的目标。然而，希望始终存在，许多人希望，最终人类基因组将取代医学成像，将医生从检查患者的繁务中解放出来。

在我们不断寻求一种不必太过近距离接触患者就能诊断疾病的方法的过程中，我们必须不断提醒自己"有些事情永远不会改变"。而其中一件事情就是正确的病史采集和体格检查的临床使用。是的，我们确实需要接触患者，我们也确实需要付出一些努力。然而，你能想出什么是对患者和医生都更加有效的方法吗？我肯定想不到。

在回顾本书的初版和第 2 版前言时，我对那位伟大的棒球运动员 Yogi Berra 击球的精准度印象深刻，特别是当他说："这就像是似曾相识！"换言之，当一切都无济于事时……**给患者进行体格检查！**

Steven D. Waldman，MD，JD

Vice Dean
Chair and Professor-Department of Medical Humanities and Bioethics
Professor of Anesthesiology
University of Missouri-Kansas City School of Medicine
Kansas City，Missouri

2020 年秋
（顾芳　李玉琴　译　刘波涛　校）

加缪说过："人类需求总会与世界不合理的沉默之间产生冲突，从而诞生了荒谬。"

Charlie 解释道："人终将有一死！"

此书谨献给 Charles D. Donohoe 博士，一名临床医生、哲学家、教师、荒诞主义者，最重要的一点，他是我永远的朋友。

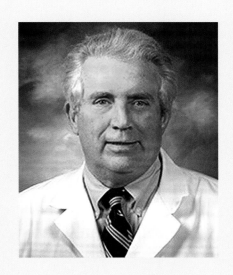

目　录

视频目录

第一部分

颈 椎

第 1 章　颈椎骨性结构的功能解剖

颈椎的骨性结构

为了全面理解颈椎的功能解剖，以及颈椎的独特结构特点在各种各样源自于颈椎的疼痛性疾病发生发展过程中所起的作用，学习者必须认识到：胸椎和腰椎的功能单元都是类似的，而颈椎和前两者不一样，它是由两种截然不同的功能单元组成的。第一种类型的功能单元由寰枕单元和寰枢单元组成（图1.1和图1.2），它们除了为头部提供静态结构上的支撑作用外，更重要的功能是帮助头部有目的性地定向运动，这将促使眼、耳、鼻、喉等器官发挥最佳的功能。最上面两个颈椎的功能单元容易受到下列因素的影响：创伤、关节炎以及机体老化过程中所出现的退行性改变。

第二种类型的功能单元是和胸椎及腰椎的功能单元相类似的，主要的功能是为头部提供结构上的支撑作用，其次是帮助头部的感觉器官进行定位（图1.3A～C）。下位5个颈椎及其相对应的椎间盘组成第二种类型的功能单元，其结构损伤或者功能紊乱是临床上绝大多数源于颈椎的疼痛性疾病的发病原因（见第15章）。

颈椎的运动

整个脊柱中，颈椎的活动度是最大的，可以在各个平面内运动。寰枢关节至第三颈椎是活动度最大的

部分。颈椎的运动是整个颈椎及其诸多相关肌肉同步运动的结果，其中上两个颈椎节段在颈椎旋转、前屈、背伸和侧弯动作中发挥的作用最大。颈椎前屈时，椎管延长，椎间孔变大，椎间盘前部受压（图1.3B）。颈椎背伸时，椎管缩短，椎间孔变小，椎间盘后部受压（图1.3C）。颈椎侧弯或者旋转时，对侧的椎间孔变大，同侧的椎间孔变小。在生理状态下，这些大小或者长度上的改变并不会引起功能障碍或者疼痛。但在病理状态下，这些改变则会刺激神经，引发疼痛和功能障碍。

颈椎的椎管

颈椎的椎管为脊髓提供保护性通道，颈神经根从脊髓发出后也是通过椎管上的椎间孔离开脊髓的。由于脊髓的颈膨大以及那些必须横穿椎管才能到达其支配区域的神经纤维的存在，相比胸段和腰段脊髓所占椎管的空间，颈段脊髓占据了椎管内可用空间的大部分。颈椎椎管剩余空间减少导致脑脊液在发生创伤时的减震效果降低。另外，当颈椎骨性结构或者椎间盘凸入椎管造成椎管狭窄后，剩余空间减少很容易导致颈段脊髓受压并继发颈髓病变（图1.4）。由于颈椎退行性病变或者椎间盘突出对颈段脊髓的压迫可能是一个相对长期的过程，所以颈段脊髓病变所造成的神经功能损伤不一定很明显，从而导致延误诊断的情况并不少见。

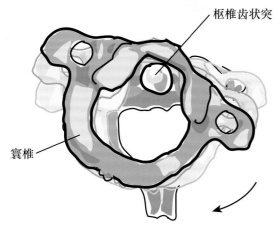

图 1.1　寰枕单元

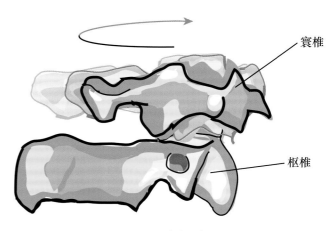

图 1.2　寰枢单元

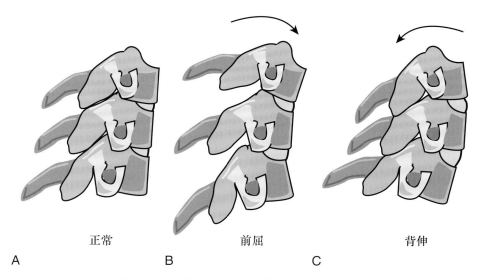

正常　　　　　　　　　前屈　　　　　　　　　背伸

A　　　　　　　　　　B　　　　　　　　　　C

图 1.3　正常（ A ）、前屈（ B ）和背伸（ C ）时的颈椎功能单元

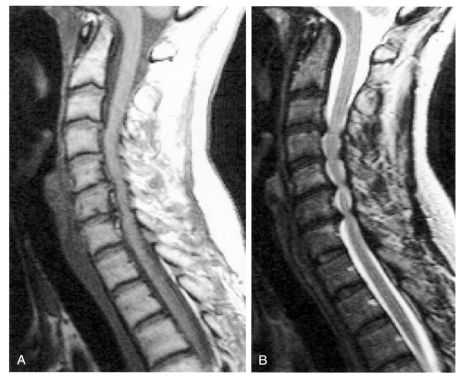

图 1.4　颈椎病。颈椎的矢状位 T1 加权自旋回波磁共振（ A ）和矢状位 T2 加权快速自旋回波磁共振（ B ）的图像显示在几乎每一个椎间隙都发生了椎间盘退行性改变，以及椎间隙高度的丢失，伴有间盘 T2 信号强度的降低（ B ）。在大部分颈椎节段可见由于椎管前方的椎间盘突出及骨赘、椎管后方的韧带肥厚所造成的严重的中央型椎管狭窄。C5 ～ C6 节段脊髓的高强度信号区域提示这一区域所出现的继发于上述病变的脊髓软化（ From Resnick D，Kransdorf MJ. *Bone and Joint Imaging*. 3rd ed. Philadelphia：Saunders；2005：147. ）

　　颈椎的椎管呈漏斗状，在寰枢椎间隙处直径最大，之后逐步变窄，至 C5 ～ C6 椎间隙处最窄。这个区域也是很多源于颈椎的疼痛性疾病的病因所在（图 1.5）。人类的颈椎管横截面一般为三角形，在颈椎病患者中却存在着广泛性的解剖变异。颈椎病的患者如果椎管呈现三叶草形，那么他们在出现任何导致椎管狭窄或者影响颈椎正常活动范围的病理过程时，就很容易罹患神经根型颈椎病。

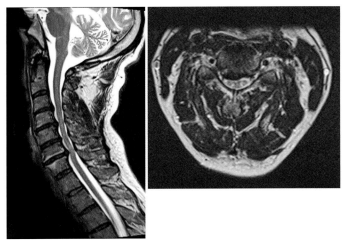

图 1.5　（右图中）"蛇眼征"提示脊髓前角囊性坏死和静脉梗死，一般预后不良［From Cowley P. Neuroimaging of spinal canal stenosis. *Magn Reson Imaging Clin N Am*. 2016；24（3）：523-539.］

颈神经及其与颈椎的关系

　　颈神经根由背根和前根组成，背根主要传递感觉信息，前根主要传递运动信息。背根和前根从脊髓发出后，组成一个独立的解剖结构，那就是颈神经根。颈神经根是混合型神经，在经过椎间孔后会发出小的分支，其中颈脊神经的前支是支配椎间盘纤维环及其前侧的钩椎关节（Luschka），后支则是支配相邻脊椎之间的关节突关节（zygapophyseal joint），神经根就从上下两个相邻的关节突关节之间穿出。目前认为这些神经纤维会传导来自上述解剖结构的疼痛信号，这其实就认为椎间盘和关节突关节可以作为独立的产生疼痛的病灶，这种观点和传统的理念是不一致的，后者认为颈脊神经根受压是源于颈椎的疼痛性疾病的唯一病因。这些神经纤维穿出椎间孔后就组成了一个独立的神经根，它向前下方走行并进入由横突组成的神经沟内，支配头部、颈部和上肢的神经（图 1.6）。

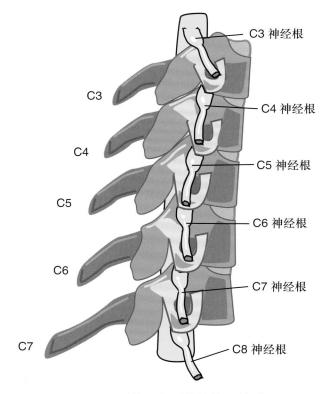

图 1.6　颈神经与颈椎的位置关系

给临床医生的提示

　　颈椎的骨性结构就其结构和功能来讲都让人叹为观止。颈椎最上面两个节段——寰椎和枢椎，对于人类的生存和日常安全具有至关重要的作用，但它们是引起颈源性头痛和紧张型头痛的主要原因，除此以外，它们并不是临床上大部分源于颈椎的疼痛性疾病的根源，C3～C7 这五节下位颈椎才是罪魁祸首，这些疼痛性疾病最常见的有神经根型颈椎病和包括颈椎小关节紊乱综合征在内的各种颈痛。

（顾芳　薛鹏飞　译　李怡帆　审校）

第 2 章　颈椎间盘的功能解剖

颈椎间盘有两个主要功能：①作为颈椎的主要减震结构；②促进颈椎的同步运动，同时保护穿经颈椎的神经和血管免受冲击。椎间盘的物理结构决定它可以具备减震、协助运动和保护脊髓等功能。

如果把椎间盘想象成一个封闭的、充满液体的容器，这就容易理解颈椎间盘在健康人中是如何发挥其功能，而在发生病变后是如何出现功能障碍的。椎间盘这个"容器"的顶部和底部是相对没有弹性的透明软骨所构成的终板。颈椎间盘的侧面由纵横交错的弹性纤维组成，它们牢固地连接于上下终板，被称为纤维环。纤维环将椎间盘的侧面四周完全包裹起来（图2.1）。这种相互交织的结构使得纤维环就像一个完整包裹在椎间盘四周、兼有稳定性和可弯曲性的"纱网"，这有助于在颈椎进行较大幅度活动时颈椎间盘可以承受形态变化所带来的压力（图2.2）。

椎间盘里被上下终板和四周纤维环所包裹的结构就是髓核，这是一种富含水分的黏多糖凝胶样物质（图2.1）。髓核是无法被压缩变形的，它可以将椎间盘任意一点承受的压力传递到周围其他的髓核中去。正常的生理状态下，包含水分的髓核会保持椎间盘内的压力，这个力量会促使上下相邻的脊椎分开以维持它们之间一个正常的高度，有助于保护脊髓和自脊髓发出的神经根。颈椎活动时，椎间盘的纤维环会发生舒张或者收缩，而由于髓核无法被压缩变形，这就可以维持椎间盘内相对稳定的压力。

颈椎间盘发生退行性改变后，其血运减少、椎间盘内水分丢失，导致椎间盘的减震能力和协助运动能力发生减退。尤其是在纤维环发生退行性改变后，这个进程进一步加重，椎间盘的侧壁有部分出现膨出变形，削弱了髓核原本可以将承受的压力均匀分布到整个椎间盘的能力。这会加剧椎间盘功能的退化，并引发椎间盘进一步的退行性病变，最终出现纤维环破裂及髓核脱出，同时椎间盘更容易在遇到微小的创伤时发生损伤（图2.3；参见第3章）。临床上出现的很多源于颈椎的疼痛性疾病，其病因就是椎间盘的退行性病变（参见第15章）。

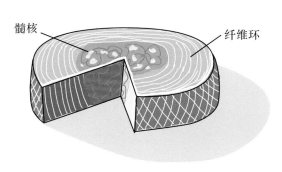

图 2.1　可以把颈椎间盘想象成一个封闭的、充满液体的容器

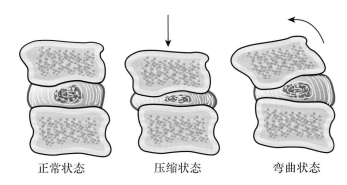

图 2.2　图示颈椎间盘在颈椎各种活动情况下兼有稳定性和可弯曲性

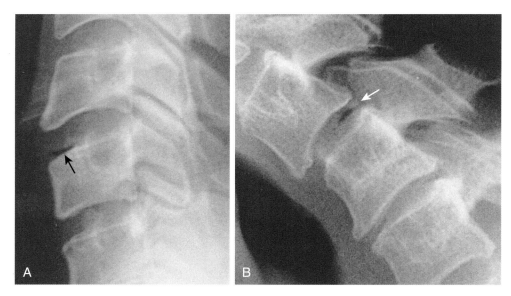

图 2.3　创伤后椎间盘损伤：纤维环透亮裂口征。（**A**）颈椎过伸出现的损伤。侧位 X 线片显示椎间盘内邻近终板的纤维环内存在线状的气体聚集。箭头提示为纤维环透亮裂口征，它常见于颈椎发生过伸损伤后，表示纤维环在终板前部的附着处由于创伤出现了撕脱性损伤。（**B**）颈椎过屈出现的损伤。颈椎过屈状态下的侧位 X 线片中，C4 ～ C5 椎间盘后部出现气体聚集（箭头处）的表现，其密度和周围组织明显不同。该患者最近遭遇了汽车追尾事故，并出现了严重的颈部疼痛（From Taylor JAM，Hughes TH，Resnick D. *Skeletal Imaging*：*Atlas of the Spine and Extremities*. 2nd ed. St. Louis：WB Saunders；2010.）

（顾芳　薛鹏飞　译　李怡帆　审校）

第3章 颈椎间盘疾病的命名

关于颈椎间盘病变的命名问题，现在还有很多争论和分歧。这种情况的存在，一部分原因是目前使用的命名体系是在计算机断层扫描（CT）和磁共振成像（MRI）出现之前就设计出来的，另一部分原因则是放射科医生和临床医生都习惯于关注椎间盘对神经结构的刺激或者压迫，并认为这是源自于脊柱的疼痛的唯一病因。这种观点忽视了椎间盘和关节突关节可以是脊柱疼痛独立病因的事实，因此会导致误诊、治疗方案不对症，患者遭受不必要的痛苦。通过对颈椎间盘病变命名方法的标准化，放射科医生和临床医生在为脊柱疼痛患者提供医疗照护时可以避免上述那些问题。下面要介绍的分类方法就可以让放射科医生和临床医生用同一套命名方法来诊断疾病。与此同时，该分类方法也考虑到这样的情况：椎间盘是脊柱疼痛的唯一病因，此时 MRI 会有特殊的表现足以引导临床医生考虑到椎间盘源性疼痛的诊断，继而在外科手术干预前先进行诊断性治疗——椎间盘造影。临床上超过 90% 的需要治疗的颈椎间盘病变是发生在 C5～C6 以及 C6～C7 节段。

正常的椎间盘

就像在第 2 章中描述的那样，正常的椎间盘是由如下结构组成的：处于中央的胶状的髓核、将髓核同心环绕的致密的纤维弹性组织——纤维环。椎间盘的顶部和底部是由软骨形成的终板，并附着在相应的椎体上。根据物理学定律（主要是帕斯卡定律），椎间盘可以保持足够大的椎间盘内的压力，以维持相邻节段脊椎之间足够的距离。MRI 中，正常的颈椎间盘在 T1 加权像上表现为均匀的低强度信号，而在 T2 加权像上则表现为高强度信号。正常情况下，健康人的颈椎间盘的边缘不会超过毗邻椎体的边缘（图 3.1）。

退行性病变的椎间盘

随着椎间盘发生退行性改变，髓核和纤维环都会逐步发生结构和生物化学方面的改变，这会导致椎间盘在 MRI 上的改变以及正常的生理功能受到影响。虽然这是人类衰老进程中的正常现象，但颈椎受到的创

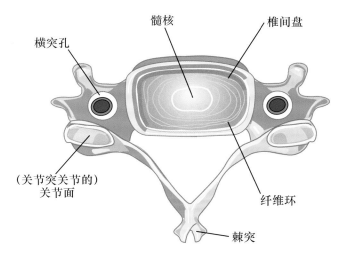

图 3.1 正常的颈椎间盘

横突孔　髓核　椎间盘
（关节突关节的）关节面
纤维环
棘突

伤、感染以及吸烟都可能加速这一进程。当退行性病变进展到一定程度后，患者就可能出现相应的临床症状，但退行性病变的程度和是否出现临床症状之间并不存在必然的关联。

在这个退行性改变的过程中，髓核水化作用的能力逐步减弱，同时髓核内蛋白多糖的浓度也会逐步下降，而蛋白多糖是用于维持髓核凝胶状态的重要物质。这样，髓核内开始出现细小的裂缝，继而被胶原蛋白取代，随着胶原蛋白的数量不断增加，椎间盘减震性能和活动的灵活性被不断削弱。随着上述过程的不断进展，椎间盘原本依靠自身内部压力所维持的足够的椎间隙高度及椎间孔大小，将无法继续保持下去而发生椎间隙高度的丢失，这会引起相应的临床症状，并继发椎间盘更为严重的退行性改变。

退行性变化除了影响髓核之外，纤维环也在同一时期发生退行性改变（图 3.2）。纤维环出现细小的撕裂，这会导致纤维环原本由弹性纤维交织组成的结构出现损伤。损伤后被暴露的胶原纤维会刺激由大量神经支配的肉芽组织向椎间盘内生长，这可能引起盘源性疼痛。纤维环的裂缝在 MRI T2 加权像上会有明显的改变——线状的高强度信号，如果对发生病变的同一个椎间盘进行诊断性治疗，即椎间盘造影，则很有可能复制出类似的疼痛。通过椎间盘造影明确疼痛的责任间盘后，可以酌情采取椎间盘内电热纤维环成形术，对纤维环的损伤进行修补，能明显改善疼痛（图 3.3）。

7

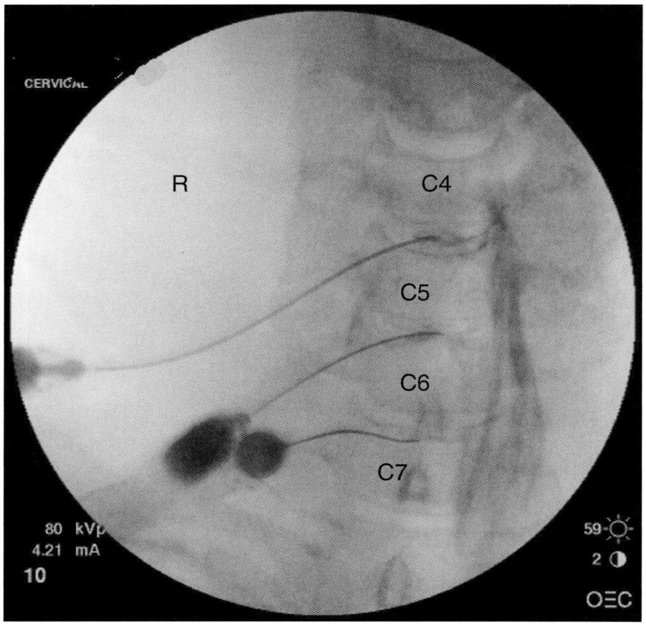

图 3.2　造影剂进入硬膜外腔——提示椎间盘的纤维环发生完全的破裂。R 表示右侧（From Waldman SD. *Atlas of Interventional Pain Management*. 2nd ed. Philadelphia：Saunders；2004：554.）

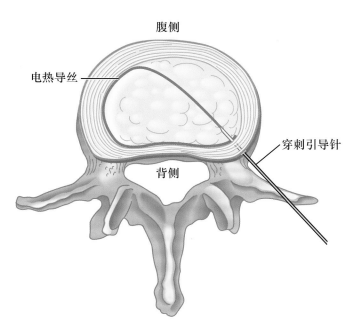

图 3.3　椎间盘内电热纤维环成形术的示意图（From Waldman SD. *Atlas of Interventional Pain Management*. 2nd ed. Philadelphia：Saunders；2004：554.）

椎间盘膨出

随着退行性改变持续进展，纤维环的损伤进一步加重，髓核的水化能力也不断下降，这些情况会导致原本用于维持足够椎间隙高度的椎间盘内压力下降，继而导致椎间隙狭窄，并使临床症状趋于恶化。椎间隙狭窄会引起前纵韧带和后纵韧带由于紧张度下降而松弛，这样就无法再把椎间盘束缚在椎体的边界之内（图 3.4A，B）。这种情况下，在源于椎间盘纤维环破裂所引起的疼痛基础上，椎体骨质或者椎间盘对神经或者脊髓的间歇性冲击会引发新的疼痛（图 3.5）。上述这些改变在 MRI 上可以清晰地呈现出来，它们也有助于临床医生面对患者出现的疼痛和功能障碍问题时扩展诊断思路。

椎间盘（局部）突出

随着椎间盘的纤维环和髓核继续退化，纤维环无法再完全容纳和压缩髓核，髓核的不可压缩性也随之消失。于是，纤维环侧壁的局部区域就变得较为薄弱，

髓核就有可能从这里突出到椎管内或者压迫到对疼痛敏感的组织结构上去（图 3.4C）。在 MRI T1 和 T2 加权像上，这样的突出一般是较为醒目的，很容易被识别出来（图 3.6）。这种局部的突出如果没有刺激到对疼痛敏感的组织结构，就可能不会引起疼痛；如果突出到椎管内或者椎间孔内，则会引起疼痛，表现为单纯的盘源性疼痛或者神经根性疼痛。

椎间盘脱出

椎间盘脱出一般会引起明显的症状，其原因是：椎间盘内容物脱出后向头端或者尾端移动，会引起对走行神经根的冲击或者压迫；髓核组织刺激神经根引发强烈的炎性反应。目前认为这种化学性刺激是出现严重疼痛的原因，很多椎间盘脱出的患者都有类似的疼痛体验，在 MRI T2 加权像上表现为高强度信号（图 3.7）。虽然椎间盘脱出比椎间盘突出的程度更为显著，但两者的性质是相似的，因为椎间盘脱出的那部分组织和原有的椎间盘仍保持连接，并没有发生离断（图 3.4D）。

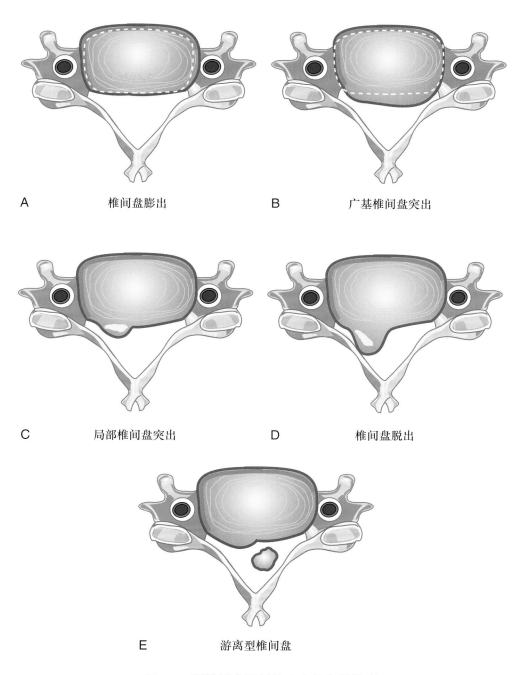

A　　椎间盘膨出　　　　　　　　B　　广基椎间盘突出

C　　局部椎间盘突出　　　　　　D　　椎间盘脱出

E　　游离型椎间盘

图 3.4　颈椎间盘退行性改变的各种类型

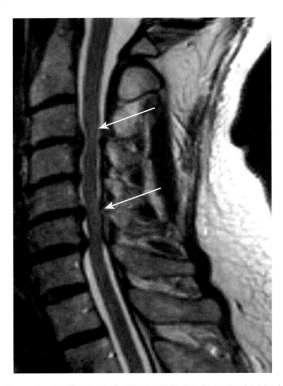

图 3.5　MRI 矢状位 T2 加权像显示典型的颈椎间盘的退行性改变，在 C3 ～ C4、C5 ～ C6、C6 ～ C7 多个节段出现广泛性的椎间盘膨出。在 C3 ～ C4 和 C5 ～ C6 节段，脊髓信号发生明显的改变（箭头处）（From Jandial R，Garfi n SR，Ames CP. *Best Evidence for Spine Surgery*：*20 Cardinal Cases*. Philadelphia：Saunders/Elsevier；2012：152，Fig. 13.2.）

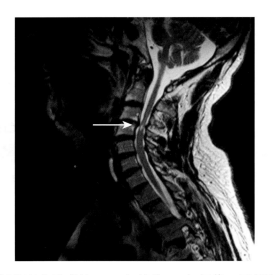

图 3.6　C3 ～ C4 椎间盘突出患者的 MRI 矢状位 T2 加权像，可见颈段脊髓受压后出现髓内信号改变（箭头处）〔From Davis W，Allouni AK，Mankad K，et al. Modern spinal instrumentation. Part 1：normal spinal implants. *Clin Radiol*. 2013；68（1）：65，Fig. 1A.〕

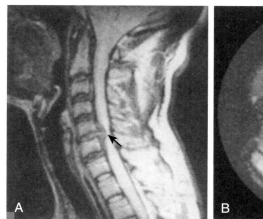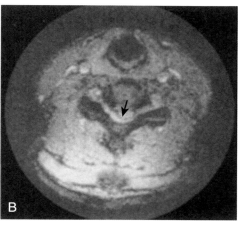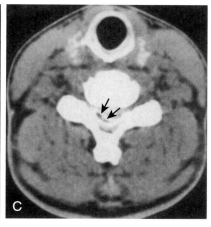

图 3.7　（**A**）矢状位 MRI 正中位层面可见在颈椎第 5 个椎间隙（C5～C6）水平，椎间盘脱出进入椎管内（箭头处）。脱出的椎间盘组织已经超出了相应椎间隙的上下缘（重复时间＝ 1500 ms；回波时间＝ 60 ms）。（**B**）MRI 轴位像上，可见中央型巨大的椎间盘脱出，并偏向左侧，已经对脊髓和蛛网膜下腔形成压迫（箭头处）。图像略显模糊，是由于颈椎磁共振成像时一般需要减小扫描层面的厚度，并缩小扫描视野（重复时间＝ 400 ms；回波时间＝ 20 ms；倾斜角＝10°）。（**C**）椎管造影后增强 CT 扫描可以显示巨大的椎间盘突出的更多细节内容。注意硬膜囊内脊髓（箭头处）已经受到严重的压迫 ［From Miller GM，Forbes GS，Onofrio BM. Magnetic resonance imaging of the spine. *Mayo Clin Proc.* 1989；64（8）：986-1004，Fig. 3.］

游离型椎间盘

　　当髓核的部分组织从原有的椎间盘上彻底分离并发生移动后，这个椎间盘的碎块组织就被称为游离型椎间盘（图 3.4E）。游离的椎间盘组织一般会向头端或者尾端移动，当走行到神经根下方，或者介于后纵韧带和椎体之间，就有可能激惹到相关组织。游离的椎间盘组织可以引起明显的疼痛和其他临床症状，很多情况下需要外科手术的干预。在 MRI T1 加权像上，游离的椎间盘组织常表现为对比度增强；在 T2 加权像上，由于髓核组织引起的炎性反应，游离的椎间盘组织表现为其周围呈现高强度信号。如果没有及时确认和清除游离型椎间盘组织，外科手术的预后效果可能并不乐观。对椎间盘病变的患者进行颈椎 MRI 检查、颈椎椎管 CT 增强成像、椎间盘造影，这些都有助于临床医生进一步了解患者椎间盘的病变情况，并由此制订下一步治疗方案（图 3.8 和图 3.9）。

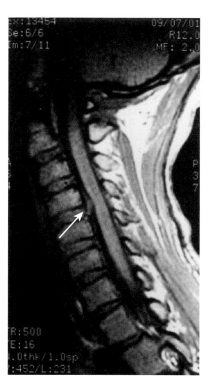

图 3.8　颈椎 MRI 提示 C4～C5 节段存在游离型椎间盘（白色箭头处），对颈段脊髓形成中度压迫 ［From Fung GPG，Chan KY. Cervical myelopathy in an adolescent with hallervorden-spatz disease. *Pediatr Neurol.* 2003；29（4）：337-340，Fig. 2.］

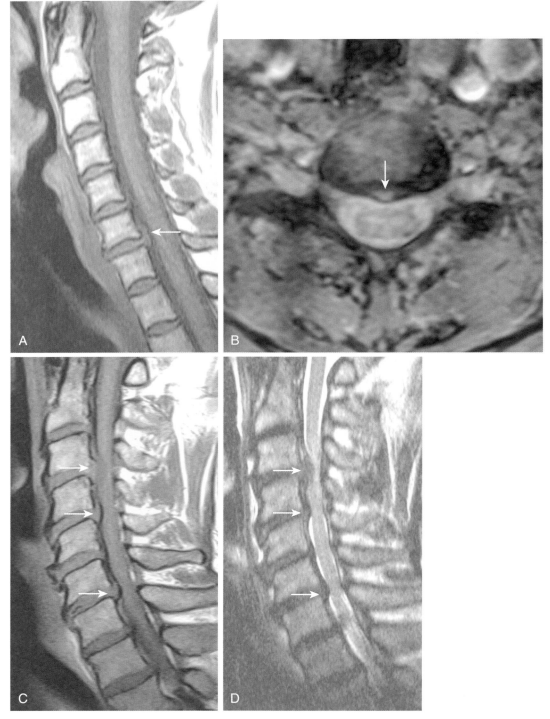

图 3.9　颈椎间盘突出的 MRI 图像。(**A**) 矢状位快速自旋回波 T1 加权像和 (**B**) 轴位梯度回波提示一个轻度的中央型椎间盘突出 (箭头处)。颈椎间盘突出的程度一般较为轻微。矢状位快速自旋回波 (**C**) T1 加权像和 (**D**) T2 加权像显示了同一位患者存在的多节段的椎间盘突出 (箭头处)(From Haaga J，Lanzieri C，Gilkeson R. *CT and MR Imaging of the Whole Body*. 4th ed. Philadelphia：Mosby；2002.)

(顾芳　薛鹏飞　译　李怡帆　审校)

第4章 颈椎相关性疼痛疾病

当患者因为颈部、上肢的疼痛和功能障碍来就诊时，先对颈椎和颈部皮肤进行一般性的体格检查可以帮助临床医生缩小鉴别诊断的范围，同时帮助确定下一步需要进行的有针对性的体格检查、实验室和放射学检查。把颈椎相关性疼痛和功能障碍的常见原因分类列举出来作为参考，将有助于临床医生充分利用对颈椎和颈部皮肤进行一般性体格检查中所获得的信息。由于颈椎相关性疼痛的病理过程涉及多种因素，且这些因素可能相互影响，所以还没有一种可以囊括所有颈椎相关性疼痛和功能障碍的疾病名称的分类方法。

在这种情况下，表4.1可以帮助临床医生在处理颈部和上肢的疼痛及功能障碍时提高诊断的准确率，并避免对不常见疾病的漏诊。这个列表的内容肯定是不全面的，但在一定程度上，它应该有助于临床医生在处理颈椎相关性疼痛和功能障碍时对潜在的病因有较为全面的了解。需要提醒读者朋友的是：在处理颈部、上肢疼痛和功能障碍时，表中最后三类疾病是最容易出现漏诊的情况，也是在诊疗过程中最容易出现不良反应的情况。临床医生对这些潜在的风险应该有充分的了解，才能在鉴别诊断时尽量减少漏诊。

表 4.1 颈部和上肢疼痛病因概况

局部骨质、椎间隙、关节腔病变	原发性肩关节病变	系统性疾病	交感神经相关性疼痛	来自身体其他部分的病因
椎体骨折	滑囊炎	类风湿关节炎	灼性神经痛	甲状腺炎
原发性骨肿瘤	肌腱炎	结缔组织病（胶原性血管病）	反射性交感神经营养不良	茎突综合征
关节突关节病变	肩袖损伤	Reiter 综合征	肩手综合征	舌骨综合征
局部或全身退行性关节炎	撞击综合征	痛风	心肌梗死后综合征	咽后隙恶性肿瘤
骨赘形成	粘连性肩关节囊炎（译者注：肩周炎）	其他结晶性关节病	胸腔内肿瘤	臂丛神经病
椎间隙感染	关节不稳	夏科关节炎（神经性关节炎）	纤维肌痛症	
颈椎间盘突出	肌肉拉伤	多发性硬化	肌筋膜疼痛综合征（如肩胛肋骨综合征）	
椎间盘退行性病变	肌肉扭伤	外周血管供血不足引起的缺血性疼痛	Parsonage-Turner 综合征（特发性臂丛神经炎，译者注：曾称为神经痛性肌萎缩）	
颈椎挥鞭样损伤	关节周围感染（未波及关节腔）	胸廓出口综合征		
原发性脊髓病变	神经卡压病变	气胸		
骨髓炎	强直性脊柱炎			
硬膜外脓肿	横膈膜下病变（如 Kerr 征阳性的脾包膜下血肿）			
硬膜外血肿				

（顾芳　薛鹏飞　译　李怡帆　审校）

第 5 章　颈椎视诊

对颈椎进行体格检查时，首先是视诊，要从前面、侧面和后面三个方向观察。检查者要注意观察颈椎的生理曲度是否存在（图 5.1 和图 5.2。译者注：正常情况下，颈椎从侧面观察为前凸）。颈部疼痛会引起颈椎椎旁肌肉痉挛，这会导致颈椎的生理曲度消失或者变直。颈椎侧位像 X 线平片可以协助明确颈椎生理度的变化情况。然后检查者要注意患者头部或者颈部姿势的异常，这有可能和中枢神经系统病变相关，比如痉挛性斜颈。接着，检查者要仔细观察颈部皮肤是否存在皮损，比如水疱样皮损提示急性带状疱疹的可能、异常的皮肤肿块则提示原发性或转移性肿瘤的可能（图 5.3）。

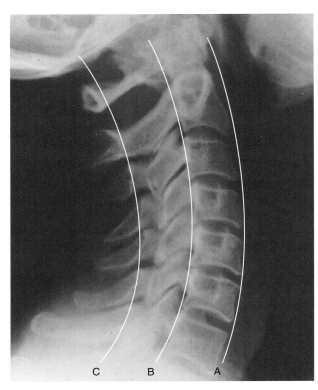

图 5.2　正常颈椎的侧位像 X 线平片。椎体前缘连线（**A**）、椎体后缘连线（**B**）和椎板前缘连线（**C**）都呈现光滑的曲线（From Klippel JH，Dieppe PA. *Rheumatology*. 2nd ed. London：Mosby；1998，Fig. 5.5.）

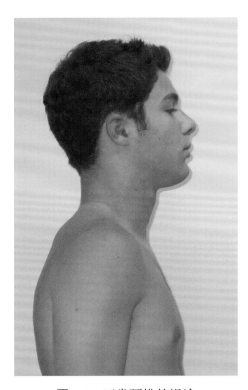

图 5.1　正常颈椎的视诊

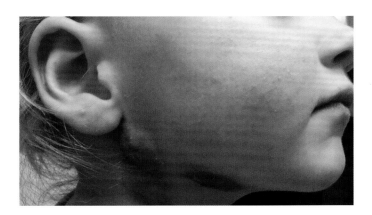

图 5.3　非典型分枝杆菌感染引起的颈部淋巴结肿大［From Penn EB，Goudy SL. Pediatric inflammatory adenopathy. *Otolaryngol Clin North Am*. 2015；48（1）：137-151.］

（顾芳　薛鹏飞　译　李怡帆　审校）

第6章 颈椎触诊

颈椎触诊的主要目的是明确软组织存在的异常情况。对颈前区域进行规范的触诊，可以协助明确甲状腺的疾病，包括甲状腺炎、诸如甲状舌管囊肿这样的深部病变、原发或转移性肿瘤、颈动脉痛等（图6.1和图6.2）。对颈外侧区域进触诊，可以协助明确胸锁乳突肌的痉挛，以及隐匿性的异常肿块（图6.3）。对颈后区域进行触诊，可以协助明确显著的骨质畸形的情况，譬如严重的退行性病变、原发性或转移性肿瘤。临床医生要始终关注棘突旁肌肉内出现的异常包块，它有可能是肉瘤。而颈后部棘突旁肌肉痉挛是颈部创伤后的常见情况（图6.4）。对颈后部棘突旁肌肉进行规范的触诊，有助于发现和纤维肌痛综合征相关的肌筋膜疼痛触发点。纤维肌痛综合征具有特征性的表现，那就是对相关的肌筋膜疼痛触发点进行触诊，可以诱发出阳性的"跳跃征"（图6.5）。广泛性的肌肉压痛提示结缔组织病（又称胶原性血管病）的可能，比如多发性肌炎或者狼疮。这样的触诊结果提示临床医生应该进行进一步有针对性的实验室检查以确认诊断。

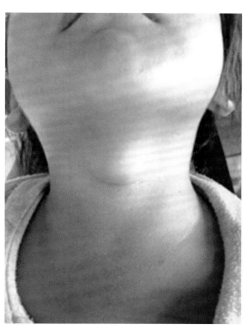

图 6.2 甲状舌管囊肿［From Marom T，Dagan D，Weiser G et al. Pediatric otolaryngology in a field hospital in the Philippines. *Int J Pediatr Otorhinolaryngol* 2014；78（5）：807-811，Fig. 5A.］

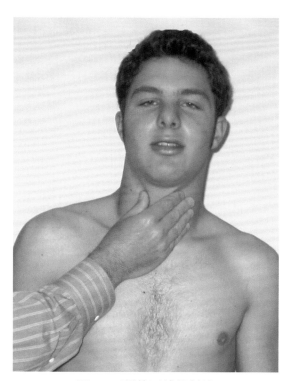

图 6.1 颈前区域的触诊

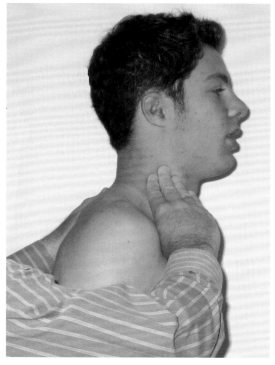

图 6.3 颈外侧区域的触诊

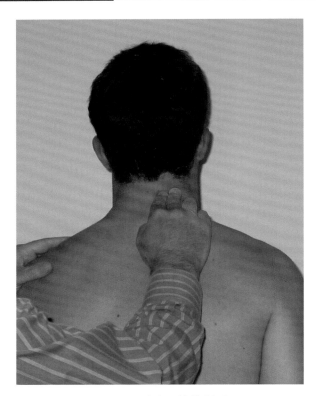

图 6.4　颈后区域的触诊

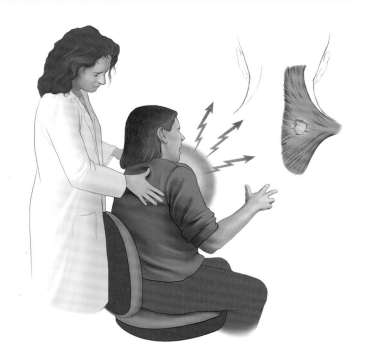

图 6.5　对肌筋膜疼痛触发点进行触诊，可以诱发出阳性的"跳跃征"（From Waldman SD. *Atlas of Common Pain Syndromes*. 3rd ed. Philadelphia：Saunders；2002：53.）

（顾芳　薛鹏飞　译　李怡帆　审校）

第 7 章 颈椎活动度的体格检查

本书的第 1 章已经介绍了由于颈椎的寰枢关节和寰枕关节的特性，颈椎具有很大的活动度。颈椎的大部分运动都是由 C1～C3 这三个节段完成的。正常情况下，颈椎的活动需要脊柱所有结构的同步运动。而在病理状态下，颈椎某个节段的问题会导致其他节段的功能障碍。

屈曲和伸展

临床医生先让患者处于中立位（图 7.1），头居正中，两眼平视前方，然后才能检查患者颈椎的活动度。先让患者向前屈曲颈椎，用颏部尽量去触及前胸，检查者则注意观察屈曲过程中是否有活动受限，以及屈曲动作是否具有连贯性和协调一致性，如果出现异常，则提示存在颈椎的疼痛和功能障碍。通常情况下，颈椎活动度正常的患者可以轻松地将颏部触及前胸。完成这个动作后，让患者恢复之前的中立位，然后向后仰头进行伸展的动作，检查者则注意观察伸展过程中是否有活动受限，以及伸展动作是否具有连贯性和协调一致性，如果出现异常，则同样提示存在颈椎的疼痛和功能障碍（图 7.2A，B）。在进行上述两个检查时，

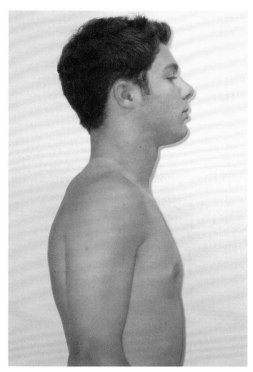

图 7.1 中立位

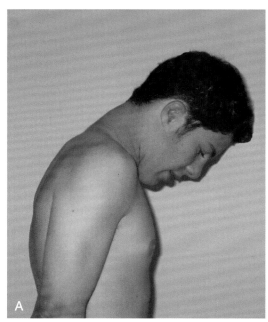
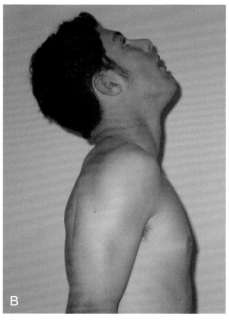

图 7.2 （**A**）屈曲位。（**B**）伸展位

17

检查者要注意确定患者仅活动了颈椎节段，而不是用胸椎的活动来代偿颈椎节段活动度受到的限制。

旋转和侧弯

在评估患者颈椎旋转活动度的时候，也是需要患者先处于中立位。然后，检查者在让患者分别向左侧和右侧尽量水平方向旋转（用颏部分别去接触左右肩，但不能抬高肩部去触颏部）的时候，注意观察旋转过程中是否有活动受限，以及旋转动作是否具有连贯性和协调一致性（图 7.3）。之后，让患者恢复到中立位，再向左右两侧做侧弯的动作，检查者仍然需要观察是否有活动受限，以及侧弯动作是否具有连贯性和协调一致性（图 7.4）。在进行上述两个检查时，检查者要注意确定患者仅活动了颈椎节段，而不是用胸椎的活动来代偿颈椎节段活动度受到的限制。这里需要提醒读者，在疑似患者是脊髓型颈椎病、神经根型颈椎病、颈动脉或者椎动脉供血不足时，对患者进行上述检查时要格外谨慎，避免出现脊髓损伤等相关的急性神经系统意外事件。另外，对于类风湿关节炎患者也要格外警惕，因为患者的齿状突可能已经受到隐匿性的侵蚀，从而导致上颈椎极易出现不稳定的问题（图 7.5）。

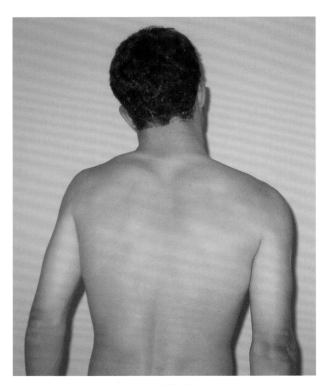

图 7.4   颈椎的侧弯

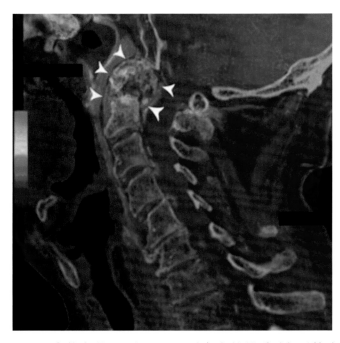

图 7.5   齿状突的 CT 和 MRI 显示存在的骨质破坏（箭头处）和滑膜炎（箭头处），该患者已经出现行走困难和大小便失禁［From de Parisot A，Ltaief-Boudrigua A，Villani A-P，et al. Spontaneous odontoid fracture on a tophus responsible for spinal cord compression：a case report. *Joint Bone Spine* 2013；80（5）：550-551，Fig. 2.］

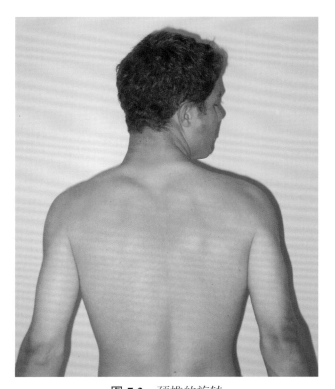

图 7.3   颈椎的旋转

（顾芳　薛鹏飞　译　李怡帆　审校）

第8章 颈椎的皮节分布

人类皮肤、肌肉和深部组织结构的神经支配是在胚胎发育早期阶段就已经形成并确定的，而且令人不可思议的是，人类个体之间的差异是非常小的。脊髓的每个节段和相应的脊神经之间存在着稳定的对应关系，因此临床医生可以根据患者疼痛、肌无力和深部肌腱反射变化的情况来确定出现功能障碍的脊髓的相应节段。

皮节分布图（图 8.1）有助于临床医生在处理疼痛时确定相应的脊髓节段。总体来看，颈椎节段的皮节分布在上肢桡侧是从头端向手指末端走行，而在尺侧则是从手指末端向头端走行。

一般而言，人体的肌肉越接近身体中线，支配的脊髓节段就越接近头部；另外，支配腹侧肌肉的脊髓节段要比支配相同水平面上的背侧肌肉的节段更高一些。这里需要提醒读者，在某个肌肉或关节区域感觉到的疼痛可能不是来自这个肌肉或关节，而是来自于支配它们的对应的颈椎节段的问题。

此外，临床医生还需要注意的是，当疼痛来源于上肢的深部组织结构，比如关节或者肌腱的附着点时，皮节分布和肌节分布之间就不再有相对稳定的对应关系。对于这个区域的疼痛，可以参考骨节分布图（图 8.2）。如果计划在脊髓节段进行神经毁损治疗，那么研究骨节分布就非常重要，因为引起疼痛的神经的骨节支配节段要比临床医生预期的皮节高几个节段、比肌节低几个节段。

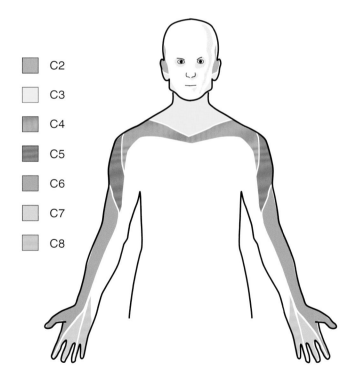

图 8.1 颈椎皮节分布

C2
C3
C4
C5
C6
C7
C8

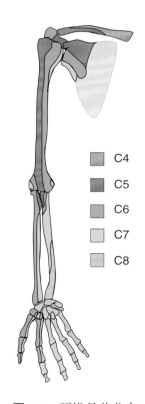

图 8.2 颈椎骨节分布

C4
C5
C6
C7
C8

（顾芳 薛鹏飞 译 李怡帆 审校）

第 9 章　颈 5 神经节段

通过体格检查对特定的神经节段存在的问题进行诊断是临床上司空见惯的方法，而这个方法是有其理论依据的——颈髓或者颈神经根的某个节段和上肢某个皮节分布区出现的功能障碍、麻木或者疼痛之间存在相对稳定的对应关系。尽管这个对应关系并不是完全可靠的，但在着眼于疑似存在病变的神经节段的前提下，对上肢进行仔细的体格检查，肯定会有助于临床医生制订更有针对性的诊断检查和治疗方案（视频 9.1）。MRI 检查可以获得神经解剖学方面的信息，肌电图检查可以获得神经生理学方面的信息，临床医生将这两方面的内容与体格检查获得的信息结合起来并综合分析，就可以对引起患者症状的责任颈髓节段做出较为准确的判断。

检查颈 5（C5）神经的皮节分布应该着眼于上肢近端，并且主要是在桡侧（图 9.1）。这个解剖区域出现感觉减退的原因一般如下：脊髓本身的病变，如脊髓空洞症；从脊髓发出的 C5 神经根的病变，如椎间盘突出后压迫神经根；从 C5 神经根向肢体末端进一步延续的外周神经——腋神经的病变。因此，为了确定病变神经节段，需要进行肌力和深部腱反射检查，同时结合影像学检查和肌电图检查。

检查 C5 神经的肌节分布应该着眼于三角肌的肌力检查。对大部分人来说，三角肌主要是由 C5 神经支配——三角肌的外展，而 C6 神经对三角肌的影响很小。对三角肌的检查步骤如下：患者采取站立位，患肢放松，垂于身体侧面。然后患者屈肘 90°，并尽力外展肩关节（图 9.2）。如果三角肌的肌力正常，检查者无法阻止患者外展上肢，也不能强迫上肢内收回患侧。如果患者因为肩关节存在病变无法接受三角肌的肌力检查，检查者可以改为检测肱二头肌收缩的力量，其原因是肱二头肌也主要由 C5 神经支配。

肱二头肌深部腱反射的反射中枢是在 C5 节段。检查该反射时，患者保持放松，患肢放于检查者的手臂上。检查者用叩诊锤敲击肘关节附近的肱二头肌腱，并评估反应情况（图 9.2）。该反射减弱或者消失，提示 C5 节段的病变。若该反射亢进，则提示存在上运动神经元病变，比如脊髓型颈椎病（图 9.3）。

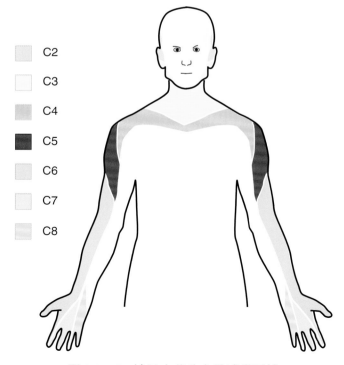

C2
C3
C4
C5
C6
C7
C8

图 9.1　C5 神经皮节分布的感觉区域

C5

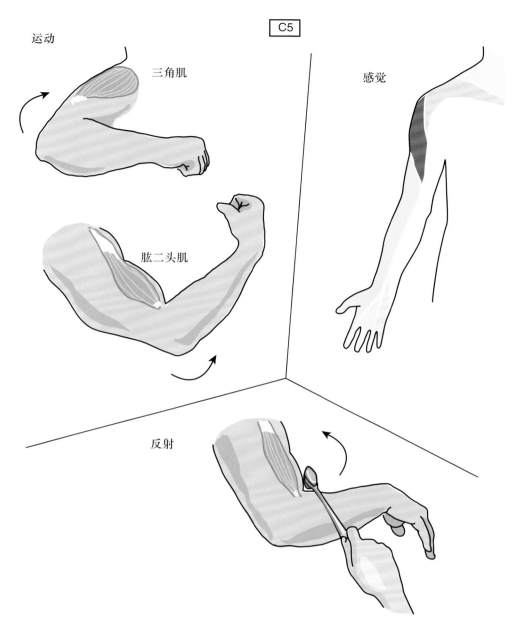

运动

三角肌

肱二头肌

感觉

反射

图 9.2　C5 神经肌节完整性检查

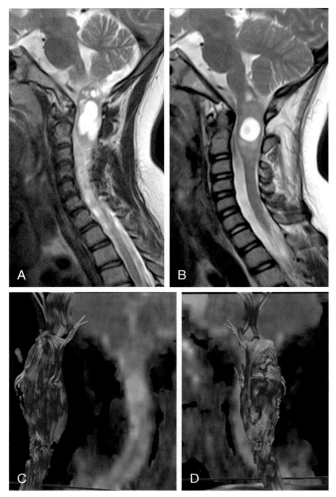

图9.3　一名18岁的毛细胞性星形细胞瘤患者，表现为缓慢进展的脊髓型颈椎病的症状。（**A**）MRI矢状位T2加权像显示在上段颈髓跨越C1～C2节段的一个中等大小的髓内占位性病变，主要呈分隔囊性，并导致该段颈髓膨大。（**B**）增强后的MRI矢状位T2加权像显示在囊性病变左上部存在一个小的显著强化的部分（译者注：原文内容是MRI T1加权像，但根据图像的特征应该是MRI T2加权像）。（**C**和**D**）磁共振脊髓纤维示踪术显示这种病变可以使脊髓的投射纤维展开，这种脊髓纤维总体类型证明这是低级别肿瘤，不伴有浸润破坏［From El Maati AAA, Chalabi N. Diffusion tensor tractography as a supplementary tool to conventional MRI for evaluating patients with myelopathy. *Egyptian J Radiol Nuclear Med.* 2014；45（4）：1223-1231，Fig. 1.］

（顾芳　薛鹏飞　译　李怡帆　审校）

第 10 章　颈 6 神经节段

通过体格检查对特定的神经节段存在的问题进行诊断是临床上司空见惯的行为，而这个行为是有其理论依据的——颈髓或者颈神经根的某个节段和上肢某个皮节分布区出现的功能障碍、麻木或者疼痛之间存在相对稳定的对应关系。尽管这个对应关系并不是完全可靠的，但在着眼于疑似存在病变的神经节段的前提下，对上肢进行仔细的体格检查，肯定会有助于临床医生制订更有针对性的诊断检查和治疗方案（视频10.1）。MRI 检查可以获得神经解剖学方面的信息，肌电图检查可以获得神经生理学方面的信息，临床医生将这两方面的内容与体格检查获得的信息结合起来并综合分析，就可以对引起患者症状的责任颈髓节段做出较为准确的判断。

检查颈 6（C6）神经的皮节分布应该着眼于上肢远端，并且主要是在桡侧（图 10.1）。这个解剖区域出现感觉减退的原因一般如下：脊髓本身的病变，如脊髓空洞症；从脊髓发出的 C6 神经根的病变，如椎间盘突出后压迫神经根；从 C6 神经根向肢体末端进一步延续的外周神经的病变（图 10.2）。因此，为了判别准确的

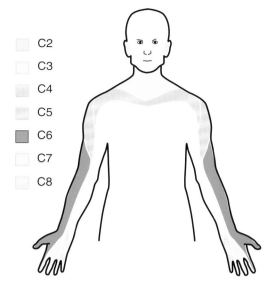

图 10.1　C6 神经皮节分布的感觉区域

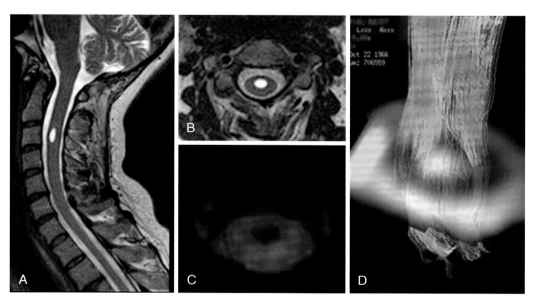

图 10.2　脊髓型颈椎病患者的颈髓局限性空洞。MRI（**A**）矢状位和（**B**）横断位 T2 加权像提示在 C3 节段存在一个局限性的中央型脊髓空洞。（**C**）横断位彩色编码分数各向异性映射图没有发现经过病灶部位的神经纤维束。（**D**）纤维束成像检查显示脊髓空洞周围神经纤维束的移位。脊髓室管膜瘤的检查结果是类似的。而脊髓星形细胞瘤纤维束成像检查显示经过病变的神经纤维束发生浸润或减弱［From Lerner A，Mogensen MA，Kim PE，et al. Clinical applications of diffusion tensor imaging. *World Neurosurg*. 2014；82（1-2）：96-109，Fig. 3.］

病变神经节段，需要进行肌力和深部腱反射检查，同时结合影像学检查和肌电图检查。

检查 C6 神经的肌节分布应该着眼于桡侧腕伸肌的肌力检查。桡侧腕伸肌主要由 C6 神经支配。伸腕的动作是由 C6 神经支配的桡侧腕伸肌和 C7 神经支配的尺侧腕伸肌协同完成的。C6 神经完整性检查步骤如下：患者采取站立位，手指轻微屈曲以避免指伸肌的收缩。之后患者在对抗检查者施加阻力的同时做向桡侧伸腕的动作（图 10.3）。如果桡侧腕伸肌的肌力正常，检查

者是无法阻止患者向桡侧伸腕的。如果 C6 的肌节受损、C7 神经的肌节功能完整，那么检查者会发现患者在做伸腕动作时向尺侧偏斜。

肱桡肌深部腱反射的反射中枢是在 C6 节段。检查该反射时，患者保持放松，患侧上肢放于检查者的手臂上。检查者用叩诊锤敲击肱桡肌腱，并评估反应情况（图 10.3）。该反射减弱或者消失，提示 C6 节段的病变。若该反射亢进，则提示存在上运动神经元病变，比如脊髓型颈椎病。

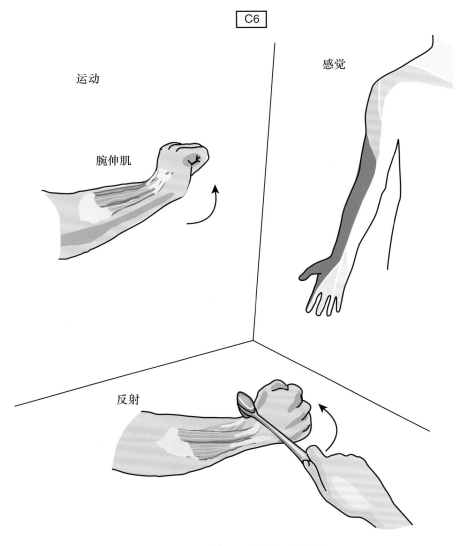

图 10.3 C6 神经肌节完整性检查

（顾芳 薛鹏飞 译 李怡帆 审校）

第 11 章　颈 7 神经节段

通过体格检查对特定的神经节段存在的问题进行诊断是临床上司空见惯的行为，而这个行为是有其理论依据的——颈髓或者颈神经根的某个节段和上肢某个皮节分布区出现的功能障碍、麻木或者疼痛之间存在相对稳定的对应关系。尽管这个对应关系并不是完全可靠的，但在着眼于疑似存在病变的神经节段的前提下，对上肢进行仔细的体格检查，肯定会有助于临床医生制订更有针对性的诊断检查和治疗方案（视频11.1）。MRI 检查可以获得神经解剖学方面的信息，肌电图检查可以获得神经生理学方面的信息，临床医生将这两方面的内容与体格检查获得的信息结合起来并综合分析，就可以对引起患者症状的责任颈髓节段做出较为准确的判断。

检查颈 7（C7）神经的皮节分布应该着眼于患侧上肢的中指（图 11.1）。临床医生要注意到这个细节：支配中指感觉的神经节段在人群中是会出现变异的，部分患者的 C6 或者 C8 神经可能参与支配中指的感觉。这个解剖区域出现感觉减退的原因一般如下：脊髓本身的病变，如脊髓空洞症；从脊髓发出的 C7 神经根的病变，如椎间盘突出后压迫神经根；从 C7 神经根向肢体末端进一步延续的外周神经的病变（图 11.2）。因此，为了确定病变神经节段，需要进行肌力和深部腱反射检查，同时结合影像学检查和肌电图检查。

检查 C7 神经的肌节分布应该着眼于桡侧腕屈肌的肌力检查。对大部分人来说，腕伸肌主要由 C7 神经支配，但尺侧腕屈肌通常由 C8 神经支配。C7 神经肌节

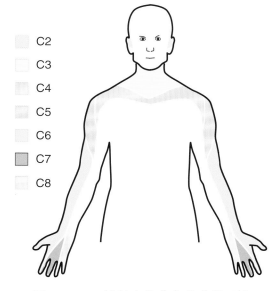

图 11.1　C7 神经皮节分布的感觉区域

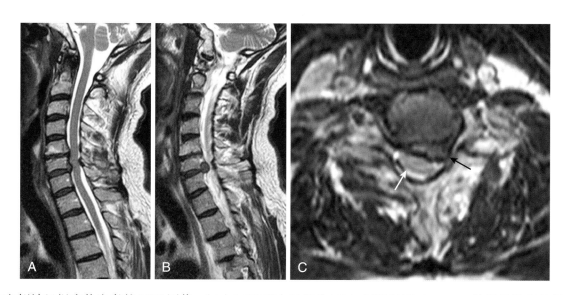

图 11.2　有左侧神经根症状患者的 MRI 图像。（**A**）MRI 正中矢状位 T2 加权像显示 C5 ～ C6 椎间盘退变并伴有椎间隙狭窄。（**B**）C6 ～ C7 椎间隙狭窄并不明显，但存在椎间盘突出，在 MRI 旁正中矢状位 T2 加权像上更为明显。（**C**）MRI 横断位 T2 加权像显示已经压迫到脊髓（白色箭头）的巨大的旁正中椎间盘突出（黑色箭头）

完整性检查步骤如下：患者采取站立位，手指伸展以避免指屈肌的收缩。之后患者在对抗检查者施加阻力的同时做向桡侧屈腕的动作（图11.3）。如果C7肌节的肌力检查是正常的，检查者无法阻止患者向桡侧屈腕。如果C7的肌节受损、C8的肌节功能完整，那么检查者会发现患者在做屈腕动作时向尺侧偏斜。

肱三头肌深部腱反射的反射中枢是在C7节段。检查该反射时，患者保持放松，患肢放于检查者的手臂上。检查者用叩诊锤敲击肱三头肌腱，并评估反应情况（图11.3）。该反射减弱或者消失，提示C7节段的病变。若该反射亢进，则提示存在上运动神经元病变，比如脊髓型颈椎病。

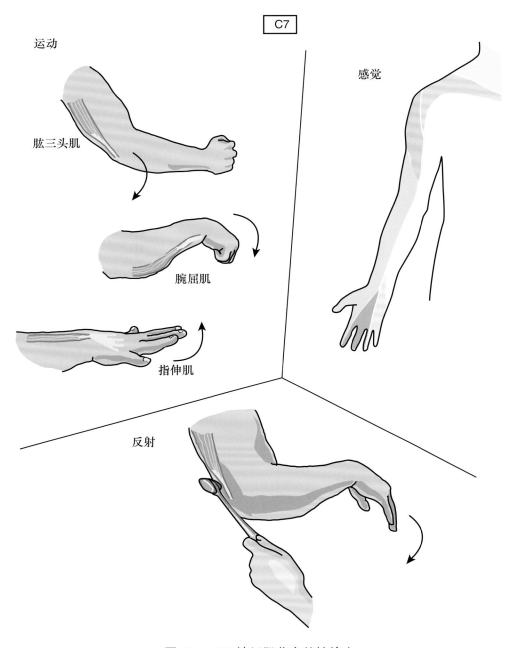

C7

运动

肱三头肌

腕屈肌

指伸肌

感觉

反射

图11.3　C7神经肌节完整性检查

（顾芳　薛鹏飞　译　李怡帆　审校）

第12章　颈8神经节段

通过体格检查对特定的神经节段存在的问题进行诊断是临床上司空见惯的行为，而这个行为是有其理论依据的——颈髓或者颈神经根的某个节段和上肢某个皮节分布区出现的功能障碍、麻木或者疼痛之间存在相对稳定的对应关系。尽管这个对应关系并不是完全可靠的，但在着眼于疑似存在病变的神经节段的前提下，对上肢进行仔细的体格检查，肯定会有助于临床医生制订更有针对性的诊断检查和治疗方案（视频12.1）。MRI 检查可以获得神经解剖学方面的信息，肌电图检查可以获得神经生理学方面的信息，临床医生将这两方面的内容与体格检查获得的信息结合起来并综合分析，就可以对引起患者症状的责任颈髓节段做出较为准确的判断。

检查颈8（C8）神经的皮节分布应该着眼于患侧上肢的小指的尺侧皮肤（图12.1）。临床医生要注意到这个细节：绝大部分患者的尺神经的感觉支配主要是由 C8 神经负责，但支配小指感觉的神经节段在人群中是会出现变异的。这个解剖区域出现感觉减退的原因一般如下：脊髓本身的病变，如脊髓空洞症；从脊髓发出的 C8 神经根的病变，如椎间盘突出后压迫神经根；从 C8 神经根向肢体末端进一步延续的外周神经的病变。因此，为了判别准确的病变神经节段，需要进行肌力和深部腱反射检查，同时结合影像学检查和肌电图检查。

检查 C8 神经的肌节分布应该着眼于无名指的指浅屈肌的肌力检查。对大部分人来说，指屈肌主要由 C8 神经支配，特别是指浅屈肌尤为明显。C8 神经肌节完整性检查步骤如下：患者采取站立位，中指、示指和小指保持伸展状态。之后患者在对抗检查者施加的阻力的同时做屈曲无名指的动作（图12.2）。

在 C8 神经节段没有深部腱反射的反射中枢。

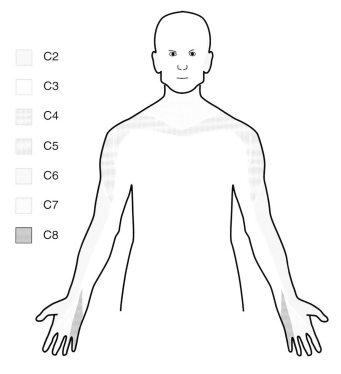

图 12.1　C8 神经皮节分布的感觉区域

C8

运动

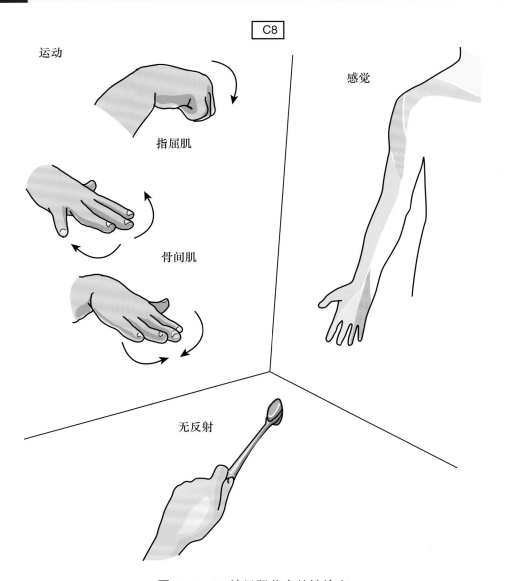

指屈肌

骨间肌

感觉

无反射

图 12.2　C8 神经肌节完整性检查

（顾芳　薛鹏飞　译　李怡帆　审校）

第13章 椎间孔挤压试验（Spurling 试验）——继发于椎间盘突出或颈椎病的颈椎神经根病变

如果患者存在继发于椎间盘突出或颈椎病的颈椎神经根病变，那么需要进行椎间孔挤压试验。进行该检查时，患者采取站立位。检查者站立于患者身后，先检查患者颈椎外形是否存在异常情况。之后，检查者让患者仰头，并向患侧弯曲颈部（图 13.1）。如果患者存在颈椎神经根病变，那么进行该检查时椎间孔会变窄，继而引起神经根受压并导致疼痛明显加重（视频 13.1）。

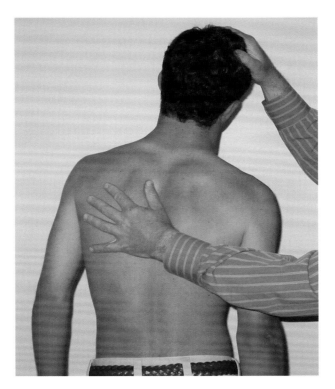

图 13.1 检查颈椎神经根病变的椎间孔挤压试验

（顾芳 薛鹏飞 译 李怡帆 审校）

第 14 章　颈椎压迫试验（轴向负荷试验）——颈椎间盘源性疾病

对颈椎间盘源性疾病的患者进行颈椎压迫试验时，患者采取站立位。检查者站在患者身后，先检查患者颈椎外形是否存在异常情况。之后，检查者让患者的颈部处于中立位，并从患者头顶持续施加向下的压力，以增加脊柱轴向上的负荷（图 14.1）。如果患者存在颈椎间盘源性病变，那么颈椎间盘会受到压缩，继而颈神经根受到压迫引起颈部和上肢的放射性疼痛明显加重。

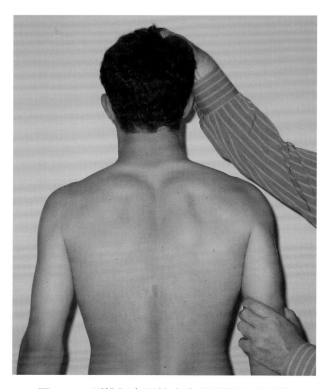

图 14.1　颈椎间盘源性疾病的颈椎压迫试验

（顾芳　薛鹏飞　译　李怡帆　审校）

第 15 章　Hoffmann 试验——脊髓型颈椎病

Hoffmann 试验的检查有助于临床医生识别脊髓型颈椎病患者。这个检查的病理基础是脊髓长束（译者注：即薄束和楔束、脊髓丘脑束、皮质脊髓束）受到压迫。进行该检查时，患者处于舒适、放松的状态，检查者用左手轻握患者的腕部，使腕部轻度背伸、五指略微屈曲。然后，检查者用右手弹刮患者中指的指甲，并观察拇指和示指是否出现反射性屈曲的动作（图 15.1，视频 15.1）。

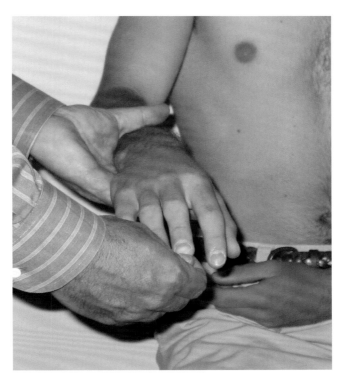

图 15.1　检查脊髓型颈椎病的 Hoffmann 试验

（顾芳　薛鹏飞　译　李怡帆　审校）

对脊髓型颈椎病患者进行屈指反射试验时，患者采取坐位（译者注：原文是 assume the standing position，下一句是 the seated patient，上下文存在矛盾；根据上下文意思，应该是患者采取坐位），检查者站立在患者面前，让患者的肘关节放于椅子扶手上，处于放松的状态（图 16.1）。检查者将自己的示指放在患者拇指以外的其余四指的掌指关节的腹侧面，并用自己的拇指固定住患者的手部（图 16.2）。然后，检查者用叩诊锤轻轻快速地敲击自己的示指。如果患者的四个手指随着叩诊锤的敲击迅速出现屈曲，那就提示屈指反射试验为阳性（图 16.3，视频 16.1）。

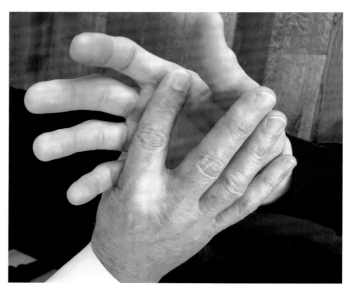

图 16.2　检查者将自己的示指放在患者拇指以外的其余四指的掌指关节的腹侧面，并用自己的拇指固定住患者的手部

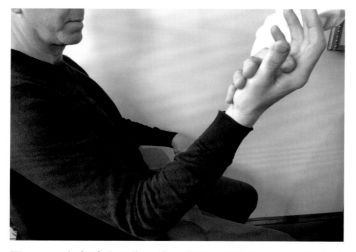

图 16.1　患者采取坐位，检查者站于患者面前，让患者的肘关节放于椅子扶手上，处于放松的状态。检查者将自己的示指放在患者拇指以外的其余四指的掌指关节的腹侧面，并用自己的拇指固定住患者的手部

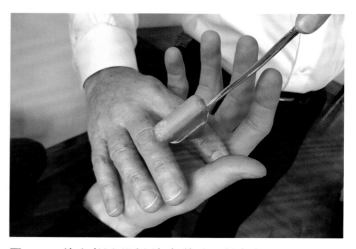

图 16.3　检查者用叩诊锤轻轻快速地敲击自己的示指。如果患者的手指随着敲击迅速出现屈曲动作，那就提示屈指反射试验为阳性

（顾芳　薛鹏飞　译　李怡帆　审校）

第 17 章 Sharp-Purser 试验——寰枢关节不稳

Sharp-Purser 试验可以协助临床医生识别寰枢关节不稳的患者。寰枢关节不稳最容易出现在类风湿关节炎患者的身上（图 17.1）。寰椎前弓和寰椎横韧带形成一个环形结构，枢椎的齿状突与这个环形结构又形成具有功能性的运动结构，如果这个运动结构的功能完整性受到损害，就会出现寰枢关节不稳的情况，这就是 Sharp-Purser 试验的原理（图 17.2）。

当寰枢关节运动功能的完整性受到损伤后，寰椎（C1 椎体）就会相对于枢椎（C2 椎体）向前方发生移动。进行 Sharp-Purser 试验时，患者采取坐位，保持舒适、放松的状态，检查者用手轻柔地按在患者的前额，然后用另一只手的拇指和示指捏住患者的枢椎（C2 椎体）（图 17.3）。随后让患者缓慢地点头，在患者颈椎向前弯曲的同时，检查者根据患者点头的力度用力按

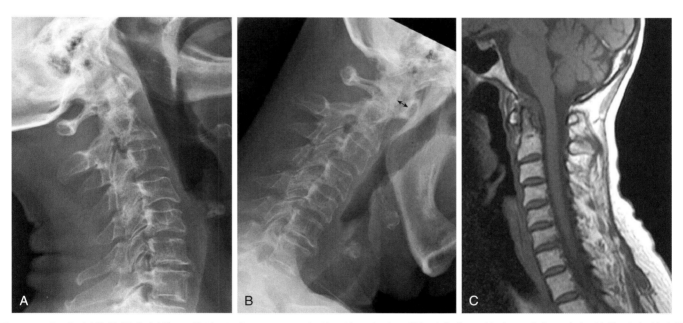

图 17.1 （A）颈椎伸展位侧位 X 线片显示 C1 ~ C2 序列正常。（B）颈椎屈曲位 X 线片显示由于寰枢关节不稳形成的寰齿前间隙增宽（双向箭头处）。（C）MRI 矢状位 T1 加权像显示齿突背侧受到侵蚀

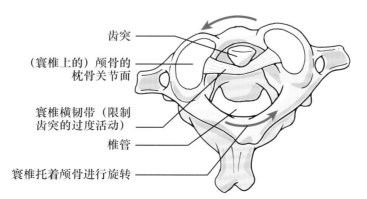

齿突

（寰椎上的）颅骨的枕骨关节面

寰椎横韧带（限制齿突的过度活动）

椎管

寰椎托着颅骨进行旋转

图 17.2 寰椎和枢椎的解剖显示了齿突到寰椎（C1 椎体）前弓的关系，以及寰椎横韧带与枢椎（C2 椎体）齿突的关系（From Waldman SD，Campbell RSD. *Imaging of Pain*. Philadelphia：Saunders/Elsevier；2010：66，Fig 24.1.）

压患者的额头（图 17.4）。如果检查者感觉到患者的头部相对于枢椎发生滑动，这就提示该试验为阳性。患者在其寰椎相对于枢椎发生滑动时，也会感觉到口腔顶部发出沉闷声或咔哒声。需要提醒读者注意的是：对于长期类风湿关节炎患者或者寰枢椎发生创伤的患者，临床医生应尽量避免进行该检查，目的是避免严重的神经后遗症（图 17.5）。

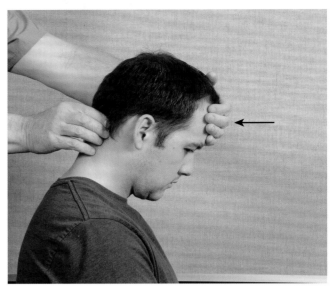

图 17.4　诊断寰枢关节不稳的 Sharp-Purser 试验。第二步：让患者缓慢地点头，在患者颈椎向前弯曲的同时，检查者根据患者点头的力度用力按压患者的额头

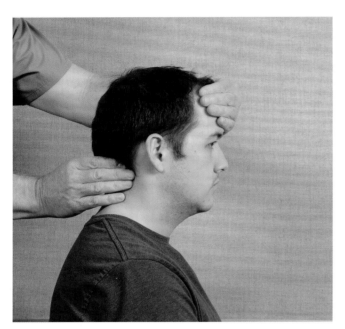

图 17.3　诊断寰枢关节不稳的 Sharp-Purser 试验。第一步：患者采取坐位，保持舒适、放松的状态，检查者用手轻柔地按在患者的前额，然后用另一只手的拇指和示指捏住患者的枢椎（C2）

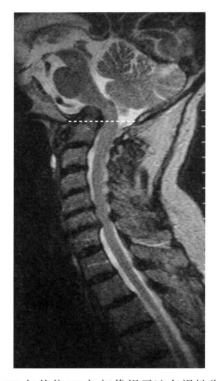

图 17.5　MRI 矢状位 T2 加权像提示这名慢性类风湿关节炎患者出现颅骨下沉。齿突穿过枕骨大孔（虚线），并对脑干形成压迫（From Waldman SD，Campbell RSD. *Imaging of Pain*. Philadelphia：Saunders/Elsevier；2010：66，Fig 24.3.）

（顾芳　薛鹏飞　译　李怡帆　审校）

第二部分

肩 部

第 18 章　肩关节的功能解剖

由于各种原因，肩关节是一个独特的关节。肩关节与膝关节和髋关节不同，膝关节和髋关节的稳定性主要来自其坚实的骨性结构，而肩关节则是相对不稳定的关节，由韧带、肌腱、肌肉等软组织通过复杂的组合方式构成的，特别是关节盂唇和肩袖。肩关节缺乏稳定性，但其足够大的活动范围足以弥补这一点。虽然肩关节不像髋关节或膝关节那样是真正的承重关节，但由于其运动范围广泛，肩关节会承受较大的机械力。常见的活动，如在头顶上举起物体或投掷，会放大这些机械负荷因素，使关节容易受到重复性运动损伤。

为了充分利用从肩关节体检中收集到的信息，必须充分了解肩关节的功能解剖结构。为了这个目的，我们必须认识到：肩关节不能被认为是像膝关节一样的单一关节，而必须被认为是四个独立的且能协调工作的关节作为一个整体共同发挥作用（图 18.1 和图 18.2）。这四个关节如下：

- 胸锁关节
- 肩锁关节
- 盂肱关节
- 肩胸关节

盂肱关节负责肩关节的主要功能性活动，而其他关节则与其对应关节协同工作，使得肩关节具有多种运动方式和较大的活动范围。肱骨头和关节窝的不寻常的物理特征进一步加强了这种独特的运动范围。尽管大多数关节的关节面在形状互补方面彼此匹配良好，如髋臼和股骨头，但大而圆的肱骨头与小而浅的卵圆形关节窝却惊人地不匹配（图 18.3）。这种不匹配使肩关节具有独特的活动范围，但它也导致了关节的相对不稳定，并在很大程度上导致了肩关节的损伤倾向。因此，肩关节是身体中最常见的发生大关节脱位的关节。

从早期的医学历史记载以来，肩关节的独特性一直是医学评论的主题。大约公元前 300 年的希波克拉底讨论了肩关节脱位的诊断和治疗，而最近的磁共振成像、关节镜和动态超声的进展使人们对健康和疾病中的肩关节有了更清晰的认识。这些信息使得临床医生可以将患者的体格检查结果与磁共振成像和关节镜检查结果相互印证（图 18.4 和图 18.5）。以下章节中提供的信息在很大程度上借鉴了最近获得的知识，应有助于临床医生治疗肩部疼痛或功能障碍患者。

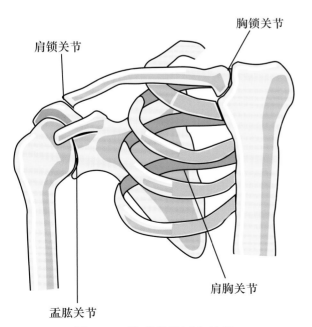

图 18.1　构成肩的四个关节

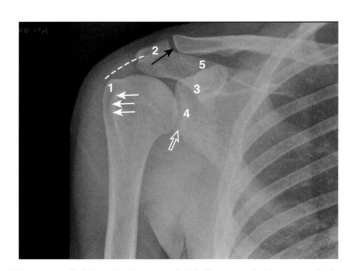

图 18.2　肩部正位片。1，大结节；2，肩峰；3，喙突；4，肩胛盂（前缘）；5，肩胛冈；小结节（白色实心箭头）；肩锁关节（黑色实线箭头）；盂肱关节（白色空心箭头）；三角肌下脂肪平面（肩峰下滑囊轮廓）（虚线）（From Waldman SD，Campbell RSD. *Imaging of Pain*. Philadelphia：Saunders/Elsevier；2010：218，Fig. 85.1.）

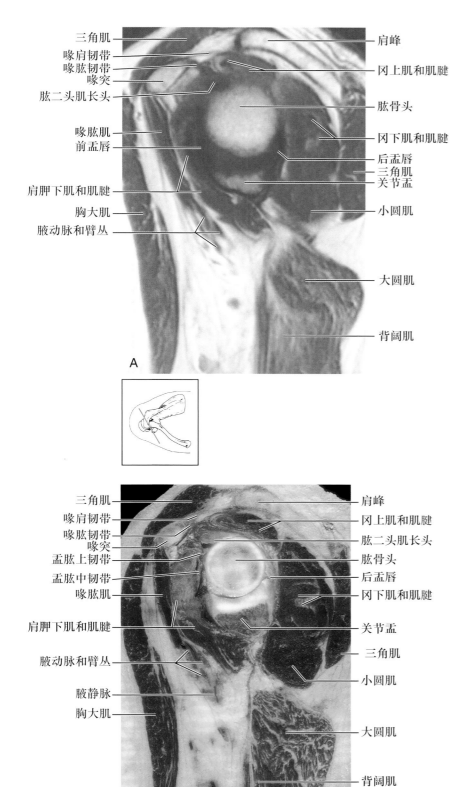

三角肌
喙肩韧带
喙肱韧带
喙突
肱二头肌长头

喙肱肌
前盂唇

肩胛下肌和肌腱
胸大肌
腋动脉和臂丛

肩峰
冈上肌和肌腱

肱骨头

冈下肌和肌腱
后盂唇
三角肌
关节盂
小圆肌

大圆肌

背阔肌

A

三角肌
喙肩韧带
喙肱韧带
喙突
盂肱上韧带
盂肱中韧带
喙肱肌

肩胛下肌和肌腱

腋动脉和臂丛

腋静脉
胸大肌

肩峰
冈上肌和肌腱

肱二头肌长头
肱骨头
后盂唇
冈下肌和肌腱

关节盂

三角肌

小圆肌

大圆肌

背阔肌

B

图 18.3　肩部矢状位。（A）MRI。（B）解剖图像
（From Kang HS，Ahn JM，Resnick D. *MRI of the Extremities*. 2nd ed. Philadelphia：Saunders；2002：32-33.）

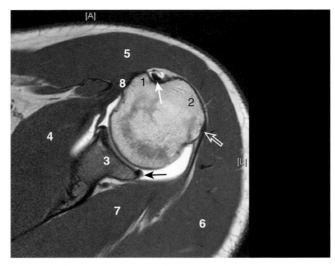

图 18.4　肩部轴位 T1 加权像 MRI。1，肱骨小结节；2，肱骨大结节；3，关节盂；4，肩胛下肌；5，三角肌前束；6，三角肌后束；7，小圆肌；8，肩胛下肌腱；肱二头肌腱长头（白色箭头）；小圆肌腱（空心箭头）；盂唇（黑色箭头）（From Waldman SD，Campbell RSD. *Imaging of Pain*. Philadelphia：Saunders/Elsevier；2010：218，Fig. 85.3.）

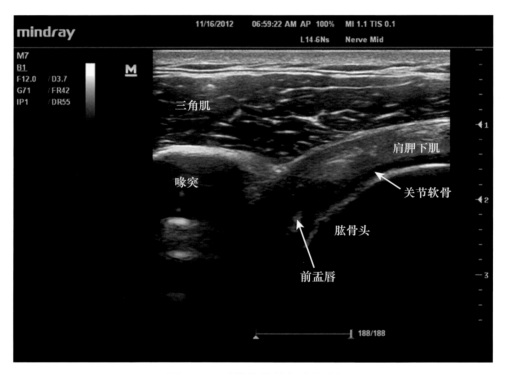

图 18.5　盂肱关节的超声解剖

（李玉琴　汪利凤　译　王海宁　审校）

第 19 章　肩关节视诊

肩关节体格检查的起点是对关节和周围结构的视诊。询问患者穿内衣或衬衫是否有问题，可以为检查者提供有关是否存在肩关节功能障碍及其病因的有用线索。例如，不能系或松胸罩可能提示肩关节前部不稳定、粘连性滑囊炎或其他一些问题。

肩关节的视诊必须在患者脱掉衣服的情况下进行，以避免遗漏可能被衣服遮盖的体征。应观察肩关节的前侧、外侧和后侧，以发现表现为急性和慢性肩部病变的肌肉萎缩、肿胀、红斑或瘀斑，包括创伤性肌腱断裂或慢性肩袖撕裂。下一步应仔细检查肩锁关节，以发现肩锁关节分离的不对称。然后，检查者应评估肩关节相对于颈部和胸部的位置，当肩关节处于并不自然的状态，如过度伸展或者患者有意识限制肩关节的活动，这可能表明关节疼痛或不稳定（图 19.1）。应特别注意翼状肩胛骨的任何迹象，这些迹象可能提示前锯肌薄弱或胸长神经受损（图 19.2）。在最初的肩部视诊中，阳性结果应有助于指导检查者进行额外的体格检查，并为专门的 X 线平片和 MRI 的排序提供指导，以进一步确定患者肩部疼痛和功能障碍的病因。

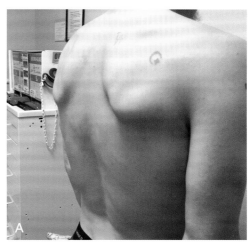
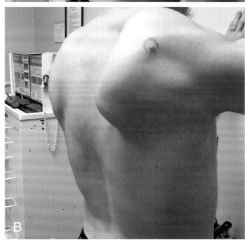

图 19.2　翼状肩胛骨。（**A**）在休息时，患者右肩胛骨内侧边缘有细微的突起。（**B**）当患者向前弯曲手臂并推墙时，右肩胛骨的内侧缘从后胸壁突出（From Chiu EF，Miller TA，Canders CP. Winged scapula. *Visual J Emerg Med*. 2018；13：135-136.）

（李玉琴　汪利凤　译　王海宁　审校）

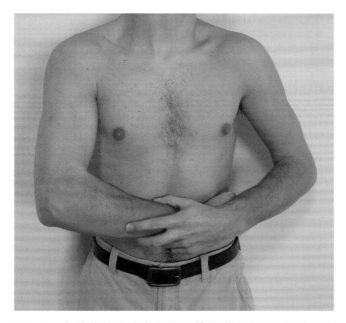

图 19.1　肩关节的视诊应包括评估肩关节相对于颈部和胸部的位置

第 20 章　肩关节触诊

在检查出现肩关节疼痛和功能障碍的患者时，对肩关节进行视诊后，下一步应仔细触诊肩关节和周围结构。

肩关节触诊必须在患者脱衣的情况下进行，以避免遗漏体征，如体温升高，这可能会被衣服掩盖。肩部的前部、侧部和后部以及腋窝应进行异常肿块、肿胀、体温升高、关节积液和骨刺的触诊。

对肩部滑囊进行有针对性的触诊，特别注意肩峰下滑囊和三角肌下滑囊，这将使检查者能够及时发现引起患者肩关节疼痛和功能障碍的主要原因或促成原因，如炎症和痛性滑囊（图 20.1 和图 20.2）。对肱二头肌长头肌腱附着点及肩袖肌腱附着点的触诊将有助于检查者发现可能导致患者肩关节疼痛和功能障碍的肌腱炎。检查者还应评估肩关节是否存在关节不稳定和捻发音，这提示肌腱炎、粘连性关节囊炎或关节炎。检查者还应检查颈部、肩胛内和肩胛下区域是否存在肌筋膜触发点，其特征为阳性"跳跃"征，这可能是肩关节牵涉性疼痛的原因。

肩关节触诊的阳性发现将有助于指导检查者进行进一步的体格检查，并为患者安排相应的 X 线平片、超声和 MRI，以进一步确定患者肩关节疼痛和功能障碍的病因（图 20.2）。

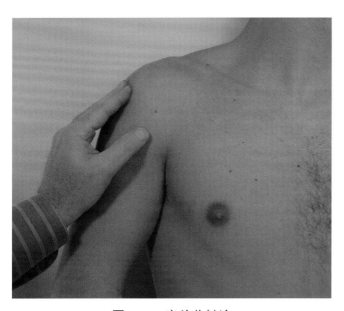

图 20.1　肩关节触诊

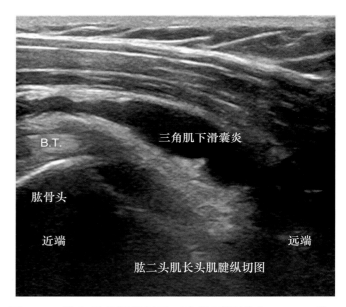

图 20.2　纵向超声图像显示三角肌下滑囊炎。B.T.，肱二头肌腱

（李玉琴　汪利凤　译　王海宁　审校）

第 21 章　肩关节外旋

为了充分评估肩关节的外旋并识别细微的病理变化，必须首先在手臂完全内收，然后外展至少90°的情况下进行评估。当患者处于坐位且手臂完全内收时，要求患者缓慢地向外旋转双臂（图21.1）。当手臂达到外旋的最大范围时，手臂应该向后移动而不是向上移动。观察患者是否存在提示原发性肩部病变的不对称运动或恐惧。下一步，让患者慢慢将手臂外展至90°。然后让患者缓慢地向外旋转手臂，直到其能够移动（图21.2）。正常肩关节可以允许手臂外旋到至少与地面平行的程度。活动范围受限或者活动过程中出现疼痛，可能提示源于肩关节的病变。

如果任何一个试验阳性，则应进行肩关节特殊姿势下的体格检查，如 Neer 撞击试验或前、后不稳定的恐惧试验，以及获取受影响关节和周围软组织的 X 线平片、超声和 MRI，以进一步明确导致患者肩关节疼痛和功能障碍的病理原因。

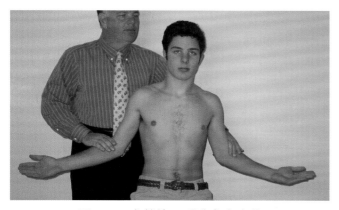

图 21.1　肩外旋，手臂完全内收

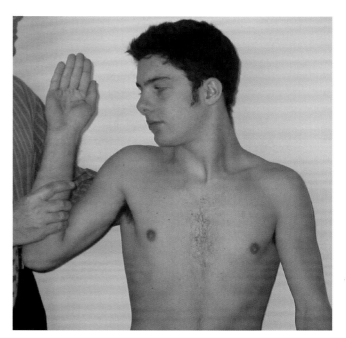

图 21.2　肩外旋，手臂外展至90°

（李玉琴　汪利凤　译　王海宁　审校）

第 22 章 肩关节内旋

为了充分评估肩关节的内旋，要求患者手臂完全内收，掌心向后。然后让患者手背到达后背，并使用完全伸展的拇指，尽可能沿着脊柱的纵轴向头端去触摸棘突（图 22.1）。在记录患者能够达到的最高水平后，让患者用对侧上臂重复该动作，并记录可能提示源于肩关节病变的任何不对称的运动或因疼痛而不能完成的情况。

如果该试验阳性，则应进行进一步的肩关节的体格检查，如 Neer 撞击试验或前后不稳定的恐惧试验（见第 40 章）。检查者还应获取受影响关节和周围软组织的 X 线平片、超声和 MRI，以进一步明确导致患者肩关节疼痛和功能障碍的病理原因。

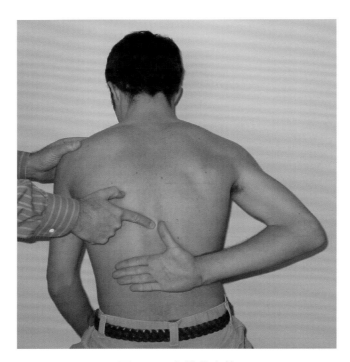

图 22.1 肩关节内旋

（李玉琴 汪利凤 译 王海宁 审校）

第 23 章　肩关节交叉臂内收

使用交叉臂动作评估肩关节内收有助于识别肩关节后部的问题，包括粘连性关节囊炎、滑囊炎和肌腱病。进行此操作时，将患者置于坐位，让患者缓慢地将手臂横过胸部，观察是否有任何可能提示疼痛的犹豫动作或动作暂停（图 23.1）。然后用另一侧手臂重复该动作，并比较运动范围。肩关节正常的患者或只有轻微肩关节病变的患者应该能够毫无困难地抓住对侧的三头肌。

如果该试验呈阳性，则应进行进一步的肩关节的体格检查，如 Neer 撞击试验或肩关节前、后不稳定的恐惧试验。检查者还应获取受影响关节和周围软组织的 X 线平片、超声和 MRI，以进一步明确导致患者肩关节疼痛和功能障碍的病理原因。

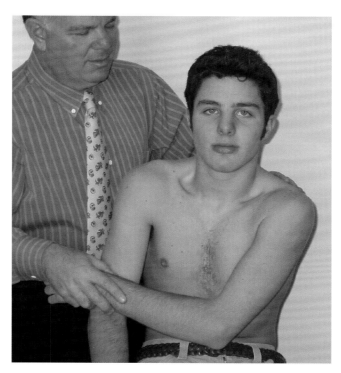

图 23.1　肩关节交叉臂内收

（李玉琴　汪利凤　译　王海宁　审校）

第 24 章　肩关节外展

肩关节外展的评估有助于识别原发性肩关节病变，包括肌腱病、滑囊炎和撞击综合征。为了评估肩关节外展，让患者站立，并要求患者将手臂完全伸展到背后，观察是否有任何不对称、患者因恐惧而出现的动作迟滞或活动受限（图 24.1）。然后让患者双肩完全外展，再次观察是否有任何不对称或活动受限（图 24.2）。

如果该试验呈阳性，则应进行进一步的肩关节的体格检查，如 Neer 撞击试验或肩关节前、后不稳定的恐惧试验。检查者还应获取受影响关节和周围软组织的 X 线平片、超声和 MRI，以进一步明确导致患者肩关节疼痛和功能障碍的病理原因。

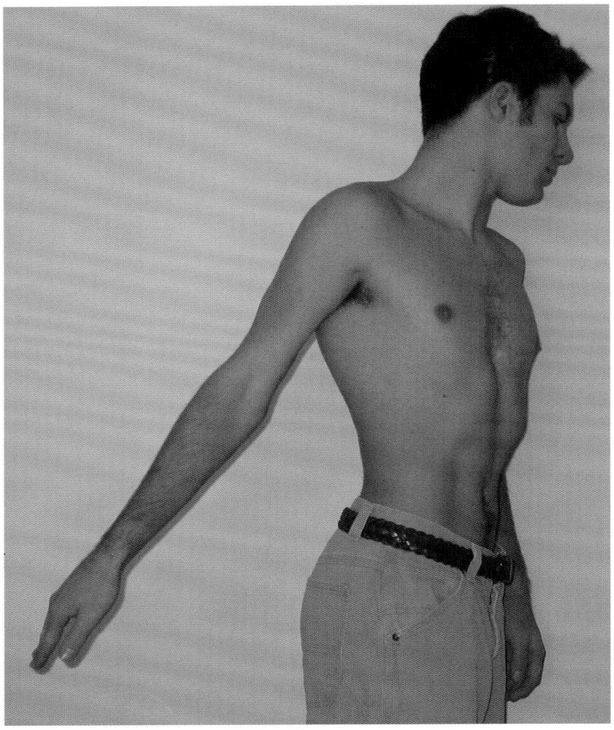

图 24.1　开始评估肩关节外展时，要求患者将手臂完全伸展到背后

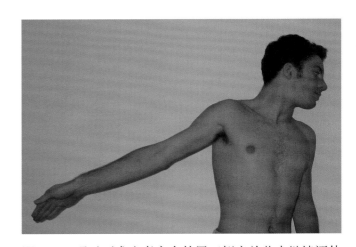

图 24.2　通过要求患者完全外展双侧肩关节来继续评估

（李玉琴　汪利凤　译　王海宁　审校）

第 25 章　肩　痛

前文所述是对肩关节的常规体格检查，帮助临床医生缩小鉴别诊断的范围，并有助于建议需要进一步做哪些专门的体格检查以及实验室和放射检查，这将有助于确认患者肩痛和功能障碍的原因。对于临床医生来说，充分利用从肩部体格检查中收集到的初步信息，对肩关节疼痛和功能障碍的常见原因进行分组是非常有帮助的。尽管由于肩关节疼痛病因的频繁重叠和多因素性质，肩关节疼痛和功能障碍的分类不能做到绝对的完善，难免会挂一漏万，但表 25.1 应该有助于提高诊断的准确性，并帮助临床医生避免忽视不太常见的诊断。

表 25.1 中所列并不全面，但它确实有助于临床医生鉴别表现为肩痛和功能障碍的潜在病因。值得注意的是，最常被忽略的肩关节痛的病因和最常导致诊断和治疗失误的病因是最后三个类别。对这一潜在陷阱的了解，将有助于临床医生在鉴别诊断中警惕这些有时被忽视的肩关节疼痛和功能障碍的原因。表 25.2 提供了肩关节疼痛和功能障碍的一些更常见病因相关的体征和症状。它应该有助于帮助临床医生缩小鉴别诊断范围，并安排适当的诊断流程，以帮助确诊和指导治疗。

表 25.1　肩关节疼痛的原因

局限性骨或关节间隙病变	关节周围病理学	全身疾病	交感神经介导的疼痛	从其他身体部位引起
骨折	滑囊炎	类风湿性关节炎	灼性神经痛	臂丛神经病
原发性骨肿瘤	肌腱炎	胶原血管病	反射性交感神经营养不良	神经根型颈椎病
原发性滑膜组织肿瘤	肩袖撕裂	莱特尔综合征	肩手综合征	颈椎病
关节不稳定	撞击综合征	痛风	心肌梗死后综合征	纤维肌痛
局限性关节炎	粘连性关节囊炎	其他晶体性关节病	心肌梗死后肩部粘连性关节囊炎	肌筋膜疼痛综合征，如肩肋综合征
骨赘形成	关节不稳定	夏科神经病性关节炎		Parsonage-Turner 综合征（特发性臂丛神经炎）
关节间隙感染	肌肉劳损			胸廓出口综合征
关节积血	关节腔外感染不涉及关节间隙			卡压性神经病
绒毛结节性滑膜炎	肌肉扭伤			胸内肿瘤
关节内异物				气胸
				膈下病变，如脾包膜下血肿伴克尔征

表25-2　肩关节疼痛的鉴别诊断

诊断	发病年龄	起病类型	疼痛部位	夜间痛	主动活动度	被动活动度	撞击征	放射痛	感觉异常	肌力减弱	关节不稳定	影像学改变	特殊体征
肩袖肌腱炎	任意年龄	急性或慢性	三角肌区域	+	↓存在自我保护带来的肌紧张	正常	+++	-	+	畏惧疼痛而引起	可能	慢性病例可见	外展疼痛弧
肩袖撕裂（慢性）	>40岁	通常慢性	三角肌区域	++	↓↓	正常（长期可能↓）	长期++	-	-	++	-	+	肩袖肌肉萎缩
肱二头肌肌腱炎	任意年龄	过度使用	肩关节前部	-	↓存在自我保护带来的肌紧张	正常	+	偶尔向肱二头肌放射	-	畏惧疼痛而引起	可能	无	特殊查体
钙化性肌腱炎	30～60岁	急性	肩部点状压痛	++	↓存在自我保护带来的肌紧张	无疼痛不受限	+++	-	-	畏惧疼痛而引起	-	++	压痛++
关节囊炎（冻结肩）	>40岁	隐匿性	肩关节深部	++	↓↓	↓↓	+	-	-	-	-	-	整体活动范围↓
肩锁关节骨脱位†	任意年龄	急性或慢性	肩峰和锁骨区域	卧侧痛	↓完全上抬肩关节	正常	-	-	-	-	-	慢性病例可见	局部压痛
盂肱关节骨关节炎	通常>40岁	隐匿性	肩关节深部	++	↓↓	↓↓	-	-	-	-	-	+++	摩擦音
盂肱关节不稳定	25岁左右	发作性	肩关节前部或后部	-	只有恐惧表情*	只有恐惧表情*	可能	-	急性期+	急性期可能弱+	经常	-	应力试验
颈型颈椎病	>40岁	隐匿性	肩胛上	经常	正常	正常	-	++	+++	+	-	颈椎部位存在改变	颈部活动痛
胸廓出口综合征	任意年龄	活动后起病	颈、肩和上肢	-	正常	正常	-	++	++	++	-	-	特殊查体
交感神经相关性关节疼痛	任意年龄	接触起病	颈、肩，通常向上肢扩散	通常	↓存在自我保护带来的肌紧张	↓保护性体位	可能	不定	-	废用性萎缩	-	骨扫描+、关节改变、骨质疏松	血管收缩改变

（Modified from Dalton SE: The shoulder. In Klippel JH, Dieppe PA, editors: *Rheumatology*, ed 2, London, 1998, Mosby, p 76.）

* 译者注: 详见"恐惧试验"。

† 译者注: 原文直译为"肩锁关节", 应为"肩锁关节骨性关节炎"。

（李玉琴　汪利凤　译　王海宁　审校）

第 26 章　肩关节不稳定综合征

肩关节不稳定是个由来已久的医学话题，早在公元前 300 年，医学之父希波克拉底曾在一篇医学论文中，就如何减少肩关节前脱位有过描述。随着现代医学包括解剖学、外科无菌术、麻醉学和影像学等学科的进步，虽然人们对于肩关节不稳定的认识有所深入，但是直到 MRI、动态超声、关节镜等技术的出现，这一概念才进一步充实完善。在此之前人们对于肩关节不稳定的描述主要是 Bankhart 损伤，而现在的分类方法包含了从肩关节半脱位到完全脱位在内的一系列功能紊乱。

全新而细致的分类方法，有利于临床医生全面了解患者肩部疼痛和功能障碍的潜在原因，使患者避免不必要的开放和腔镜手术，从而获得更多保守治疗的机会。为方便理解，以下先对肩关节半脱位和肩关节脱位进行定义：肩关节半脱位是指肱骨头相对于关节盂的异常位移，通常为一过性损害，因此识别要比肩关节脱位困难；肩关节脱位，是指肱骨头与关节盂之间完全无接触的状态，起病突然，通常不能自行复位而需要紧急就医。

为了更好地进行诊断，临床医生通过体格检查等方法对肩关节不稳定综合征进行分类：

- 起病：急性或慢性。
- 肩关节不稳定的方位：前方，后方，上方或下方。
- 肩关节不稳定的程度：半脱位或脱位。
- 肩关节不稳定的发病机制：如经 MRI 证实的盂唇撕裂。

需要注意的是，同一患者可能存在不止一种类型的肩关节不稳定，而发生前脱位的肩关节在外力作用下也可能发生后方、下方、上方的半脱位或脱位。

肩关节不稳定按起病情况可分为急性肩关节不稳定和慢性肩关节不稳定。发病到就诊时间在 26 h 及以内的为急性肩关节不稳定，发病到就诊时间超过 26 h 的为慢性肩关节不稳定。发生肩关节脱位而未第一时间就诊，这种情况听起来似乎有点不可思议，但实际上并不罕见。慢性病程的患者可反复发生肩关节不稳定，而且随着发作次数的增多甚至会出现疼痛耐受而延误治疗的情况。此外，肩关节后脱位的患者，尤其

当肩关节存在基础疾病时，也常出现延误治疗的情况。

肩关节不稳定可以根据肱骨头相对于关节盂的相对位移来进行分类。临床上最常见的是前脱位，占所有肩关节脱位病例的 90%。肩关节前脱位可以通过以下体格检查来诊断：前抽屉试验（见第 27 章），恐惧试验（见第 29 章），Jobe 复位试验（见第 30 章）。肩关节前脱位可以按照肱骨头移位后的位置来分类，按发生率排列如下：

- 喙突下脱位（图 26.1）
- 关节盂下脱位（图 26.2）
- 锁骨下脱位（图 26.3）
- 胸廓内脱位

肩关节后半脱位可通过后抽屉试验和快速牵拉试验来诊断（见第 31 章）。真正的肩关节后脱位比起前脱位要少见得多。尽管患者常有手臂伸展状态下的外伤史，但是在初始评估时仍然容易漏诊。而诊断上的延迟通常会导致严重的继发性骨性关节炎发生。肩关节后脱位可以按照移位后肱骨头的位置来进行分类，按发生率排列如下：

- 肩峰下脱位（图 26.4）
- 关节盂下脱位（图 26.5）
- 肩胛冈下脱位（图 26.6）

肩关节上、下半脱位的发生率比前、后半脱位低，但在临床上也并不罕见。而真正的肩关节上或下脱位则极其罕见，而且总是与严重的创伤比如从高处坠落或加速、减速损伤等有关（图 26.7 和图 26.8）。肩关节后脱位的发生常常合并存在盂唇、肩峰、锁骨和肱骨的骨折，这给临床诊断带来了困难。

通过全面细致的体格检查，临床医生能发现大多数患者的肩关节不稳定。同时医生在临床诊断时也应该认识到肩关节可能存在多个方向的不稳定，在治疗上需要针对这些脱位的平面来减少不稳定的因素。专业的 X 线片、动态超声、CT 三维重建以及 MRI 检查，可以帮助我们发现肩关节不稳定的许多结构性病变（图 26.9）。肩关节镜下对患肢运动状态的实时观察，则有利于我们对肩关节疼痛和功能障碍有更直观的认识。

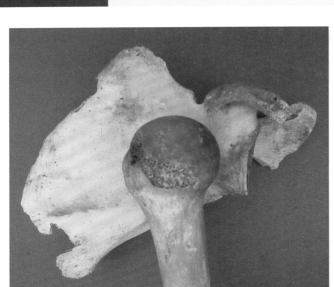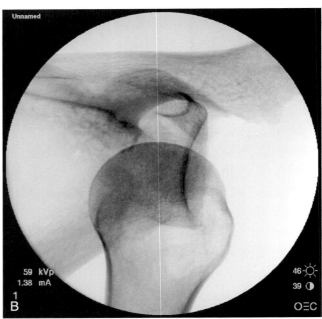

图 26.1 （A 和 B）肩关节喙突下前脱位

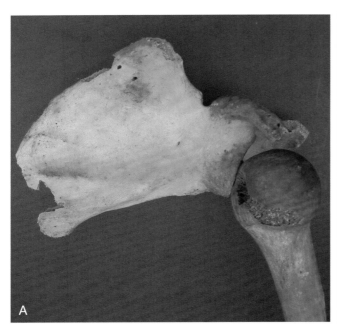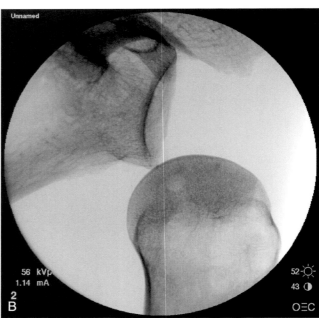

图 26.2 （A 和 B）肩关节关节盂下前脱位

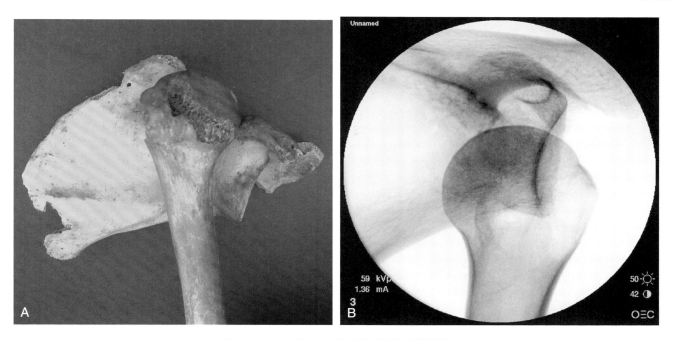

图 26.3 （A 和 B）肩关节锁骨下前脱位

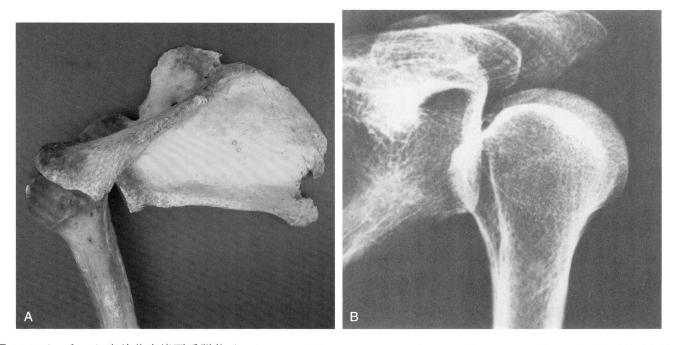

图 26.4 （A 和 B）肩关节肩峰下后脱位（B from Resnick D. *Diagnosis of Bone and Joint Disorders*. 4th ed. Philadelphia：Saunders；2002：2793.）

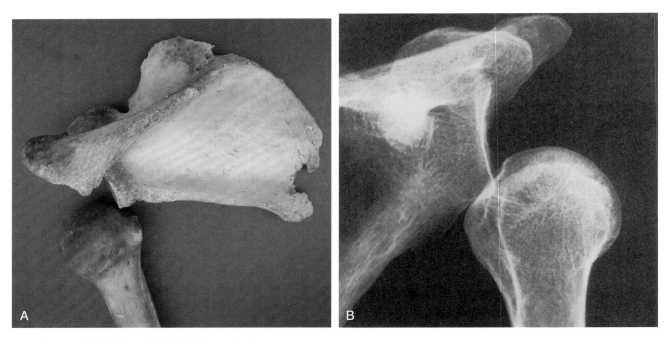

图 26.5 （**A** 和 **B**）关节盂下肩关节后脱位（**B** from Resnick D. *Diagnosis of Bone and Joint Disorders*. 4th ed. Philadelphia：Saunders；2002：2793.）

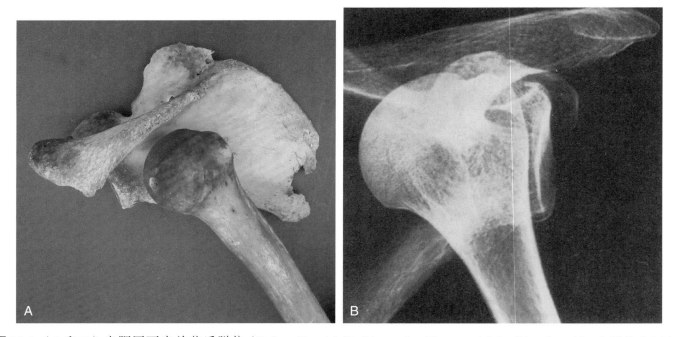

图 26.6 （**A** 和 **B**）肩胛冈下肩关节后脱位（**B** from Resnick D. *Diagnosis of Bone and Joint Disorders*. 4th ed. Philadelphia：Saunders；2002：2793.）

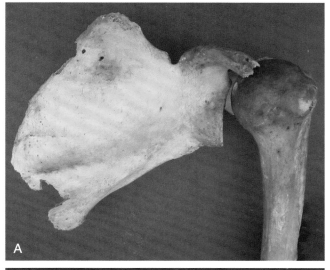

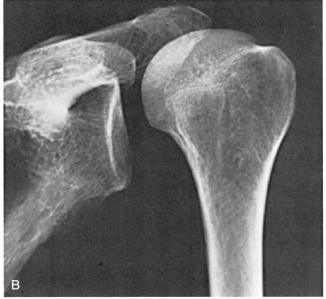

图 26.7　（A 和 B）肩关节上脱位（B from Resnick D，Kang HS. *Internal Derangements of Joints：Emphasis on MR Imaging*. Philadelphia：Saunders；1997：239.）

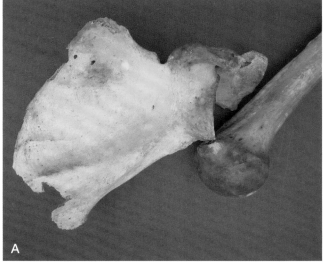

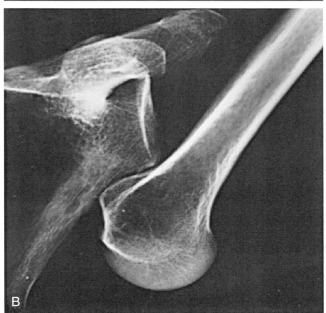

图 26.8　（A 和 B）肩关节下脱位（B from Resnick D，Kang HS. *Internal Derangements of Joints：Emphasis on MR Imaging*. Philadelphia：Saunders；1997：239.）

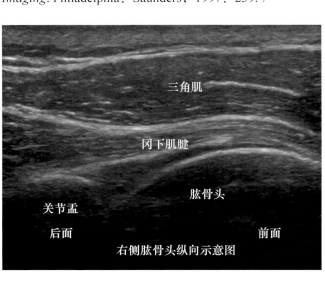

图 26.9　肩袖撕裂导致肱骨头移位的超声纵切面图像

（李玉琴　汪利凤　译　王海宁　审校）

第 27 章　前抽屉试验

前抽屉试验有助于识别各种原因，尤其是创伤原因引起的肩关节前方不稳定。检查时患者取坐位，检查者一只手固定受检者的锁骨和肩胛骨，同时另一只手确定肱骨头的位置并逐渐对肱骨头施加向前的推力（图 27.1）。正常情况下，肱骨头仅在有限的范围内活动并不会出现疼痛。如果出现突然的滑脱、疼痛或者恐惧，检查者应怀疑患者存在肩关节前方不稳定（视频 27.1）。

肩关节前脱位时，由于肩部畸形明显，通过进一步体格检查通常可以获得诊断（图 27.2）。而肩关节后脱位的患者，其体征并不明显，在肩部创伤的初诊时容易漏诊。

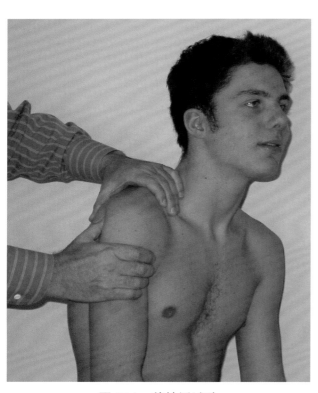

图 27.1　前抽屉试验

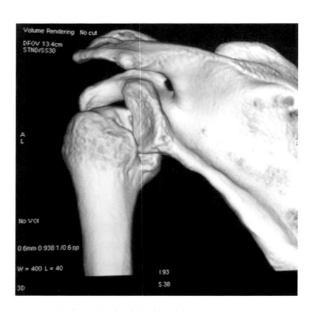

图 27.2　一例肩关节前脱位合并希尔-萨克斯（Hill-Sachs）损伤漏诊患者的三维 CT 扫描图像［From Chaudhary D，Joshi D，Jain H，et al. A six months old neglected anterior shoulder dislocation managed by closed reduction and Latarjet procedure. *Chin J Traumatol*. 2016；19（5）：295-297.］

（李玉琴　汪利凤　译　王海宁　审校）

第 28 章　肩关节不稳定：轴移负荷试验

患者取坐位，上臂内收置于体侧。检查者一只手固定住肩胛骨，另一只手抓住肱骨头。稍用力将肱骨头往关节盂的方向推，然后以适度力量向前或向后推动肱骨头以评估前后位移的程度（图 28.1）。如果出现肱骨头向前或向后的半脱位，则提示肩关节不稳定。通过 X 线平片、关节造影、CT、超声和 MRI 等检查可进一步了解肩部结构，包括关节盂、肱骨头、盂唇等，这对明确肩关节不稳定的原因有帮助（图 28.2）。

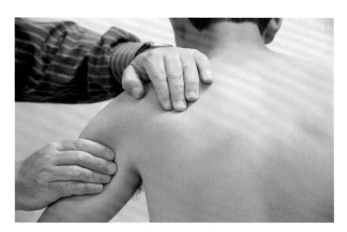

图 28.1　肩关节不稳定的轴移负荷试验

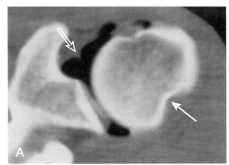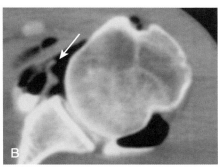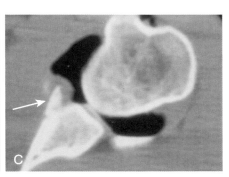

图 28.2　盂肱关节不稳定：CT 提示关节囊、韧带和盂唇异常。（**A**）关节盂上部平面：显示 Hill-Sachs 损伤（箭头），盂肱上韧带不规则（空心箭头），盂唇前上部分缺失；（**B**）关节盂中部平面：前盂唇在盂肱中韧带附着点处撕裂（箭头）以及由于撕裂产生的间隙；（**C**）关节盂下部平面：提示关节盂唇前缘骨折（箭头）（From Resnick D，Kransdorf MJ，eds. *Bone and Joint Imaging*. 3rd ed. Philadelphia：Saunders；2005：930.）

（李玉琴　汪利凤　译　王海宁　审校）

第29章 肩关节前不稳定：恐惧试验

临床上，恐惧试验被用来诊断肩关节前不稳定和肩关节前方疼痛性疾病。患者取坐位，手臂做出投掷棒球的姿势，然后检查者抓住患者手腕并施加**缓慢**而**轻柔**的向后的力量，使患者肩关节逐渐外展和外旋（图 29.1）。存在肩关节前不稳定的患者，将会主动下垂手臂以避免半脱位或脱位发生。而肩前方病变比如肌腱炎和滑囊炎的患者，将主动对抗手臂的进一步向后运动来避免疼痛。检查过程中需要注意，检查者在施加外力时动作应轻柔缓慢，用力过快或用力过大均可导致肩关节前方不稳定的患者发生意外脱位事件。

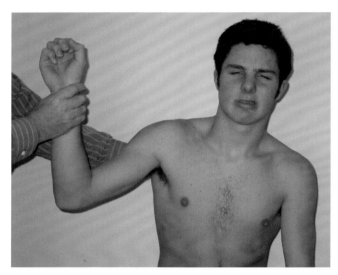

图 29.1 肩关节前不稳定的恐惧试验

（李玉琴 汪利凤 译 王海宁 审校）

第 30 章　肩关节前不稳定：Jobe 复位试验

对于可疑肩关节前不稳定的患者，除了恐惧试验以外，临床医生还可以通过 Jobe 复位试验来帮助诊断。检查时患者取坐位，检查者一只手置于患肩前方并施加向后的力量以固定肩部，嘱患者手臂外展外旋置于投掷棒球的姿势，并要求患者模拟扔球的动作对患者肩关节前方的稳定性进行评估（图 30.1）。然后检查者抓住患者的手缓慢向后移动，使肩关节逐渐外展和外旋的同时，另一只手不断增加肩前方起固定作用的推力。如果肩关节前方增加的推力可以延迟恐惧试验阳性表现的出现，则高度怀疑肩关节前不稳定的存在，应对患者进行 MRI 检查。恐惧试验阳性的患者行 Jobe 复位试验仍为阳性，临床上通常会被认为是 Bankart 损伤，即盂唇前方复合体损伤的特异性征象（图 30.2 和图 30.3）。

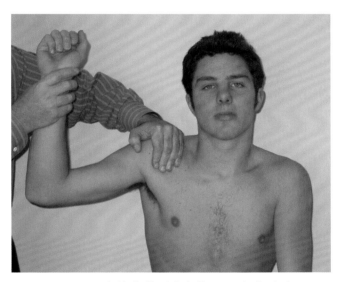

图 30.1　肩关节前不稳定的 Jobe 复位试验

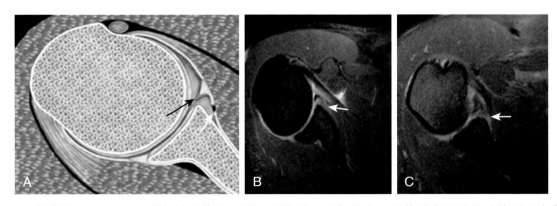

图 30.2　Bankart 损伤的 MRI。（A）彩色轴位像显示前盂唇撕脱（黑色箭头）和伴随肩胛骨骨膜撕裂（白色箭头）；（B 和 C）增强 MRI 轴位像显示盂唇前下部位撕裂（白色箭头），相应部位骨质缺损但未见骨碎片。（C）显示移位的盂唇碎片 ［From Zlatkin MB，Sanders TG. Magnetic resonance imaging of the glenoid labrum. *Radiol Clin North Am*. 2013；51（2）：279-307.］

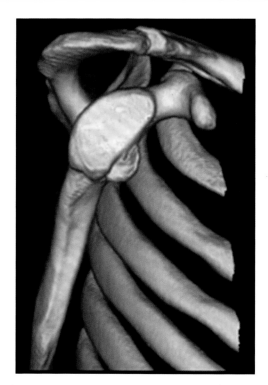

图 30.3   右肩关节去肱骨的三维 CT 扫描图像，可见关节盂前下部骨性 Bankart 损伤
〔From Harris JD，Romeo AA. Arthroscopic management of the contact athlete with instability.
Clin Sports Med. 2013；32（4）：709-730.〕

（李玉琴 汪利凤 译 王海宁 审校）

第31章 肩关节前不稳定：Andrews 前方恐惧试验

肩关节前不稳定的 Andrews 前方恐惧试验是一种有效方法，可以明确恐惧试验和 Jobe 复位试验中发现的肩关节前不稳定，尤其适用于由于害怕疼痛或在肩关节检查时不慎肩膀脱位而无法完全放松的患者。行 Andrews 前方恐惧试验时，患者取俯卧位并尽量放松，检查者要动作轻柔以消除患者的疑虑与恐惧，患者在放松状态可以减少不必要的不适感。然后检查者一只手轻轻外展外旋患肢，另一只手在肩后部施加轻柔的压力（图 31.1）。此时患肢会出现异常的向前运动，并注意患者因突然出现的疼痛而有恐惧的表情。检查过程要格外小心，以避免肩关节的意外脱位。

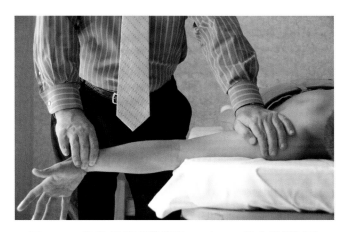

图 31.1 肩关节前不稳定的 Andrews 前方恐惧试验

（李玉琴　汪利凤　译　王海宁　审校）

第 32 章 肩关节后不稳定：后抽屉试验

后抽屉试验是诊断肩关节后不稳定的有效方法，尤其是对有肩部外伤的患者。行该试验时，患者取坐位，检查者用一只手固定患者锁骨和肩胛骨，另一只手确定肱骨头的位置，然后向肱骨头施加向后的力（图 32.1）。正常情况下，肱骨头可以稍向后移位，能感受到一个位置固定、没有明显疼痛的运动止点。如果突然出现肱骨头明显移位、患者感觉疼痛或因疼痛而出现的运动迟缓，就应该怀疑存在肩关节后不稳定（视频 32.1）。

肩关节前不稳定导致的前脱位的诊断相对容易，因为肩关节前脱位时肩部畸形很明显。而肩关节后脱位诊断起来就不那么容易了，即使经验丰富的临床医生也容易漏诊，因为肩关节后脱位导致的肩关节畸形并不明显，外观上肩前部的凹陷和因外旋上举导致的肩后部突出都是很轻微的。MRI 和超声检查有助于诊断（图 32.2）。

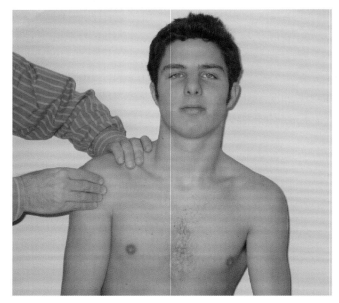

图 32.1 肩关节后不稳定的后抽屉试验

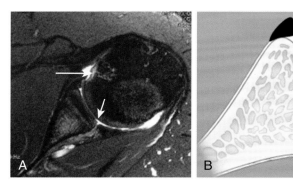

图 32.2 肩关节后不稳定。MRI 轴位 T2 加权像（**A**）及对应的示意图（**B**）。显示盂唇后部撕脱和肩胛骨骨膜撕裂，与 Bankart 损伤前后对称（图 A 中的白色箭头，图 B 中的黑色箭头）。注意图 A 中对称的前外侧 Hill-Sachs 损伤（较长的白色箭头）［From Zlatkin MB，Sanders TG. Magnetic resonance imaging of the glenoid labrum. *Radiol Clin North Am.* 2013；51（2）：279-297.］

（李玉琴　汪利凤　译　王海宁　审校）

第 33 章　肩关节后不稳定：快速牵拉试验

快速牵拉试验是诊断肩关节后不稳定的有效方法，结合后抽屉试验检查结果，可以提高容易漏诊的肩关节后不稳定的诊断准确率。行快速牵拉试验时，患者取坐位，患者内旋上肢肘关节屈曲 90°。检查者向患者肘部施加平缓的力，同时让患者患肢向身体移动（图 33.1 ）。这种牵拉感觉类似于肱骨头向后滑出关节盂。这种牵拉感在上肢复位到上肢旋转屈曲 90° 的初始位置的过程中可能会再次感受到，这时肱骨头再次回到关节盂中。如果该试验为阳性，则需要进行 X 线片、关节造影、CT 和 MRI 等影像学检查（图 33.2 ）。

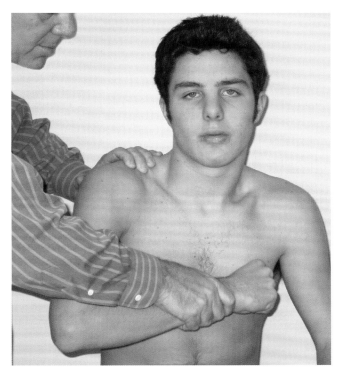

图 33.1　肩关节后不稳定的快速牵拉试验

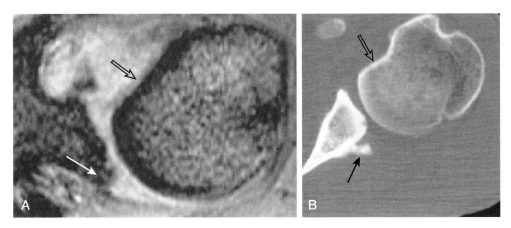

图 33.2　盂肱关节后不稳定。（**A**）横断面 MRI SPGR 成像（TR/TE，45/15；偏转角 20° ）显示肱骨头后半脱位，关节盂唇后缘不规则（实心箭头）和一个槽状骨折（空心箭头）累及肱骨头前表面。（**B**）同一个患者的较低平面的横断面 CT 扫描显示关节窝后缘骨折（实线箭头）和肱骨头槽状骨折（空心箭头）（From M. Schweitzer. Glenohumeral Instability. In：Resnick D，Kransdorf MJ，eds. *Bone and Joint Imaging*. 3rd ed. Philadelphia：Saunders；2005：933. ）

（李玉琴　汪利凤　译　王海宁　审校）

第 34 章 肩关节后不稳定：肱骨头后方碰撞试验

肱骨头后方碰撞试验是诊断肩关节后不稳定的有效方法之一，结合后抽屉试验和快速牵拉试验来确诊可疑的肩关节后不稳定的患者。行肱骨头后方碰撞试验时，患者取坐位，患肢肩关节内旋、外展90°，肘关节屈曲（图34.1）。检查者在患者肘部施加柔和的向后的力，同时患肢向对侧肩关节运动（图34.2）。如果肱骨头向后半脱位，检查者和患者会感觉到一个沉闷的咔嚓声，同时患者会感觉到疼痛。进行该检查时要格外小心，控制好肘部向后方的力度，避免出现意外的肩关节后脱位（图34.3）。

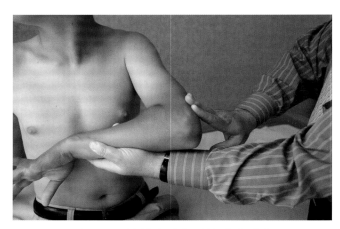

图 34.2 肱骨头后方碰撞试验手法

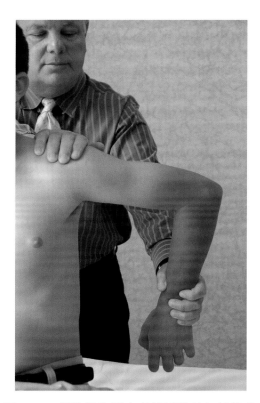

图 34.1 行肱骨头后方碰撞试验的初始体位

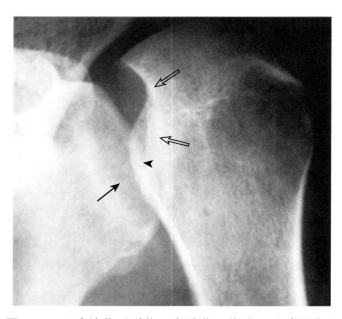

图 34.3 盂肱关节后脱位。肩关节正位片显示肱骨头和关节窝的重叠导致正常的椭圆形不透光区畸形（箭头的头），"空虚的"肩胛盂（实线箭头），关节面和肱骨头失去平行关系，肱骨内旋，嵌入式骨折（空心箭头）（From Resnick D，Kransdorf MJ. *Bone and Joint Imaging*. 3rd ed. Philadelphia：Saunders；2005：834.）

（李玉琴 汪利凤 译 王海宁 审校）

第35章 盂肱关节下方不稳定：凹陷征试验

凹陷征阳性高度提示盂肱关节下方不稳定。行凹陷征检查时，患者取坐位并放松患肢。检查者用力向下持续牵拉患肢，观察肩峰和肱骨头之间是否会出现浅窝或凹陷（图35.1）。如向下半脱位距离超过2 cm，则提示肱盂关节下方不稳定，尤其是当患肢外展0°～45°时，凹陷仍持续存在。

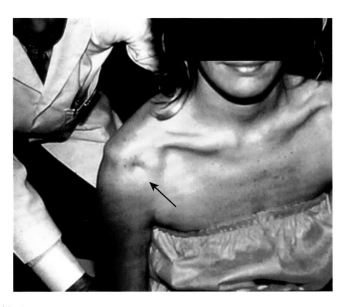

图35.1 凹陷征试验阳性（From Dr. Tom R. Norris of the San Francisco Shoulder，Elbow，and Hand Clinic.）

（李玉琴　汪利凤　译　王海宁　审校）

第 36 章 盂肱关节盂唇损伤：曲柄试验

曲柄试验呈阳性，高度提示盂肱关节的盂唇有损伤（图 36.1）。行曲柄试验时患者取坐姿，上肢外展，肘关节弯曲 90°（图 36.2）。然后检查者给患者肘部施加持续向内的力，将肱骨头牢牢推入盂肱关节（见图 36.2）。然后像"摇曲柄"一样内旋和外旋肱骨（图 36.3）。如果患者因疼痛出现痛苦的表情，或者发出咔嚓感，则该试验阳性。

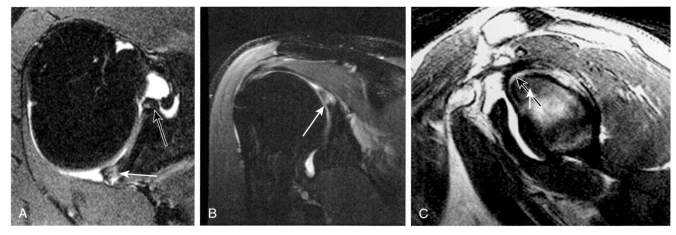

图 36.1 关节 MRI：（**A**）轴位、（**B**）冠状位和（**C**）矢状位，显示盂唇前上（黑色箭头）和盂唇后上（白色箭头）撕裂，后部更明显。有些后上部撕裂在矢状位上更清晰［From Zlatkin MB，Sanders TG. Magnetic resonance imaging of the glenoid labrum. *Radiol Clin North Am*. 2013；51（2）：279-297，Fig. 15.］

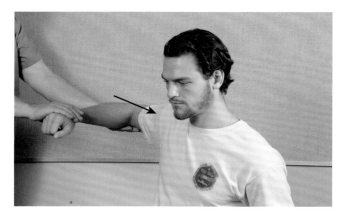

图 36.2 行曲柄试验时患者取坐姿，上肢外展，肘关节弯曲 90°

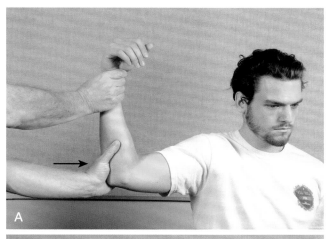

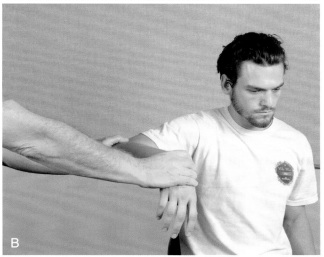

图 36.3 （A 和 B）像"摇曲柄"一样内旋和外旋肱骨

（李玉琴　汪利凤　译　王海宁　审校）

第 37 章　肩胛部上盂唇前后位损伤：Keibler 前滑试验

进行 Keibler 前滑试验时，患者取坐位，双手放在髋部，拇指朝下（图 37.1）。检查者站在患者身后，一只手抓住患侧肩部，示指指尖位于患侧肩关节前方盂肱关节肩峰处（图 37.2）。检查者另一只手抓住患侧肘关节附近的上臂，同时在上臂施加一个稳定的向前向上的力量（图 37.3）。然后检查者要求患者对抗其施加在上臂的力。如果存在肩胛部上盂唇前后位损伤，患者会感觉到肩前部的疼痛，检查者可能听到"咔嚓"的声响（a pop of a click）。

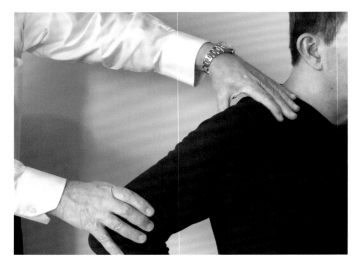

图 37.2　检查者站在患者身后，一只手抓住患侧肩部，示指指尖位于患侧肩关节前方盂肱关节肩峰处

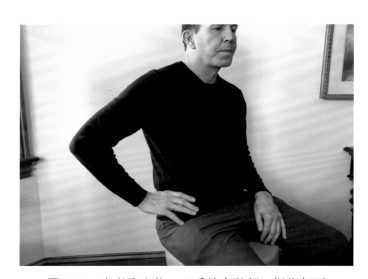

图 37.1　患者取坐位，双手放在髋部，拇指朝下

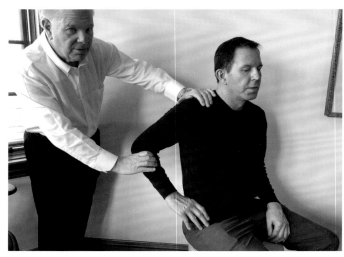

图 37.3　检查者另一只手抓住患侧肘关节下方的上臂，同时在上臂施加一个牢固的向前向上的力量

（李玉琴　汪利凤　译　王海宁　审校）

第38章 肩胛部上盂唇前后位损伤：动态剪切试验

进行动态剪切试验时，患者取坐位，检查者坐在患者身后，检查者一只手抓住患者患侧腕部，协助患者外展外旋上肢（图38.1）。检查者另一只手抓住患者患侧肩部，示指指尖放在肩部前方盂肱关节肩峰处，并施加稳定的向前的力量（图38.2）。检查者一边施力，一边使患者患肢大概从70°上升至150°，然后缓慢放低手臂（图38.3）。如果在手臂上升和下降的过程中，患肢出现肩后部和上部的疼痛，该试验阳性。

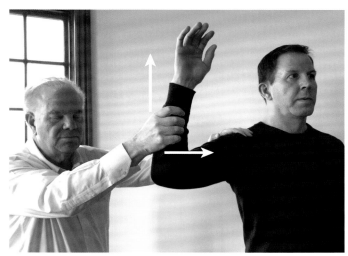

图38.2 检查者另一只手抓住患者患侧肩部，示指指尖放在肩部前方盂肱关节肩峰处，并施加牢固向前的力量

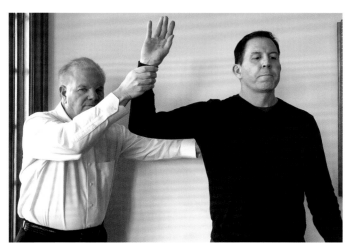

图38.1 检查者一只手抓住患者患侧腕部，协助患者外展外旋上肢

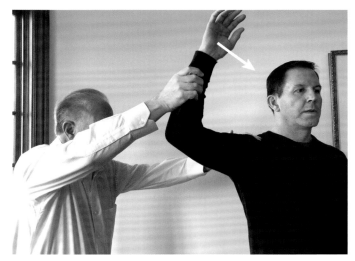

图38.3 检查者一边施力，一边使患者患肢大概从70°上升至150°，然后缓慢放低手臂

（李玉琴 汪利凤 译 王海宁 审校）

第 39 章　肩胛部上盂唇前后位损伤：O'Brien 主动加压试验

进行 O'Brien 主动加压试验时，患者面向检查者站立，患者双侧肩关节前屈 90°（图 39.1）。之后患者将肩关节内收 10°，然后肩关节完全内旋（图 39.2）。检查者将手掌放在患者的前臂上，用力在患者的前臂施加向下的力量，然后再要求患者对抗这个向下的力量，之后让患者在 0 ~ 10 分之间评估自己的疼痛。之后让患者完全外旋上肢，这样患者的手掌将朝上（图 39.3）。检查者再次向患者前臂施加向下的力量，并要求患者主动对抗这个力量，之后让患者再次在 0 ~ 10 分之间评估自己的疼痛。如果患者在第二个姿势时疼痛减轻或消失，该试验阳性。

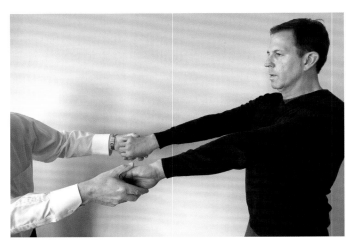

图 39.2　患者将肩关节内收 10°，然后肩关节完全内旋

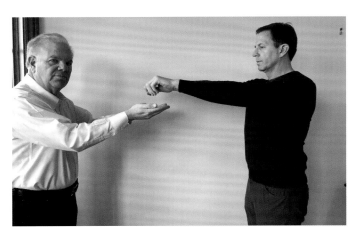

图 39.1　患者面向检查者站立，患者双侧肩关节前屈 90°

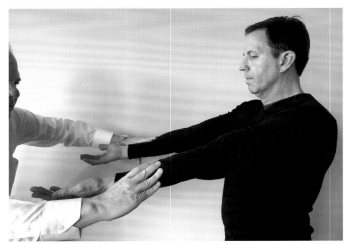

图 39.3　患者完全外旋上肢，这样患者的手掌将朝上，要求患者再次对抗施加在前臂向下的力量

（李玉琴　汪利凤　译　王海宁　审校）

第 40 章　肩关节撞击综合征概述

人们对肩关节撞击综合征的病理学认识，和认识肩关节不稳是一样的，也是由于 MRI 和关节镜的发展，让人们可以直接观察正常和疾病状态下肩关节的情况，才对肩关节撞击综合征的认识有了长足的进步。但目前来看，这些新的知识并没有使肩关节撞击综合征的分类得以简化，反倒印证了许多临床医生的猜想：肩关节撞击综合征不是由单一或统一病理过程引发的疾病，而是由许多不同的病理过程引发的一个症候群，从表 40.1 就可以看出这一点。

幸运的是，尽管引起肩关节撞击综合征的原因是多种多样的，但所有肩关节撞击综合征都有一个相似的病理特征，即以喙肱弓为顶，肱骨头和肱骨大小结节为底的空间区域（图 40.1 ～图 40.3）。通过这个空间区域的结构有肩袖韧带、喙肱韧带、肱二头肌长头腱（肱骨在做前屈动作时）（图 40.4）。正常状态下，喙肱弓下方的这些结构由肩峰下和三角肌下滑囊提供润滑作用，但这些滑囊本身因炎症、感染和钙化也可导致肩关节撞击综合征。

表 40.1　增加肩袖损伤的潜在风险因素

结构因素	功能因素
肩锁关节	肩胛骨
先天性畸形	位置异常
退化性骨刺	胸椎后凸
非手术关节腔内异物	肩锁分离
外科手术后关节腔内的针脚、缝线	异常运动
肩峰	肌肉瘫痪（如斜方肌）
未融合（双峰）	肩胛骨筋膜型肌营养不良
形状不规则（扁或悬垂）	肩胛胸壁关节运动受限
退化性骨刺	正常肱骨头凹陷机制缺失
骨折不愈合	肩袖无力（如肩胛上神经麻痹或 C5 ～ C6 神经根病）
骨折畸形愈合	肩袖撕裂（部分或完全肥厚）
喙突	原发性或创伤后肩袖松弛
先天性畸形	肱二头肌长头腱断裂
创伤后位置或形状改变	当肩关节前屈时，肩关节后部滑囊紧张压迫肱骨头上举撞击肩峰
术后位置或形状改变	关节囊松弛
滑囊	
原发性滑囊炎（如类风湿性关节炎）	
损伤、炎症或注射引起的慢性肥厚	
非手术囊内异物	
外科手术后滑囊腔内的针脚、缝线	
肩袖	
与钙沉积相关的慢性肥厚	
部分撕裂引起的增厚	
部分或完全撕裂导致的表面肿胀不规则	
术后或外伤后瘢痕	
肱骨	
先天性畸形或骨折畸形愈合导致大结节相对或完全突出	
肱骨头假体位置异常引起大结节突出	

Modified from O'Brien SJ, Amoczky SP, Warren RF, et al. Developmental anatomy of the shoulder and anatomy of the glenohumeral joint. In: Rockwood CA Jr, Matsen FA III, eds. *The Shoulder*. Philadelphia; Saunders; 1990, p 627.

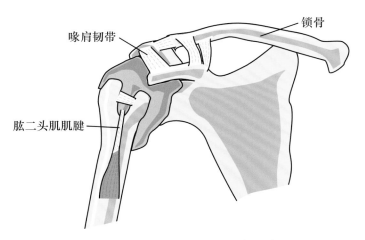

图 40.1　肩部撞击综合征的解剖示意图

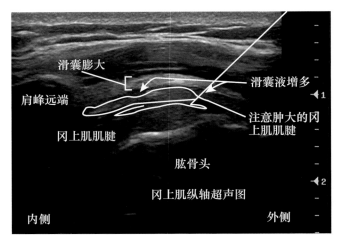

图 40.3　纵向超声图像显示肩峰下撞击综合征一系列的改变

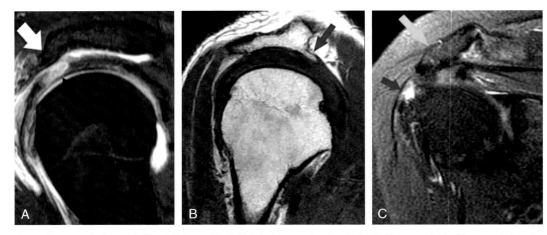

图 40.2　（A）矢状位，T1 加权压脂像磁共振血管成像图（MRA），（B）矢状位，T1 加权像 MRI 图，和（C）冠状位，T2 加权压脂像 MRI 图，三图为不同肩峰下撞击患者。A 图显示 3 型肩峰（白色箭头），肩袖全层撕裂（黑色箭头）。B 图显示肩峰前部附着点（蓝色箭头）。C 图显示滑囊侧冈上肌撕裂局部增厚（棕色箭头）和肩峰外侧倾斜（黄色箭头）［From Mulyadi E，Harish S，O'Neill J，et al. MRI of impingement syndromes of the shoulder. *Clin Radiol*. 2009；64（3）：307-318.］

　　尽管肩关节撞击综合征有多种潜在原因，但对于大多数患者，其临床表现是典型的，容易通过体格检查与其他导致肩部疼痛和功能障碍的疾病相鉴别。必须强调的是，肩关节撞击综合征通常伴随有其他肩部病变，如肩关节前不稳、肩袖的肌腱炎等，这些伴随症状容易造成诊断混淆（图 40.5）。

　　肩关节撞击综合征通常表现为不明原因的肩部疼痛，在做举过头顶的动作或肩关节过度运动后疼痛加重。那些从事特定职业的人因为经常要做过顶的动作更容易发展为肩关节撞击综合征，如果农、木匠、画家、粉刷匠等。游泳、进行投掷类运动和打网球也会增加患病率。

　　如果导致肩关节撞击综合征的病因持续存在，最初的定位不清的疼痛将可能固定在肩部前外侧，睡觉时不能向患侧卧位常常是这类患者的主诉。肩关节撞击综合征导致的疼痛通常夜间加重，患者也会渐渐发觉自己不能做一些简短的过顶动作，比如收拾餐具或换灯泡。

　　体格检查时，触诊患者肩前外侧可能引发尖锐的疼痛，当患者主动上举上肢 60°以上时，患者可能会听到骨擦音或出现由疼痛引发的恐惧感。情况严重时，肩部检查可见肩袖肌肉萎缩，最常见冈上肌和冈下肌萎缩（图 40.6）。患者可能会出现相当明显的上举活动受限。患者上肢上举时可能会有肩关节的卡顿感。肌

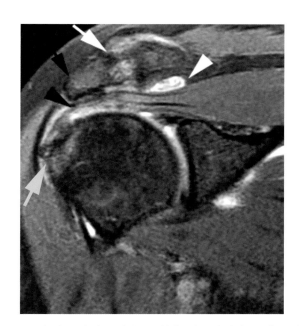

图 40.4　肩峰下撞击患者的冠状位质子密度加权像压脂序列 MRI 图显示肩锁关节退行性改变（白色箭头），肩峰轻微外侧倾斜（黑色箭头），肩峰下三角肌下滑囊炎（白色箭头），冈上肌部分撕裂（黑色箭头）和大结节末端改变（黄色箭头）[From Mulyadi E，Harish S，O'Neill J，et al. MRI of impingement syndromes of the shoulder. *Clin Radiol*. 2009；64（3）：307-318.]

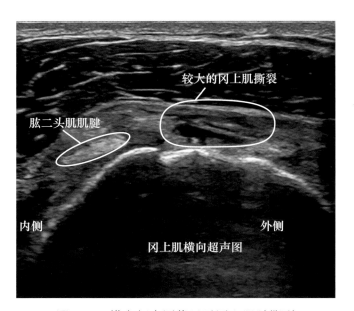

图 40.5　横向超声图像显示冈上肌腱撕裂

力测试可能显示肩袖肌肉的肌力下将，特别是冈上肌（图 40.7）。

　　肩关节撞击综合征的特殊检查包括 Neer 试验和 Hawkins 试验（见图 41.1 和图 42.1）。前面已经提到

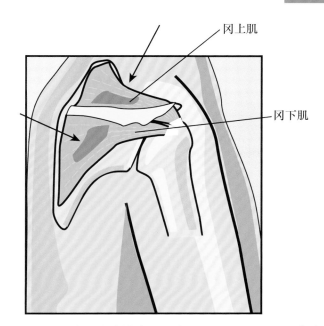

图 40.6　肩关节撞击综合征患者的冈上肌和冈下肌萎缩

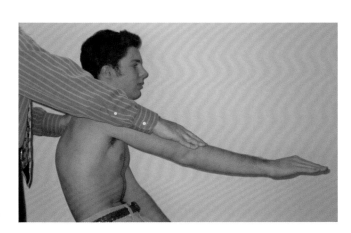

图 40.7　肩关节撞击综合征的徒手肌力测试

过，因盂肱关节前不稳是发展为肩关节撞击综合征的常见原因，在怀疑有肩关节撞击综合征时，应该进行一些特殊的体格检查包括前抽屉试验、恐惧试验和复位试验。

　　肩部轴位 X 线片可显示肩峰前下部位骨赘形成（图 40.8）。如果患者的临床表现和体格检查结果符合肩关节撞击综合征，应行肩关节周围软组织的 MRI 和超声检查，特别要关注肩峰、肩袖、肱二头肌长头腱以及肩峰下和三角肌下滑囊（图 40.9）。喙肱弓部位 CT 三维重建也是很有意义的检查。需要注意的是，这些检查的意义在于从结构异常的角度找出肩关节撞击综合征的病理原因，并指导下一步治疗，治疗通常包括物理治疗、皮质类固醇注射和外科手术等。

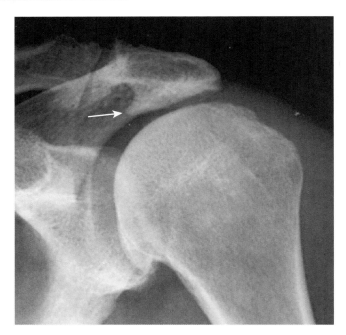

图 40.8   肩关节撞击综合征X线平片的典型的异常表现：一个大的骨性突起（箭头所示）和肩锁关节以及肱骨头下方的骨质增生（From Resnick D，Kang HS. *Internal Derangements of Joints：Emphasis on MR Imaging.* Philadelphia：Saunders；1997：185.）

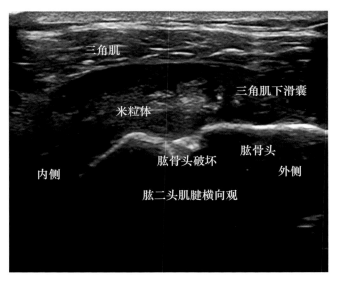

图 40.9   横切面超声图像显示三角肌下滑囊炎和明显的肱骨头破坏。注意三角肌下滑囊内米粒体

（李玉琴   汪利凤   译   王海宁   审校）

第 41 章　肩关节撞击综合征：Neer 试验

进行 Neer 试验时要求患者取坐位，检查者一只手放在患者肩胛骨上并持续施加向前的推力，另一只手抬高患肢举过头顶，观察患者患肢在抬高 60°以后是否出现疼痛或恐惧感。因为当肢体抬高 60°以后，肱骨和喙肩弓会发生碰撞，继而引起肩关节疼痛。（图 41.1 和视频 41.1）

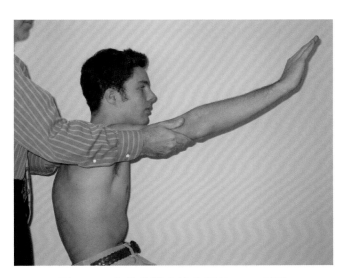

图 41.1　肩关节撞击综合征的 Neer 试验

（李玉琴　马英俊　译　王海宁　审校）

第 42 章　肩关节撞击综合征：Hawkins 试验

Hawkins 试验可以鉴别因冈上肌腱与喙肩韧带碰撞导致的肩关节撞击综合征。进行该项试验的时候，患者取坐位并做出投掷的姿势，检查者使患肢前屈约 30° 并用力内旋肱骨（图 42.1）。内旋的过程中可重复诱发疼痛则试验结果为阳性，高度提示冈上肌腱与喙肩韧带发生撞击。

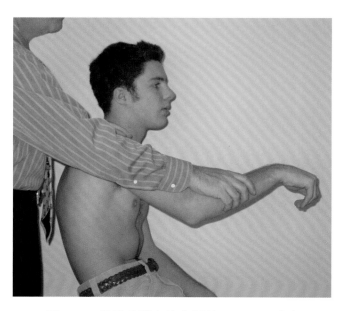

图 42.1　肩关节撞击综合征的 Hawkins 试验

（李玉琴　马英俊　译　王海宁　审校）

第 43 章　Gerber 喙突下撞击试验

Gerber 喙突下撞击试验可以用来诊断因肩袖与喙突碰撞导致的肩关节撞击综合征（图 43.1）。进行该检查时，患者取坐位，患肢前屈 90°并向躯干侧内收 15°～ 20°使肱骨小结节与喙突发生碰撞（图 43.2）。试验过程中发生疼痛提示存在肩关节撞击征的可能性较大，需影像学检查来协助明确诊断。

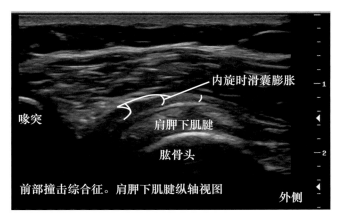

图 43.1　纵向超声图像显示喙突下撞击征，注意滑囊膨胀

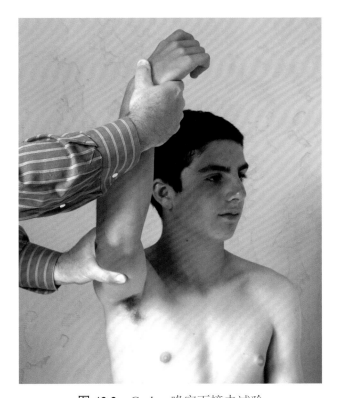

图 43.2　Gerber 喙突下撞击试验

（李玉琴　马英俊　译　王海宁　审校）

第 44 章　肩关节撞击综合征：Zaslav 旋转对抗试验

Zaslav 旋转对抗试验可以有效验证 Neer 试验或 Hawkins 试验阳性患者其肩关节撞击是发生在肩峰下出口还是在更内侧，即存在盂肱关节内的撞击。检查时，受检者取坐位，检查者站在受检者身后、将患肢外展至 90°，然后嘱受检者外旋患肢约 80°、在这个过程中检查者评估受检者的肌力（图 44.1），然后检查者嘱受检者内旋，内旋过程中再次评估肌力（图 44.2）。如果检查者发现外旋时肌力正常而内旋时肌力减弱，则提示存在内侧撞击，相反则提示存在更为经典的肩峰下撞击（即外侧撞击）（图 44.3）。

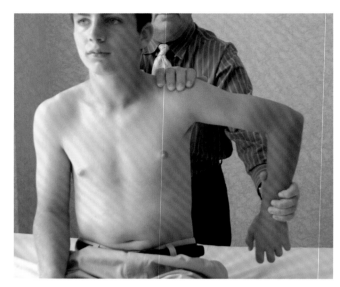

图 44.2　第二步：评估内旋时的肌力

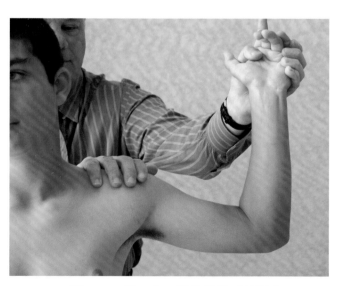

图 44.1　第一步：评估外旋时的肌力

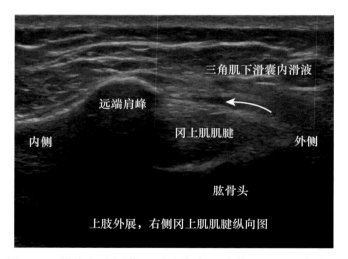

三角肌下滑囊内滑液

远端肩峰

内侧　　　　　　冈上肌肌腱　　　　外侧

肱骨头

上肢外展，右侧冈上肌肌腱纵向图

图 44.3　纵向超声图像显示患者右上肢外展时发生肩峰下出口撞击

（李玉琴　马英俊　译　王海宁　审校）

第 45 章　肱二头肌腱炎

肱二头肌腱炎是前肩部疼痛的常见原因，常见于五六十岁人群，但由于过度使用，发病年龄可能提前。容易诱发肱二头肌腱炎的运动包括：投掷、游泳和高尔夫。刚生育的母亲可能因为长时间抱婴儿而出现肱二头肌腱炎。

肩关节没有急性过度使用时，肱二头肌腱炎很少孤立存在，通常会合并肩关节不稳定和肩关节撞击综合征。肩部运动的时候，肱二头肌长头肌腱与肩袖一起负责稳定肩关节，当肩袖出现肌腱病变或者完全性肩袖撕裂的情况下，肱二头肌会承担更多的张力来维持肩关节的稳定。因此出现上面的情况并不令人惊奇。

肱骨结节间沟的狭窄和骨质增生也可能导致肱二头肌腱炎（图 45.1）。这种结构改变导致慢性肌腱炎症和肌腱损伤，如果不处理的话，可能还会导致急性肌腱断裂，尤其是在提重物的过程中（图 45.2 和图 45.3）。其他不太常见的，诸如肱横韧带断裂也会导致肱二头肌腱炎。肱横韧带作为肱二头肌腱支点和保护性结构，发生断裂时会导致肱二头肌腱半脱位、肘部屈伸活动时肌腱收缩力被迫大幅增加，久而久之形成肱二头肌腱的慢性劳损性炎症。

肱二头肌腱炎通常表现为肩前部疼痛，做过顶动作时加重，休息后减轻，患者发病前通常都有肩关节的过度使用史。但是在肱骨结节间沟狭窄以及慢性肩关节不稳定的患者中，肱二头肌腱炎的起病往往都是隐匿性的。查体方面，患者对结节间沟的触诊反应敏感，因为肱二头肌长头腱通过其中（图 45.3），外展肩关节和屈肘也会加重疼痛，Speed 试验和 Yergason 激发实验在诊断肱二头肌腱炎时具有特异性，可以帮助临床医生诊断和治疗（见图 46.1 和图 47.1）。

前文提到过，肱二头肌腱炎通常会合并肩关节不稳定和肩关节撞击综合征。所以一些特殊查体包括前后抽屉试验、恐惧试验、复位试验、快速牵拉试验以及 Neer 试验和 Hawkins 试验都应该进行，以帮助识别这些潜在的导致肱二头肌腱炎的病理状态。

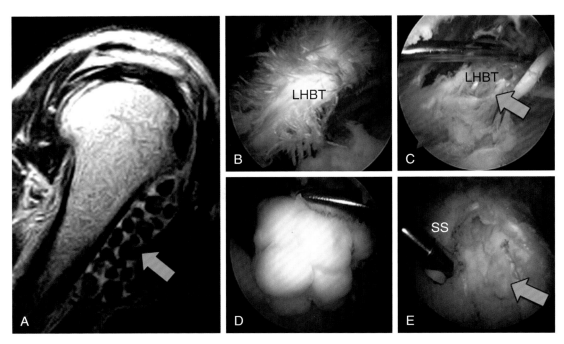

图 45.1（**A**）肱二头肌关节外部分是一个封闭的空间，如矢状位磁共振图像可见聚集的游离体等病变（箭头所示）。有症状的患者的肱二头肌长头肌腱（LHBT）走行至肌腱联合处，在肱二头肌肌管内发现了几个不同的关节外占位性病变，这些病变在关节镜下无法观察到，包括（**B**）部分撕裂，（**C**）粘连和瘢痕形成（箭头），（**D**）游离体，（**E**）骨赘形成（箭头）。SS，肩胛下肌［From Taylor SA，Fabricant PD，Bansal M，et al. The anatomy and histology of the bicipital tunnel of the shoulder. *J Shoulder Elb Surg*. 2015；24（4）：511-519.］

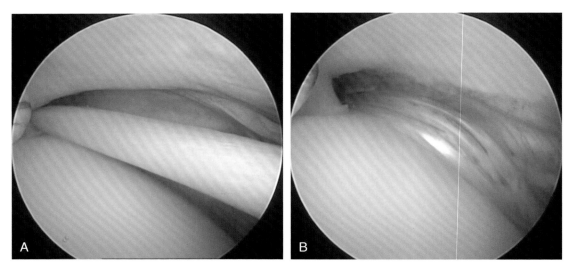

图 45.2　（A）左肩关节镜下从后入路观察，显示肱二头肌长头的正常关节内肌腱，即肱二头肌长头肌腱（LHBT）。（B）通过朝关节方向牵拉 LHBT 的关节外部分，会表现为肌腱病变，如：增厚和血管增生〔From Hassan S，Patel V. *Biceps tenodesis versus biceps tenotomy for biceps tendinitis without rotator cuff tears. J Clin Orthop Trauma.* 2019；10（2）：248-256.〕

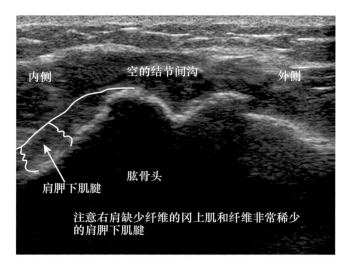

图 45.3　超声图像显示由空的结节间沟，提示肱二头肌腱完全断裂。注意肩袖，冈上肌和肩胛下肌的肌腱的异常

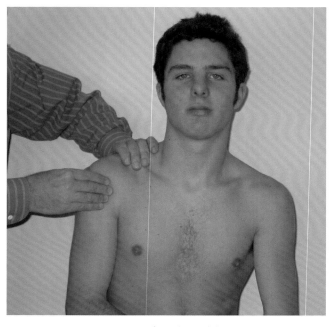

图 45.4　肱二头肌腱触诊

显示结节间沟肩关节 X 线平片和肱骨头 CT 扫描三维重建可以帮助明确有无结节间沟狭窄和骨赘形成。肩关节 MRI 和超声影像可以帮助临床医生识别肱二头肌腱异常或肩袖撕裂（图 45.4 和图 45.5）。肱横韧带 MRI 检查可以确认有无韧带断裂及肱二头肌腱半脱位。

治疗肱二头肌腱炎的关键在于纠正病因。避免引发或加重患者症状的活动，以及短期服用抗炎药对大多数患者缓解症状都有帮助。在肌腱周围适当注射皮质激素也有治疗效果，但是需避免注射到已经受损的二头肌腱而导致急性断裂。对于肱二头肌沟狭窄或肱横韧带断裂的患者，外科手术治疗是彻底控制疼痛的最终方法。

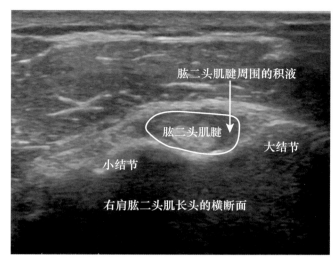

图 45.5　横断面超声图像显示肱二头肌腱炎。注意发炎的肌腱周围有液体信号

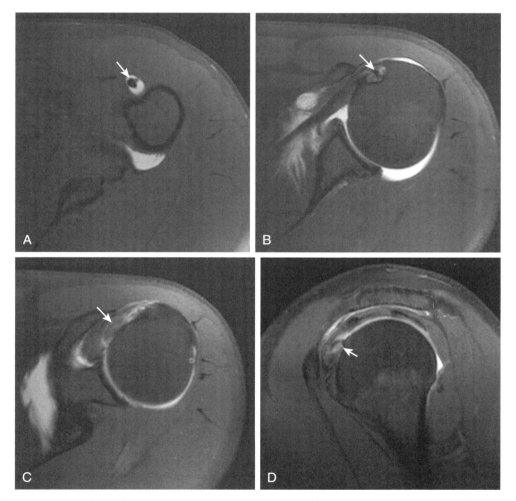

图 45.6　一名肱二头肌疼痛患者的肱二头肌长头肌腱（LHBT）轴向（**A** 至 **C**）和矢状斜位（**D**）脂肪抑制 T1W（FST1W）的磁共振图像（白色箭头）。（**A**）正常的肱二头肌长头肌腱（LHBT）远端腱鞘。（**B**）近端肌腱变细，周围有中等信号强度（SI）的增厚软组织，结节间沟中部的肱骨小结节骨赘形成。（**C** 和 **D**）在肩袖间隙，由于肌腱增厚导致核磁显示 SI 增加（From Waldman SD，Campbell，RSD. *Imaging of Pain*. Philadelphia，PA：Saunders/Elsevier；2010，Fig 96.1.）

（李玉琴　马英俊　译　王海宁　审校）

第46章 肱二头肌腱炎：Speed 试验

进行 Speed 试验时，患者采取坐位，肘部完全伸展，掌心向上。检查者在肘窝水平面施加向下的压力，嘱患者屈肩并对抗阻力，如果患者在屈肩时出现疼痛，则该检查被视为阳性（视频 46.1）（图 46.1）。

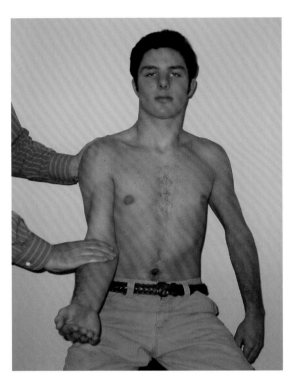

图 46.1 肱二头肌腱炎的 Speed 试验

（李玉琴 马英俊 译 王海宁 审校）

第47章 肱二头肌腱炎：Yergason 试验

进行 Yergason 试验时，患者采取站立姿势，肘部弯曲 90°。检查者握住患肢手腕，嘱患者用力屈肘并外展、外旋肩关节，检查者施加一定的阻力（图 47.1）。如果患者出现疼痛，则该试验为阳性（视频 47.1）。

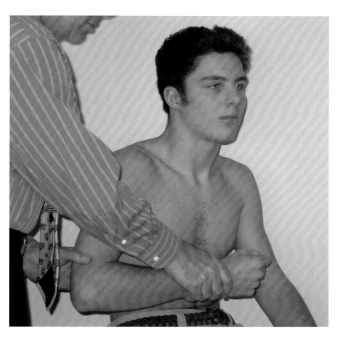

图 47.1 肱二头肌腱炎的 Yergason 试验

（李玉琴　马英俊　译　王海宁　审校）

第48章 肱二头肌腱半脱位综合征：弹响试验

先前章节提到过，随着 MRI、动态超声以及关节镜等技术的成熟，使我们对肱二头肌腱在维持肩关节稳定性中发挥的作用有了更深的认识。当肱二头肌腱受到激惹或是存在轻微脱位，最初通常表现为肌腱的慢性炎症，如果这个病理状态不能纠正的话，积累的损伤会导致瘢痕形成以及中等程度的向内侧脱位，极端情况下会出现肱二头肌腱完全断裂。肱二头肌腱中等程度的脱位，可以代偿性地引起喙肱韧带和肩胛下肌压力增高，久而久之这些结构会发生撕裂，进一步促进肱二头肌腱半脱位并加剧肩关节功能障碍（图48.1）。临床上称之为肱二头肌腱半脱位综合征。

肱二头肌腱半脱位综合征常见于需要做繁重的过顶运动的人群，比如石膏板吊顶的装修工人，标枪运动员，橄榄球四分卫，职业游泳运动员等。这些患者的主诉除了肩部疼痛外，还常常有肩部突然的"咔哒"

感，因为当肩关节外展、外旋和上举时，肱二头肌腱会从结节间沟滑进或滑出（图48.2）。

这些临床症状并不是只是肱二头肌腱半脱位综合征所特有的，临床医师需要更多信息来明确导致肱二头肌腱半脱位的病理学因素。这些信息包括特殊的体格检查，如：肱二头肌腱半脱位的弹响试验，肩胛下肌断裂的 Gerber 抬离测试（见第50章）。进一步的信息可以通过肩部外展、外旋和抬高时的 MRI 中获取，观察肱二头肌腱和结节间沟的特殊关系。这也为骨科医生提供了病理学基础信息，指导医生如何通过手术修复半脱位的肌腱。

肱二头肌腱半脱位的弹响试验有助于临床医生做鉴别诊断，这些肩关节的病理状态主要表现为疼痛症状和肩部运动时的咔哒声。进行该实验时，患者取站立位，尽量外展、外旋并抬高患肢，然后检查者在患者慢慢放

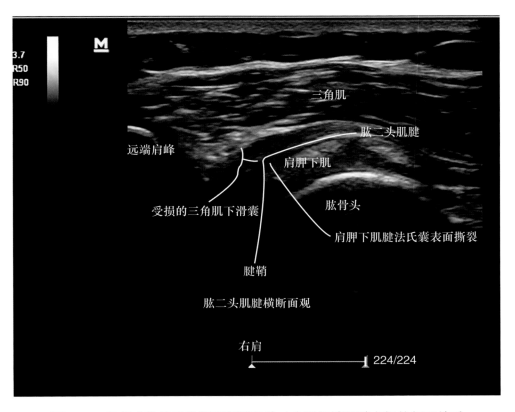

图48.1 超声成像显示肩胛下肌腱和肱二头肌近端肌腱之间的相互关系

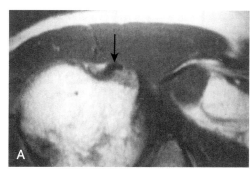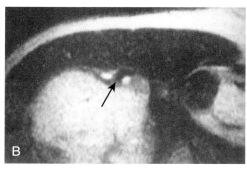

图 **48.2**　肱二头肌腱半脱位。（**A**）轴位图像（2000/20）显示肱二头肌腱朝向小结节上半脱位（箭头）。（**B**）T2 加权（2000/80）图像显示了类似的结果（箭头）。在半脱位点肌腱附近可见高信号液体。盂肱关节和腱鞘未见液体（From Crues JV，Stoller DW，Ryu RKN. Shoulder：In Stark DD，Bradley WG，eds. *Magnetic Resonance Imaging*. 3rd ed. St. Louis：Mosby；1990：714.）

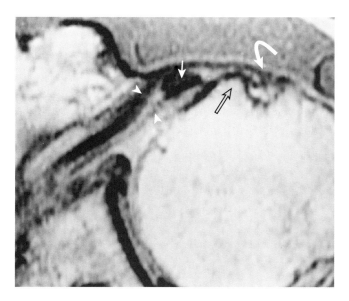

图 **48.3**　肱二头肌长头肌腱内侧脱位的磁共振（MR）成像。一名 54 岁男子在滑雪时摔伤肩部，随后无法外展上肢。轴位像显示肱二头肌腱（实线箭头）向内侧脱位，越过小结节（空心箭头），置于部分脱位的肩胛下肌腱纤维（箭头的头）之间，肱横韧带（弯曲箭头）未见损伤（From Resnick D，Kang HS. *Internal Derangements of Joints：Emphasis on MR Imaging*. Philadelphia：Saunders；1997：305.）

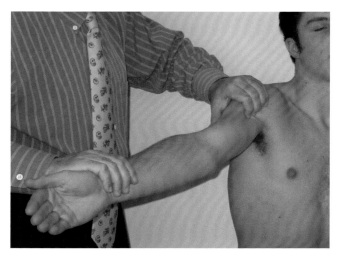

图 **48.4**　肱二头肌腱半脱位综合征：弹响试验

下手臂时触诊肩部。当肱二头肌腱从半脱位回到肱二头肌沟时，可听到或可触摸到的弹响（图 48.4）。

　　阳性的肱二头肌腱半脱位综合征弹响试验，仅提示肱二头肌腱半脱可能存在，并不能证明是喙肱韧带断裂或肩胛下肌断裂所导致；为明确病因，检查者应进行 Gerber 抬离试验，以明确是否存在肩胛下肌断裂。在患肢外展、外旋和上举时做 MRI 检查也有助于鉴别诊断。

（李玉琴　马英俊　译　王海宁　审校）

第 49 章　肱二头肌卡压试验

　　该检查要求患者取站立位。嘱患者将双臂放在两侧，并完全外展肩关节（图 49.1），同时尽可能抬高上肢，这时如果存在肱二头肌卡压，则会出现上肢抬高的高度不一致（图 49.2）。这种卡压通常是由于结节间沟内的肱二头肌腱肿胀膨大引起的（图 49.3）。

　　（译者注：图片排列有误，2 和 3 的顺序有误。）

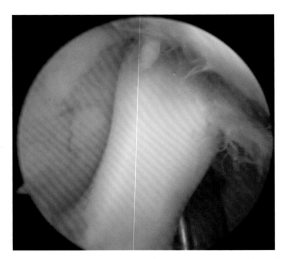

图 49.2　外展肩关节并用力抬高上肢，如果有肱二头肌卡压，则会出现上肢抬高的高度不同

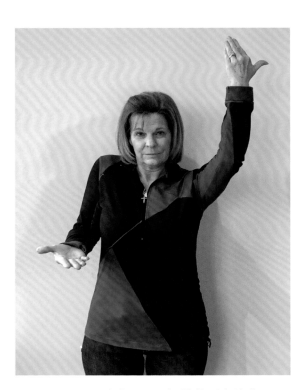

图 49.1　手臂置于两侧并外展肩关节

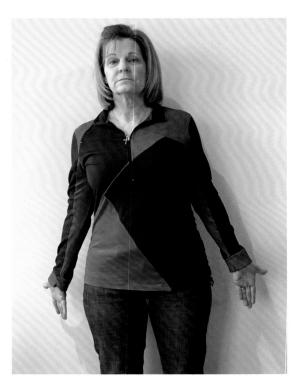

图 49.3　关节镜显示肱二头肌腱肿胀膨大，可导致二头肌卡压［From McFarland EG，Borade A. Examination of the biceps tendon. *Clin Sport Med*. 2016；35（1）：29-49.］

（李玉琴　马英俊　译　王海宁　审校）

第 50 章　肩胛下肌断裂：Gerber 抬离试验

Gerber 抬离试验可以帮助医生判断肱二头肌腱半脱位是否来源于肩胛下肌断裂。进行该检查时，要求患者取站立位。将患肢掌心向后，置于腰带处（图50.1）。检查者与受检者掌心相对，施加压力。并嘱患者将检查者的手推开（图50.2）。肩胛下肌或其肌腱止点严重损伤的患者，将不能推开检查者的手。确诊还需 MRI 及不同层面的动态超声检查，如外展位、外旋位、上举位等。肩袖肌群的超声影像，尤其是肩胛下肌的特殊超声影像对确诊及治疗有很大帮助（图50.3和视频 50.1）。

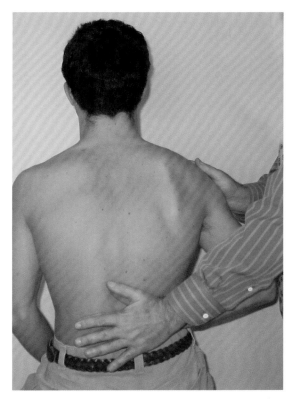

图 50.2　Gerber 抬离试验：注意检查者手的位置

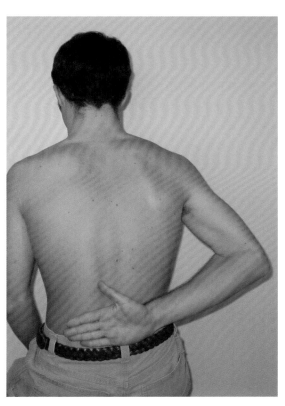

图 50.1　Gerber 抬离试验患者的体位

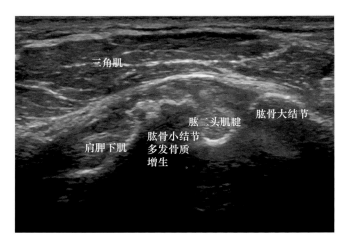

三角肌

肱二头肌腱

肱骨大结节

肱骨小结节
多发骨质
增生

肩胛下肌

图 50.3　横断面超声图像显示肩胛下肌撕裂。注意肱骨小结节的骨质增生

（李玉琴　马英俊　译　王海宁　审校）

83

第 51 章　肩胛下肌无力：Gerber 压腹试验

肩关节内旋无力高度提示肩胛下肌无力。Gerber 压腹试验是诊断肩胛下肌无力的简单方法。该检查要求患者取坐位，患肢最大程度内旋，手掌用力按压腹部，如果内旋力量正常的话，患者能保持肘部在躯干前方（图 51.1）。如果内旋力量减弱，在同样的腹部压力下，患者会外旋肩关节并屈腕，同侧的肘关节会置于躯干后方（图 51.2 和视频 51.1）。

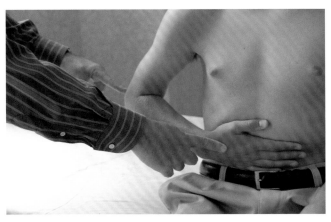

图 51.1　肩胛下肌无力的 Gerber 压腹试验：如果内旋力量正常，患者能保持肘部在躯干前方

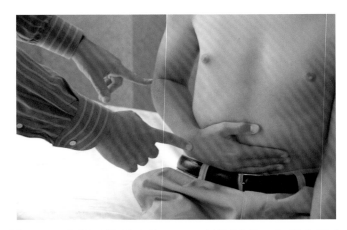

图 51.2　肩胛下肌无力的 Gerber 压腹试验：如果内旋力量减弱，在同样的腹部压力下，患者会外旋肩关节并屈腕，同侧的肘关节会置于躯干后方

（李玉琴　马英俊　译　王海宁　审校）

第 52 章　肩胛下肌腱断裂：内旋延迟征

进行该项检查时，检查者站在患者身后，握住患肢并最大限度地内旋放于患者背后。此时患者屈肘90°，肩关节大约外展20°，上举20°，然后检查者轻轻将患肢抬离腰部直至肩关节达到最大内旋状态。检查者松开患者手腕，仅在肘部施加力量支持（图52.1）。

嘱患者维持原姿势，当检查者松开手腕时，如果感受到明显的内旋动作延迟，则试验结果为阳性（视频52.1）。内旋延迟提示肩胛下肌腱断裂的可能性较大，需要通过超声和MRI确诊（图52.2）。

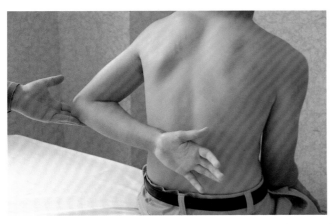

图 **52.1**　肩胛下肌腱断裂的内旋延迟征：当检查者松开手腕时，如果感受到明显的内旋动作延迟，则试验结果为阳性。内旋延迟提示肩胛下肌腱断裂的可能性较大

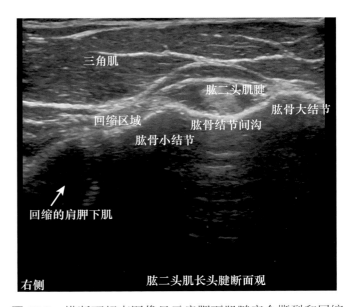

图 **52.2**　横断面超声图像显示肩胛下肌腱完全撕裂和回缩

（李玉琴　马英俊　译　王海宁　审校）

第 53 章　肩胛骨弹响试验

肩胛骨弹响综合征的特征是肩胛骨在胸壁上运动时可听到或触及弹响，这种弹响来自于肩胛胸壁关节（图 53.1）。肩胛骨弹响综合征不一定伴有疼痛。导致肩胛骨弹响综合征的病因有很多种，但常存在 3 种病理改变：（1）肩胛骨前部与后胸壁接触部分的结构变化；（2）肩胛骨和胸壁之间的软组织病变；（3）后胸壁异常。

肩胛骨前部与后胸壁接触部分的结构变化可能是由于肩胛骨的解剖或病理变化，使肩胛骨在后胸壁滑动的方式改变。导致肩胛骨弹响综合征的解剖改变包括肩胛骨骨折、骨肿瘤（尤其是骨软骨瘤），以及慢性肩关节功能障碍导致的骨赘生物形成（图 53.2）。导致肩胛骨弹响综合征的病理因素包括脑血管意外导致肩胛骨功能受损、臂丛神经病变、Bell 胸长神经损伤和肩胛上神经卡压（图 53.3）。

导致肩胛骨弹响综合征的肩胛骨和后胸壁之间的软组织变化包括滑囊炎、肌肉肥大、肌肉萎缩和多发

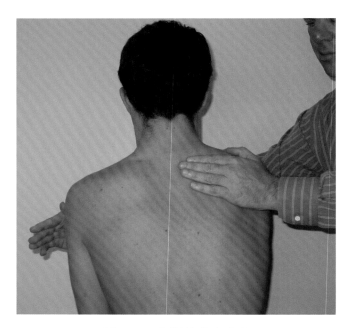

图 53.1　肩胛骨弹响试验

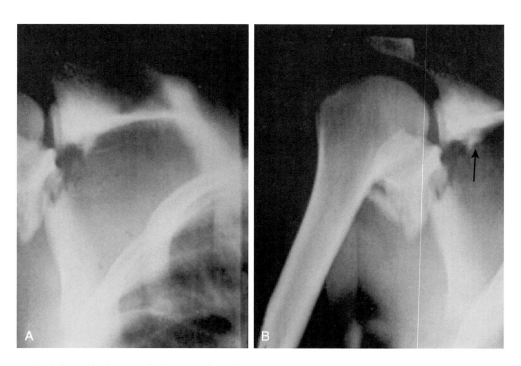

图 53.2　（**A** 和 **B**）前后位 X 线片显示肩胛冈远端骨折（B 图箭头），喙突和上关节盂处可见游离的骨碎片（From Browner BE，Jupiter JB，Levine AM，et al. *Skeletal Trauma*. 2nd ed. Philadelphia：Saunders；1998：1659.）

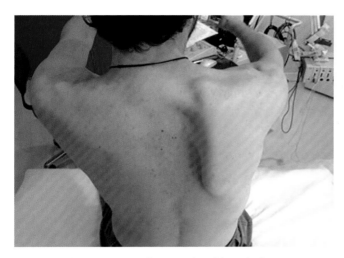

图 53.3　翼状肩胛骨，典型的臂丛神经炎［From Deroux A，Brion JP，Hyerle L，et al. Association between hepatitis E and neurological disorders：two case studies and literature review. *J Clin Virol*. 2014；60（1）：60-62，Fig 1.］

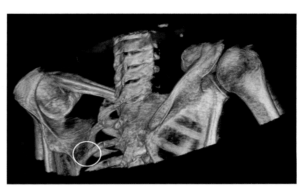

图 53.4　三维重建显示肩胛骨与第 2 和第 3 肋骨关系紧密。第 3 肋骨可以看到骨质隆起（圆圈处）［From Bell SN，Troupis JM，Miller D，et al. Four-dimensional computed tomography scans facilitate preoperative planning in snapping scapula syndrome. *J Shoulder Elbow Surg*. 2015；24（4）：e83-e90.］

性肌炎引起的肌肉感染。

　　导致肩胛骨弹响综合征的后胸壁异常包括胸壁肿瘤和肋骨骨折愈合不良。应该注意的是，这三个主要病理过程中的任何一个都可能导致继发新的病理改变，从而进一步加剧患者的症状，例如，由于骨赘生物的慢性刺激导致继发性滑囊炎（图 53.4）。

　　肩胛骨弹响综合征常由胸部及肩胛骨肿瘤导致，因此，患有此种疾病的患者应仔细进行肩胛骨和后胸壁的 X 线检查，同时也要做肩胛骨 CT 三维重建及后胸壁 CT 检查。明确软组织病变为原发性还是继发性，需要做 MRI 及 MRI 增强扫描。如果怀疑肩胛骨运动功能障碍患者存在神经系统病变时，还应做脑部 MRI 及 MRI 增强检查。MRI 结果与肌电图结果及颈神经根、臂丛神经、肩胛上神经和胸长神经的神经传导速度结果相结合，能够更准确地判断神经病理性改变情况。

　　　　　　　（李玉琴　马英俊　译　王海宁　审校）

第54章　肱二头肌长头肌腱断裂：Ludington 试验

肱二头肌长头肌腱断裂起病突然，往往在毫无征兆的情况下发生。但大部分患者在发生肱二头肌长头肌腱断裂之前，都有一个慢性的病理过程。最初可能是由于肩关节功能障碍，致使肱二头肌长头肌腱长期重复受力，发生慢性肌腱炎。与该病发生相关的肩关节功能障碍包括：肩关节撞击综合征，肩袖撕裂和肩关节前方不稳定等。肌腱炎症未及时干预的话，久而久之会导致肌腱纤维化、钙化，使肌腱变得脆弱（图54.1）。肱二头肌长头肌腱断裂通常发生在关节囊出口处。因为该处肌腱最为薄弱。肌腱远端的断裂相对少见，除非遭受巨大的反作用力。肱二头肌短头肌腱的断裂则更加少见，只有在非常暴力地内收和屈肘的情况下才会发生。

在40岁以上的大多数患者中，肱二头肌长头肌腱断裂没有明显的诱因。在青年人当中偶尔也会发生肱二头肌长头肌腱断裂，通常发生在肌腱极度紧张时，比如举重的过程中。

临床上，发生肱二头肌长头肌腱断裂的时候，患者会感到前肩部突然的锐痛，并听到断裂时发出的声音。患者会表现出一种上肢软组织形态的异常，叫做"大力水手征"，因为肌腱断裂导致肱二头肌肌束向远端回缩，局部聚集膨隆，形似大力水手（图54.2）。血液沿着腱鞘向远端流动。在肘窝处形成皮下血肿，结节间沟压痛很常见，沿着肱二头肌触诊，很容易触及到一个缺口（图54.3）。

诊断肱二头肌长头肌腱断裂常用的体格检查是 Ludington 试验。如果仅凭该检查仍不能确诊，可以做 MRI 扫描或者是全肌腱的超声检查来确诊（图54.4 和图54.5）。

进行 Ludington 试验时，患者取坐位，将患肢置于头后，然后嘱患者在枕部向前用力同时收缩患侧肱二头肌（图54.6）。如果存在肱二头肌长头肌腱断裂的话，通过这个动作将会使"大力水手征"更加明显，则试验呈阳性。Ludington 征阳性患者需要进一步做完整的肱二头肌 MRI 检查来确定肌腱断裂的部位以及断裂远端的相对位置。

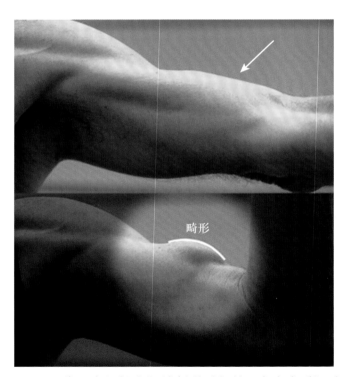

图 54.2　肱二头肌长头肌腱断裂引起的"大力水手"畸形［From Chillag S，Chillag K. Popeye deformity—an Augenblick diagnosis. *Am J Med*. 2014；127（5）：385，Fig 1.］

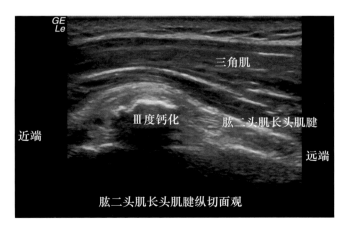

图 54.1　纵向超声显示肱二头肌长头肌腱严重的肌腱病变，注意钙化灶

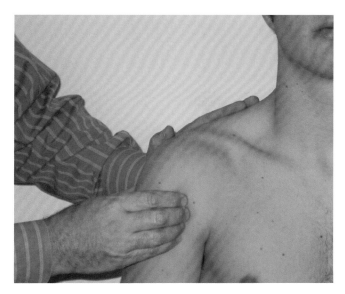

图 54.3　肱二头肌长头肌腱触诊

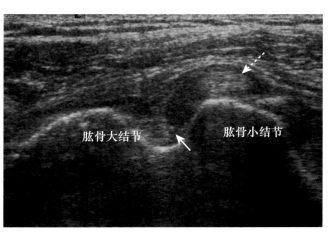

图 54.5　肱骨近端横向超声显示空的结节间沟（白箭头），但是可以看到内侧半脱位的肱二头肌长头肌腱横卧在肱骨小结节上（白色虚线箭头）。当肱二头肌长头肌腱发生内侧半脱位的时候很容易与肌腱断裂混淆

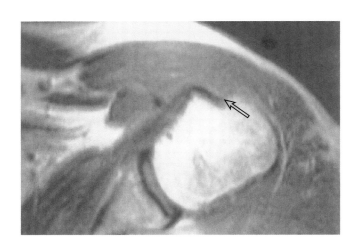

图 54.4　肱二头肌长头肌腱撕裂。轴位像显示结节间沟内肌腱缺失（箭头处），该患者也有明显的肩袖撕裂（From Stark DD，Bradley WG. *Magnetic Resonance Imaging*. 3rd ed. St. Louis：Mosby；1999：712.）

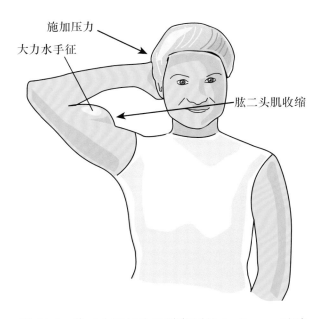

图 54.6　肱二头肌长头肌腱断裂的 Ludington 试验

（李玉琴　马英俊　译　王海宁　审校）

第55章 肱二头肌远端肌腱断裂：反大力水手征

在进行判断肱二头肌远端肌腱完全断裂的反大力水手征时，检查者要求患者站立位，手臂放于身侧并面对检查者。嘱患者将手臂抬高至肩部高度，然后屈肘90°，用力收缩肱二头肌，检查者观察肱二头肌是否松弛，以及肘窝是否存在收紧的远端肱二头肌腱（图55.1 和图55.2）。没有看到收缩的肱二头肌和远端肌腱被称为反向大力水手征（图55.2 和图55.3）。远端肱二头肌腱完全断裂可通过MRI或超声成像诊断（图55.4 和图55.5）。

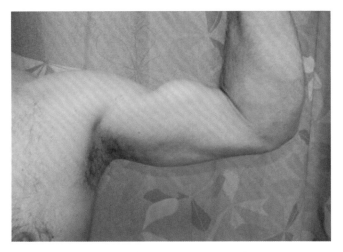

图55.1 正常的左臂肱二头肌远端肌腱［From Webley J. Ruptured distal biceps tendon. *J Emerg Med*. 2012；43（6）：e471-e472.］

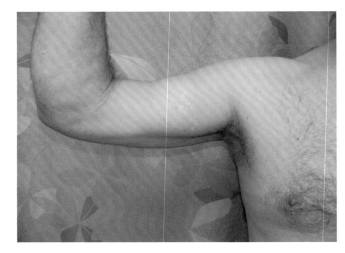

图55.2 右臂远端二头肌腱断裂，显示二头肌松弛［From Webley J. Ruptured distal biceps tendon. *J Emerg Med*. 2012；43（6）：e471-e472.］

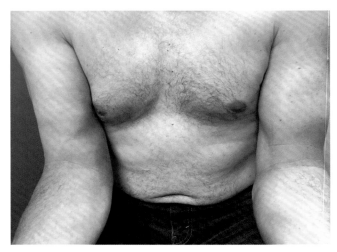

图55.3 患者右上臂明显畸形。左侧肱二头肌腱延伸至肘窝。患者右侧肱二头肌腱缩回，在肘窝附近看不到［From Pflederer N，Zitterkopf Z，Saxena S. Bye bye biceps：case report describing presentation，physical examination，diagnostic workup，and treatment of acute distal biceps brachii tendon rupture. *J Emerg Med*. 2018；55（5）：702-706.］

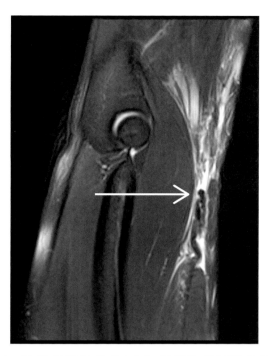

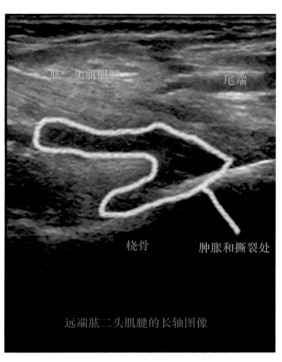

图 55.4　肱骨远端矢状位 T2 加权脂肪抑制磁共振图像显示肱二头肌远端肌腱完全撕裂，肱二头肌腱断端（箭头所示）回缩，距离桡骨附着点 8 cm，证实肱二头肌远端肌腱完全断裂的诊断［From Pflederer N，Zitterkopf Z，Saxena S. Bye bye biceps：case report describing presentation，physical examination，diagnostic workup，and treatment of acute distal biceps brachii tendon rupture. *J Emerg Med*. 2018；55（5）：702-706.］

图 55.5　超声成像显示远端肱二头肌腱明显撕裂和肌腱病变

（李玉琴　马英俊　译　王海宁　审校）

第56章　肱二头肌远端肌腱断裂：挤压试验

肱二头肌远端肌腱断裂的挤压试验要求患者取座位，患肢屈肘约75°，减少肱肌收缩的干扰。嘱患者轻轻将前臂旋后以增加肱二头肌的肌腱紧张度。检查者一只手放在远端肌腱止点处，另一只手放在肱二头肌的肌腹（图56.1）。检查者双手同时挤压，使肱二头肌的肌腹向远端回缩。如果肌腱完整，前臂将会旋前。如果肱二头肌肌肉或肌腱断裂，前臂不能旋前，则此试验结果为阳性。

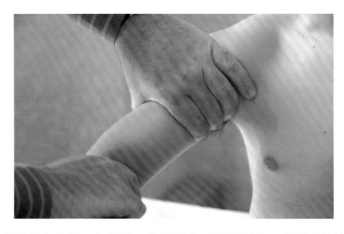

图56.1　如果肌腱完整，前臂将会旋前。如果肱二头肌肌肉或肌腱断裂，前臂不能旋前，则此试验结果为阳性

（李玉琴　马英俊　译　王海宁　审校）

第57章　肱二头肌远端肌腱断裂：钩起试验

肱二头肌远端肌腱断裂的钩起试验要求患者取座位，面向检查者，患肢屈肘约90°，完全外旋，检查者用示指勾住肱二头肌腱外缘（图57.1），将肌腱向前拉。如果引起疼痛，可能存在肱二头肌远端肌腱部分撕裂。如果肱二头肌远端肌腱完全断裂，检查者手指将无法钩在肌腱下方，并无法将其向前抬起。

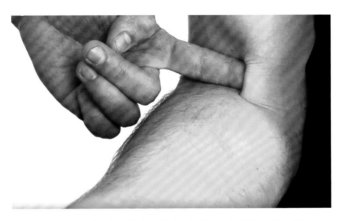

图57.1　检查者用示指钩在肱二头肌腱的边缘

（李玉琴　马英俊　译　王海宁　审校）

第 58 章 肱二头肌远端肌腱断裂：Waldman 衣架试验

肱二头肌远端肌腱断裂的 Waldman 衣架试验要求患者面向检查者站立，嘱患者上举上肢，主动弯曲肘部至 90°，同时完全外旋患肢。检查者将衣架在肱二头肌腱的侧缘（图 58.1）。如果肱二头远端肌腱完全断裂，衣架将落到地上。

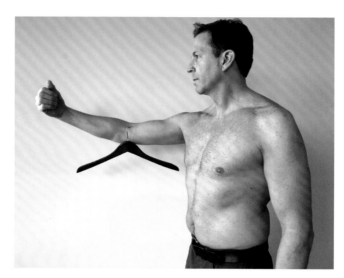

图 58.1 嘱患者上举上肢，主动弯曲肘部至 90°，同时完全外旋患肢。检查者将衣架在肱二头肌腱的侧缘

（李玉琴　马英俊　译　王海宁　审校）

第 59 章 肱二头肌远端肌腱断裂：旋前旋后试验

肱二头肌远端肌腱断裂的旋前旋后试验要求患者站立位，嘱患者外展上肢至 90°（图 59.1），屈肘至 70°（图 59.2），上肢做旋前旋后动作，观察患者肱二头肌的轮廓和相对位置（图 59.3）。如果肱二头肌远端肌腱完好无损，旋后时肱二头肌将向近端运动，旋前时向远端运动（图 59.4 和图 59.5）。比较健侧上肢肌肉轮廓和位置以及触诊肱二头肌也可帮助诊断。上肢旋前或旋后时，如肱二头肌的轮廓和位置没有变化，则该试验呈阳性。

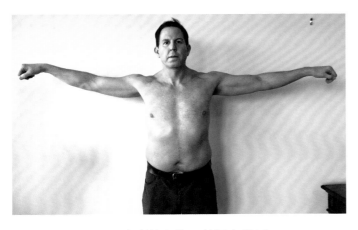

图 59.1 患者站立位，外展上肢至 90°

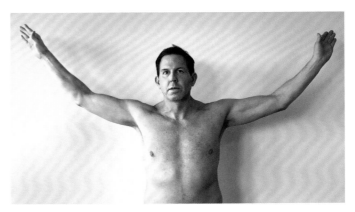

图 59.3 患者上肢做旋前旋后动作，观察患者肱二头肌的轮廓和相对位置

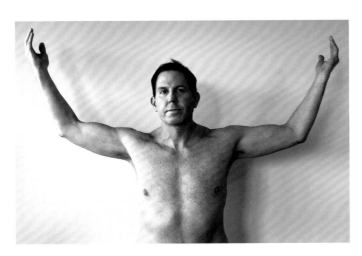

图 59.2 患者屈肘至 70°

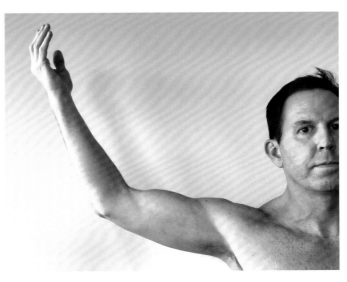

图 59.4 如果肱二头肌远端肌腱完好无损，旋后时肱二头肌将向近端运动

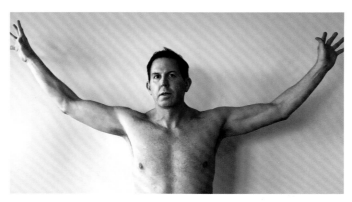

图 59.5　如果肱二头肌远端肌腱完好无损，旋前时肱二头肌将向远端运动

（李玉琴　马英俊　译　王海宁　审校）

第 60 章　肩袖疾病相关的临床因素

问任何一个临床医师：肩袖包括哪些肌肉，他都会告诉你正确的答案。类似于脑神经记忆口诀中的"On Old Olympus"（Olfactory 嗅神经，Optic 视神经，Oculomotor 动眼神经）等，我们通常用"SITS"来简写这几块肌肉：supraspinatus 冈上肌，infraspinatus 冈下肌，teres minor 小圆肌，subscapularis 肩胛下肌。然而再继续问肩袖有什么作用，除了老生常谈的说上举肩关节等，大家的回答往往都是含糊不清的。本章就是为了讲明白什么是肩袖，肩袖的作用，以及相关疾病。

肩袖的定义和生理功能

当被问到肩袖是什么的时候，大部分临床医师的回答是：由冈上肌、冈下肌、小圆肌、肩胛下肌组成的一个肩部结构。这个回答部分正确，但事实显然要更加复杂。为更好地理解肩袖的正常生理功能和在肩关节疾病中扮演的角色，临床医师必须首先认识到肩袖是一个肌腱功能单位而不是四块独立的肌肉。尽管这四块肌肉是肩袖的组成部分，但组成肩袖的不仅仅是肌肉还有它们的筋膜以及最重要的肌腱（图 60.1）

冈上肌起于肩胛骨上部，它的肌肉和筋膜紧紧包绕肱骨头上部，形成一个强有力的肌腱止于肱骨大结节最上部。冈下肌起于肩胛骨下部，它的肌纤维和肌筋膜在盂肱关节后方，形成一个致密的肌腱，穿过肩胛骨止于肱骨大结节中部。小圆肌起于肩胛骨中外侧，它的肌腱在盂肱关节下部穿过肩胛骨并止于肱骨大结节前面。肩胛下肌起于肩胛骨前面中间部位，它的肌腱横向延伸至肱骨小结节。

这些组成肩袖的肌腱单位的一个主要功能就是在肩关节运动时维持盂肱关节的稳定，并加强相对薄弱的盂肱关节囊（参见第 18 章）。冈上肌腱和冈下肌腱有助于加强盂肱关节囊的上部；小圆肌腱有助于加强关节囊的后部；肩胛下肌腱有助于加强关节囊的前部。肩袖也是上肢外展的重要起始点。除了这些功能外，肩袖还有助于在肩部运动期间平衡三角肌向上的拉力，从而稳定肩部。

考虑到肩袖在肩关节运动中所起的作用，应该把肌肉以及其附属的肌筋膜和肌腱看做一个完整的功能单位，在肩关节活动范围内做收缩放松运动时，肩袖

能提供巧妙而又稳定的作用。同时要认识到，肩袖不是一个独立的结构，而是与肩部的其他肌肉和结构一起工作的，包括三角肌、肱二头肌的长头肌腱、喙肱韧带和盂肱韧带，以允许肩部相对于身体其他关节的复杂和独特的运动范围。这使得肩关节能够做出比身体其他关节复杂独特的运动。

鉴于肌腱之间、肌腱与周围组织之间的复杂关系，其中任何一种组织发生疾病都可以严重影响其附近组织的功能。由于肩袖周围肌腱的供血很脆弱，导致周围组织容易损伤。缺血性改变和慢性感染导致的肌腱退变可能先于肩袖肌腱病变出现，如果不治疗，最终可能导致肩袖撕裂。

肩袖疾病的发病机制

综上所述，构成肩袖的肌腱单位血液供应不足，使这些结构特别容易受到损伤。这种缺乏血供的特点在冈上肌腱的远端最为明显，因此，在该处最容易发生肩袖肌腱撕裂。尽管急性肩袖撕裂的临床表现很明显，但临床医师要认识到这种剧烈疼痛和功能障碍往

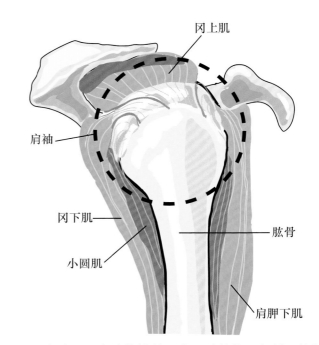

图 60.1　肩袖是一个功能性的肌肉肌腱单位，包括四块肌肉以及它们的筋膜和肌腱

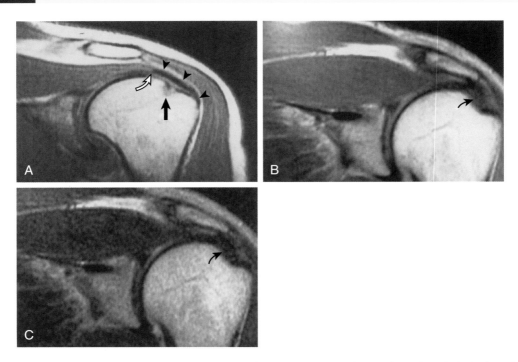

图 60.2   早期肩袖退变。（**A**）斜冠状位短 TE MRI 显示正常的冈下肌和肌腱，肌肉肌腱连接点在肱骨头 12 点方向（曲线箭头）。肌腱从起始点到大结节止点全程显示黑色（箭头的头），肌腱的厚度和边缘都很规整，三角肌下和肩峰下脂肪层也显示完整。尽管冈上肌腹和肌腱正常，但在冈下肌腱附着点可以看到一个小的破坏（直线箭头）。（**B**）短 TE 像显示早期的肩袖肌腱退变，肩袖内可见高信号（箭头所示）。（**C**）长 TE 像显示肩袖内低信号密度（From Crues JV，Stoller DW，Ruy RKN. Shoulder. In：Stark DD，Bradley WG，eds. *Magnetic Resonance Imaging*. 3rd ed. St. Louis：Mosby；1999：708.）

往都是长期慢性肌腱病变累积的结果。

肌腱病变早期的结果是肌腱炎，并通常伴有滑囊炎（图 60.2 和图 60.3）。临床表现为弥漫性的肩部疼痛，运动时加重，夜间痛甚至不能以患侧卧位，肩关节外展无力和摩擦感。通常采取保守治疗就会有疗效，保守治疗的方式包括：口服非甾体抗炎药，局部冷敷或热敷，物理治疗，局部注射类固醇激素等。

如果治疗不及时，轻度的肌腱炎会持续存在，导致钙化性肌腱炎甚至冻结肩（图 60.4 和图 60.5）。表现为运动时肩部的剧烈疼痛以及肩部抬举受限，上肢不能举过头顶。仔细检查肩关节后部可能发现冈上肌和冈下肌出现废用性萎缩，到这个时候，治疗就不单单着眼于消除炎症，还要尽量恢复功能，除此之外还要评估是否存在其他诱发和加重肩袖功能障碍的因素，包括肩关节撞击综合征，肩关节不稳，以及其他肌腱周围组织损伤等。对这种程度的损伤注射类固醇激素要极其小心，因为肌腱损伤已经很严重，非常容易出现肌腱断裂。

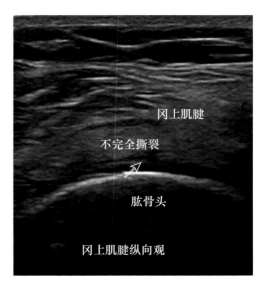

图 60.3   纵向超声显示冈上肌腱轻度病变，注意小的不完全撕裂

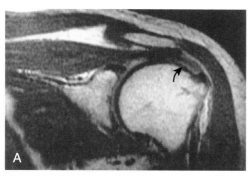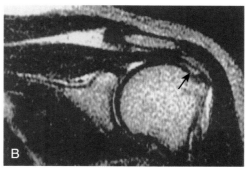

图 60.4　肩袖严重退变，短 TE 像肩袖内高信号（**A** 图中箭头）与长 TE 像中的脂肪信号强度相当（**B** 图中箭头）。这个结果符合肩袖严重退变与功能下降（From Crues JV，Stoller DW，Ruy RKN. Shoulder. In：Stark DD，Bradley WG，eds. *Magnetic Resonance Imaging*. 3rd ed. St. Louis，MO：Mosby；1999：709. ）

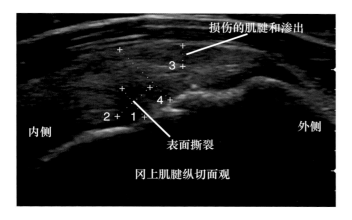

图 60.5　一位慢性肩部疼痛患者纵向超声图像显示严重的冈上肌腱病变。注意肌腱正常结构的破坏和表面撕裂

不及时治疗的话，慢性肌腱炎将会出现部分层面甚至完全的肌腱撕裂（图 60.6 和图 60.7）。肩袖撕裂可以是由于畸形创伤所致（图 60.8 和图 60.9），也可以无明显诱因的情况下自发断裂（图 60.10 和图 60.11）。自发性肌腱断裂多发生在 60 岁以上人群，突然发病通常使患者感到不安。

临床检查方面，完全性肩袖撕裂的患者肩关节仅能做耸肩动作，通常表现为垂臂征阳性（见图 69.1）。MRI、超声成像以及关节镜等可用来诊断完全性肩袖撕裂，同时也有助于与其他肩关节疼痛性疾病相鉴别。完全性肩袖撕裂需要外科修复，短期内的撕裂可以在关节镜下完成，拖延日久的话则需要进行开放性手术。

临床医师在诊断和治疗肩袖疾病的时候一定要把两个事情放在心上：①肩袖疾病很少孤立存在，通常会伴随其他肩部疾病，如：滑囊炎、撞击综合征、肩关节不稳等；②与肩袖疾病临床症状相似的肩关节疼痛和功能障碍，其病因可能并不在肩部，如臂丛神经病、转移瘤、Pancoast 肿瘤等，不努力寻找这些可能的病因会导致严重的后果。

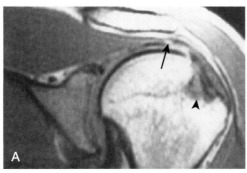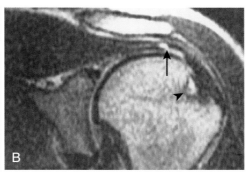

图 60.6　部分性肩袖撕裂。部分性肩袖撕裂短 TE 像（**A** 图中箭头）和长 TE 像（**B** 图中箭头）显示肩袖内部信号增强。冈上肌腱和冈下肌腱在肱骨附着点处逐渐薄弱是在做投掷动作减速阶段的慢性创伤积累造成的（From Crues JV，Stoller DW，Ruy RKN. Shoulder. In：Stark DD，Bradley WG，eds. *Magnetic Resonance Imaging*. 3rd ed. St. Louis，MO：Mosby；1999：710. ）

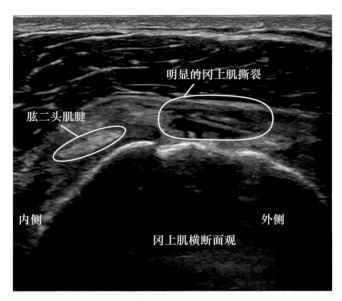

图 60.7   急性肩部外伤患者的横断面超声图像显示一个大的冈上肌腱撕裂

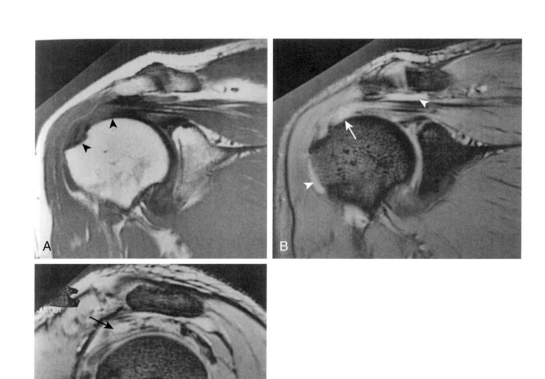

图 60.8   冈上肌完全撕裂。（**A**）肩部斜冠状位 T1 像显示冈上肌腱远端 2 cm（两个箭头的头中间）呈中等信号强度并增厚而不是正常的低信号。（**B**）肩部斜冠状位 T2 像显示冈上肌腱缺陷处的液体信号（箭头）。三角肌和肩峰下滑囊也可见液体信号（箭头的头所示）。肌肉肌腱结合点未见回缩。（**C**）肩部斜矢状位 T2 像显示冈上肌腱撕裂局部高信号（箭头），正常情况下应该是一个椭圆形低信号区（From Kaplan PA，Helms CA，Dussault R，et al. *Musculoskeletal MRI*. Philadelphia，PA：Saunders；2001：187.）

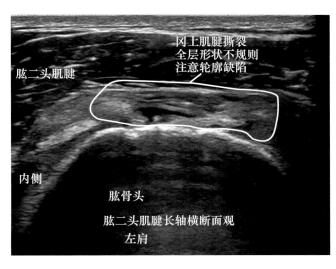

图 60.9　横断面超声图像显示冈上肌腱复杂的全层撕裂不伴有明显的回缩

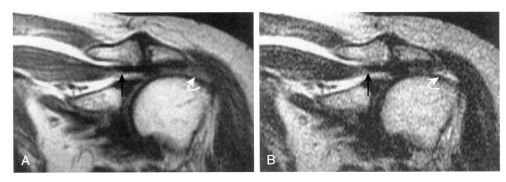

图 60.10　冈上肌的肌肉肌腱结合点近端萎缩。（**A**）短 TE 像；（**B**）长 TE 像。巨大肩袖撕裂的特点就是肌肉肌腱结合点的回缩（箭头所指），回缩程度是评价撕裂大小的有效方法。外科手术证实撕裂大约 2.5 cm，肌腱远端的高信号也与 2.5 cm 左右的撕裂相吻合（曲线箭头）（From Crues JV，Stoller DW，Ruy RKN. Shoulder. In：Stark DD，Bradley WG，eds. *Magnetic Resonance Imaging*. 3rd ed. St. Louis，MO：Mosby；1999：711.）

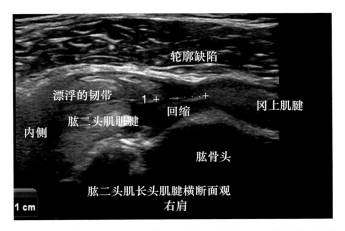

图 60.11　横断面超声图像显示冈上肌腱完全撕裂伴回缩

（李玉琴　马英俊　译　王海宁　审校）

第 61 章　肩袖完全撕裂：垂臂试验

垂臂试验对临床医师诊断完全性肩袖撕裂非常有用。在第 60 章提到，完全性肩袖撕裂可无诱因地自发。突然的疼痛会让患者感到不安。该试验要求患者取站立位，放松患肩，患侧上肢自然放于患侧。检查者轻轻地将患肢外展至 90°，并让手臂保持在这个位置（图 61.1）。检查者松开手臂并告知患者手臂保持 90°外展。如果患者存在完全性肩袖撕裂，则无法将手臂保持外展，并垂于患侧。患者通常会耸肩或将肩膀前倾，利用整个肩袖和三角肌的肌肉将手臂保持外展位（图 61.2）。如果垂臂试验呈阳性，临床医生应查看患肩 MRI 图像、超声成像或关节造影，帮助确诊完全性肩袖撕裂（视频 61.1）。

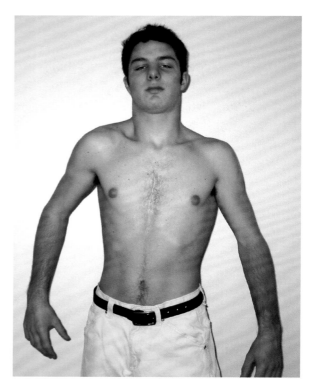

图 61.2　如果患者存在完全性肩袖撕裂，则无法将手臂保持外展，并垂于患侧。患者通常会耸肩或将肩膀前倾，利用整个肩袖和三角肌的肌肉将手臂保持外展位

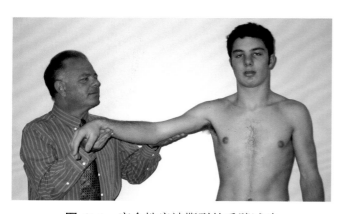

图 61.1　完全性肩袖撕裂的垂臂试验

（李玉琴　马英俊　译　王海宁　审校）

第 62 章 冈上肌或冈下肌腱断裂：外旋延迟征

外旋延迟征试验诊断冈上肌或冈下肌腱断裂很有意义。该试验要求患者取坐位，检查者将患肢屈肘 90°，将肩关节抬高 20°。此时患肢肩关节的外旋不超过 5°。检查者通过对患肢的腕部和肘部施加支持力来帮助患者维持姿势（图 62.1），然后松开手腕，仅施加肘部支持力（图 62.2），如果患肢存在冈上肌或冈下肌腱断裂，则会看到患肢外旋延迟或手臂垂落（视频 62.1）。

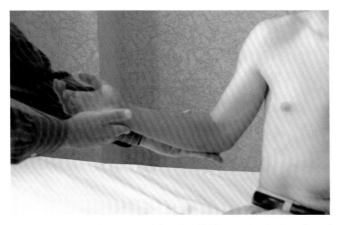 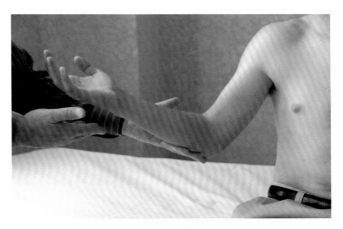

图 62.1 冈上肌或冈下肌腱断裂的外旋延迟征试验：检查者通过对患肢的腕部和肘部施加支持力来帮助患者维持姿势

图 62.2 冈上肌或冈下肌腱断裂的外旋延迟征试验：检查者松开手腕，仅施加肘部支持力，如果患肢存在冈上肌或冈下肌腱断裂，则会看到患肢外旋延迟或手臂垂落

（李玉琴 马英俊 译 王海宁 审校）

第 63 章　冈上肌腱炎：Dawbarn 征

肩关节的肌腱易发生炎症，原因有以下几个：第一，关节会做各种各样的重复运动；第二，喙肩弓限制了肌腱运动空间，关节过度运动时可能发生撞击；第三，肌腱的血液供应很差，导致微创伤的愈合更加困难。所有这些因素都可能导致肩关节一个或多个肌腱的炎症，冈上肌腱也不例外。

冈上肌腱炎常表现为急性或慢性肩部疼痛。急性冈上肌腱炎通常发生于肩关节劳损或姿势使用不当的年轻人。诱发因素可能包括在身体前方或侧方提拿重物、投掷或过度使用健身器材。慢性冈上肌腱炎往往发生在老年患者群体中，隐匿发病，没有特殊的外伤史。冈上肌腱炎表现为持续严重的疼痛，有时伴有睡眠障碍。冈上肌腱炎的疼痛主要发生在三角肌区。强度为中度至重度，可能与患肩活动范围逐渐丧失有关。患者通常在夜间痛醒。患有冈上肌腱炎的患者会使用夹板固定保持耸肩姿势，以抬高肩胛骨消除韧带的张力。肱骨大结节上通常有压痛。患者在肩外展到某个特定角度范围内，冈上肌与肩峰下面发生摩擦而产生疼痛，这一弧度称为"疼痛弧"（图 63.1～图 63.4）。冈上肌腱炎患者将出现阳性 Dawbarn 征。

冈上肌腱炎的 Dawbarn 征要求患者采取站立姿势。临床医生触诊肱骨大结节的上部。这种手法可以复制出冈上肌腱炎患者肩部活动时的疼痛。然后，患肢逐渐完全外展。当手臂接近疼痛弧顶部时，疼痛感消失，提示冈上肌腱炎（图 63.5）。临床医生应该意识到，肩峰下滑囊炎患者中，Dawbarn 征也可能是阳性的。患有冈上肌腱炎的患者，应进行患肢的 MRI 或超声波检查，以帮助区分这些临床症状，排除肩袖撕裂。

在病程早期，被动活动正常且无疼痛。随着病情的发展，患者通常会肩关节活动受限，肩部活动范围逐渐减小，使得梳头、系胸罩或摸头顶等简单的日常任务变得相当困难。如果受限持续，可能会出现肌肉萎缩及肩周炎。

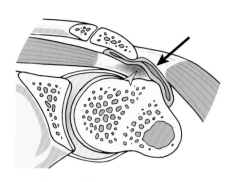

图 63.1　左肩图示（冠状面，剖切面）在上肢主动屈伸和外展内旋过程中，三角肌下滑囊（箭头）侧面的液体聚集，手臂抬高时冈上肌腱（箭头）正常凸起的改变。2 级肩峰下撞击很少累及冈上肌腱。也有证据表明冈上肌腱炎和滑囊炎症改变有关［From El-Liethy N，Kamal H，Abdelwahab N，et al. Value of dynamic sonography in the management of shoulder pain in patients with rheumatoid arthritis. *Egyptian J Radiol Nuclear Med.* 2014；45（4）：1171-1182，Fig 5.］

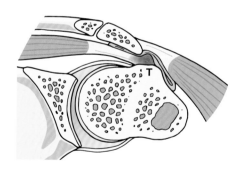

图 63.2　左肩图示（冠状面，剖切面）在上肢前屈、外展、内旋至中间位置时，肱骨头相对于肩胛盂腔向上移动，阻碍了大结节（T）和肩峰下冈上肌出口的软组织通过（From El-Liethy N，Kamal H，Abdelwahab N，et al. Value of dynamic sonography in the management of shoulder pain in patients with rheumatoid arthritis. *Egyptian J Radiol Nuclear Med.* 2014；45（4）：1171-1182，Fig 6. ）

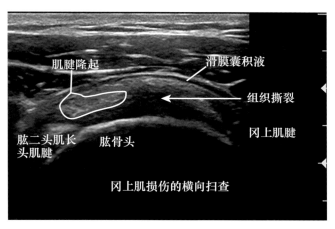

图 63.3 横断面超声图像显示 Dawbarn 征阳性患者的冈上肌腱受到撞击。注意肌腱和囊液的聚集，以及明显的肌腱病变

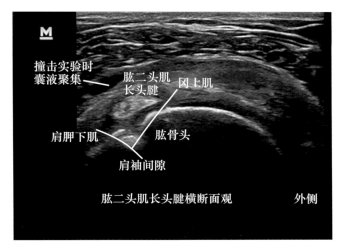

图 63.4 横断面超声图像显示 Dawbarn 征阳性患者的冈上肌腱受到撞击。注意外展时积液聚集

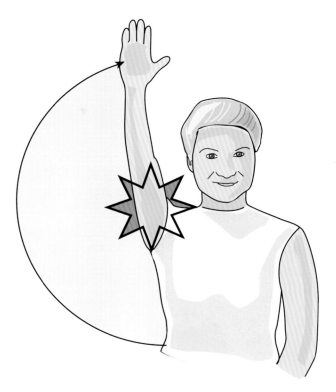

图 63.5 冈上肌腱炎的 Dawbarn 征

（汪利凤 马英俊 译 王海宁 审校）

第 64 章　冈上肌腱炎：空罐试验

肩关节的肌腱易发生肌腱炎，原因有以下几个：第一，关节会做各种各样的重复运动；第二，喙肩弓限制了肌腱运动空间，关节过度运动时可能发生撞击（图 64.1）；第三，肌腱的血液供应很差，导致微创伤的愈合更加困难。所有这些因素都可能导致肩关节一个或多个肌腱的炎症，冈上肌腱也不例外。

冈上肌腱炎常表现为急性或慢性肩部疼痛。急性冈上肌腱炎通常发生于肩关节劳损或姿势使用不当的年轻人。诱发因素可能包括在身体前方或远离身体的地方提拿重物、投掷损伤或暴力使用健身器材。慢性冈上肌腱炎往往发生在老年患者群体中，隐匿发病，没有特殊的外伤史。冈上肌腱炎表现为持续加重的疼痛，有时影响睡眠。

冈上肌腱炎的疼痛主要发生在三角肌区，强度为中度至重度，可能与患肩活动范围逐渐丧失有关。患者通常在夜间痛醒。患有冈上肌腱炎的患者会使用夹板固定保持耸肩姿势，以抬高肩胛骨消除韧带的张力。肱骨大结节上通常有压痛。患者会出现外展到某个特定角度范围时由于肩峰下撞击和肱骨头撞击冈上肌腱而导致的突发的疼痛，即"疼痛弧"（图 64.2 至图 64.3）。冈上肌腱炎患者将出现空罐试验阳性结果。

该试验要求患者取站立位，患肢伸直，逐渐升高 90° 至肩胛平面，肘部完全伸展，患肢完全内旋并旋前，就像患者试图从空罐中抖出最后几滴饮料一样（图 64.4）。检查者向患肢施加向下的压力。如果患者疼痛显著增加或无法抵抗，则该试验被视为阳性。

临床医师需注意，肩峰下滑囊炎患者空罐试验也可能呈阳性（图 64.5）。冈上肌腱炎的患者，应进行患肢的 MRI 和超声波检查，以帮助区分这些临床症状，排除肩袖撕裂。

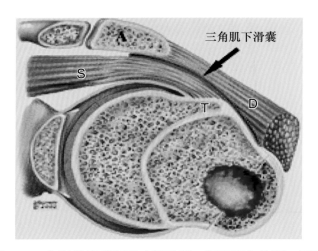

图 64.1　左肩肩峰下间隙（冠状面，剖切面）绘图，手臂抬至半高，上肢外展并内旋，显示肩峰（A）、肱骨头大结节（T）和中间软组织，即冈上肌腱（S）和肩峰下三角肌下滑囊（箭头）之间的正常关系。D，三角肌［From El-Liethy N，Kamal H，Abdelwahab N，et al. Value of dynamic sonography in the management of shoulder pain in patients with rheumatoid arthritis. *Egyptian J Radiol Nuclear Med.* 2014；45（4）：1171-1182.］

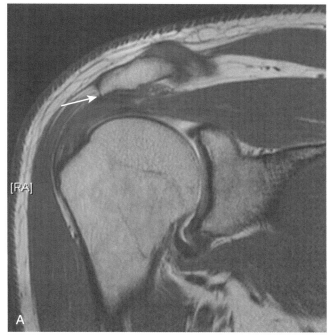

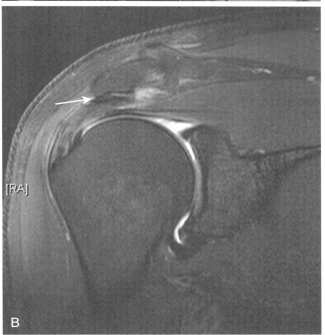

图 64.2 （**A**）关节冠状位 T1 加权像和（**B**）T2 脂肪抑制成像显示肩峰与冈上肌撞击点（白色箭头），可见冈下肌腱增厚和早期的肩峰下滑囊炎（From Waldman SD，Campbell，RSD. *Imaging of Pain*. Philadelphia；Saunders/Elsevier；2010：250，Fig. 98.2.）

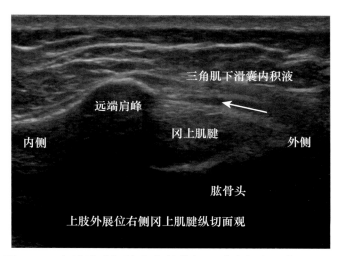

图 64.3 空罐试验阳性患者的纵切面动态超声图像显示冈上肌腱在肩峰下部位的损伤。注意三角肌下滑囊内积液

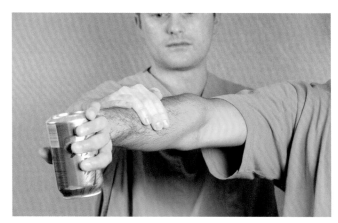

图 64.4 空罐试验要求患者取站立位，患肢伸直，逐渐升高 90° 至肩胛平面，肘部完全伸展，患肢完全内旋并旋前，就像患者试图从空罐中抖出最后几滴饮料一样（图 64.4）。检查者向患肢施加向下的压力。如果患者疼痛显著增加或无法抵抗，则该试验为阳性

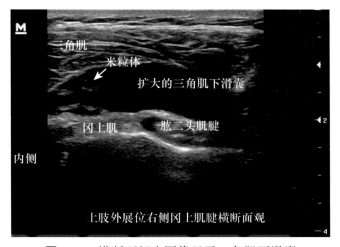

图 64.5 横断面超声图像显示三角肌下滑囊

（汪利凤　马英俊　译　王海宁　审校）

第 65 章　Jobe 冈上肌试验

该试验要求患者取坐位，双上肢外展 90°，内旋肩关节使大拇指朝下，然后肩关节向前屈曲 30°。检查者施加向下的压力并嘱患者维持原姿势，评估冈上肌的肌力（图 65.1）。如检查者发现任意一侧冈上肌的肌力减弱或功能不全，则该试验阳性（视频 65.1）。

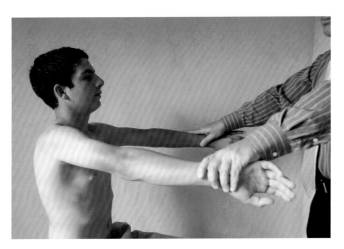

图 65.1　Jobe 冈上肌试验

（汪利凤　马英俊　译　王海宁　审校）

肩关节的肌腱容易遭受炎症侵袭，有以下几个原因：第一，肩关节的特性决定了其需要做大量大范围重复性的动作；第二，肌腱的运动空间被喙肩弓所限制，当肩关节大幅度运动的时候很容易发生撞击；第三，肌腱血供不佳，微小创伤的自我修复能力差。这些因素叠加，导致肩关节容易出现不止一条肌腱的慢性炎症，冈下肌腱也不例外（图 66.1）。

冈下肌腱炎既可以急性起病，也可以表现为慢性的肩关节疼痛。急性冈下肌腱炎多见于肩关节过度使用或使用不当的年轻人，诱发因素包括那些重复性的肱骨外展和旋转运动，比如：在装配线上安装刹车板，过度使用健身器械等等。

冈下肌腱炎的疼痛主要在三角肌区域。急性冈下肌腱炎表现为持续的重度疼痛，影响睡眠，疼痛在肱骨外旋时加重。患者夜间向患侧翻身后痛醒的事情经常发生。慢性冈下肌腱炎多见于老年人，起病隐匿，发病前并没有特别的外伤事件，症状持续性加重，疼痛性质为持续性剧烈疼痛，影响睡眠。冈下肌腱炎的疼痛常伴随患侧肩关节活动度的逐渐降低，患者夜间向患侧翻身后痛醒的事情经常发生。

冈下肌腱炎的患者为减少有炎症的肌腱被牵拉，通常会主动将肩胛骨旋后（图 66.2）。这类患者在肱骨大结节处常有压痛点，在患侧上肢外展的时候还会出现一个"疼痛弧"，当患肢外展于"疼痛弧"中部的时候会突然出现剧烈疼痛（图 66.3），而到达弧顶后疼痛减轻。在该病早期，患者被动运动不受限且无疼痛、随着疾病进展，冈下肌腱炎患者会出现持续进展的肩关节活动受限，逐渐影响到日常生活，一些日常的小动作比如梳头、系文胸或把手举过头顶等变得日益困难。长久下去会出现肌肉废用性萎缩，甚至会发展为冻结肩。

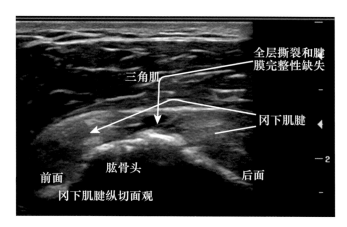

图 66.1　肩部急性外伤患者的纵切面超声图像显示冈下肌腱全层撕裂

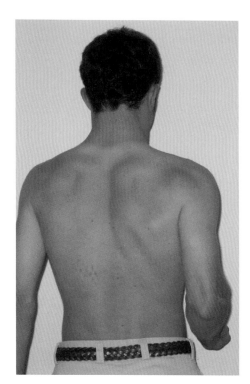

图 66.2　冈下肌腱炎的患者为避免有炎症的肌腱被牵拉，通常会主动将肩胛骨后旋

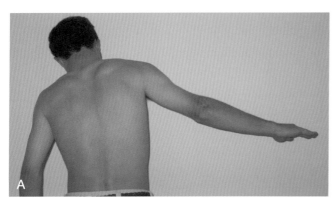
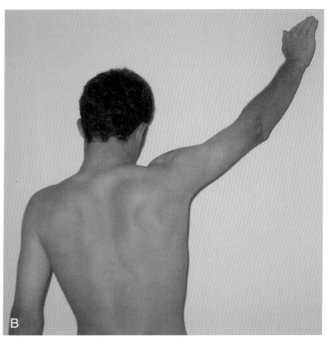

图 66.3 （A 和 B）冈下肌腱炎的半弧外展试验

（汪利凤　马英俊　译　王海宁　审校）

第 67 章　冈下肌和小圆肌损伤：外旋应力试验

冈下肌和小圆肌是肩关节最重要的外旋肌肉，外旋应力试验可以用来初诊冈下肌和小圆肌损伤。进行该项试验时，患者取坐位，上肢自然下垂并外旋 50°～ 60°，检查者在患者手背施力使上肢内旋并嘱患者对抗检查者的应力（图 67.1）。如果患者不能抵抗应力或出现明显的疼痛，则该试验结果为阳性（视频 67.1）。

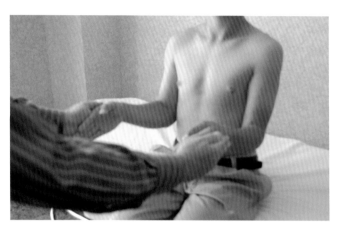

图 67.1　冈下肌和小圆肌损伤的外旋应力试验

（汪利凤　马英俊　译　王海宁　审校）

第68章　小圆肌撕裂：吹号手试验

该试验要求患者取坐姿，患侧上肢水平外展90°（图68.1）。屈肘90°。这时，检查者支撑患者的肘部，嘱患者将手放在嘴上，就像吹喇叭一样（图68.2）。如果患者的小圆肌腱损伤，则会抬高患侧肩关节，同时降低患侧肘关节，让手伸到嘴边以能维持"吹喇叭"的动作（图68.3）。

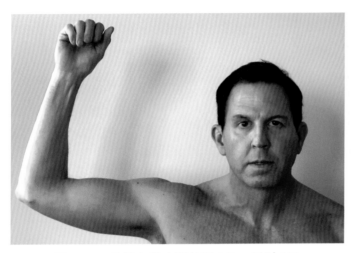

图68.1　患侧上肢水平外展90°，屈肘90°

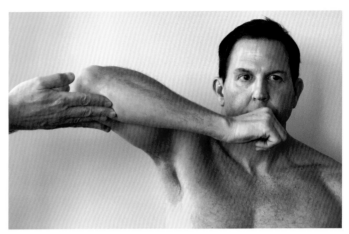

图68.2　上肢处于这个位置时，检查者托住患者的肘部，嘱患者将手放在嘴上，就像吹喇叭一样

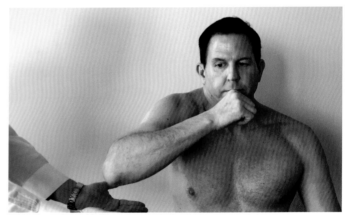

图68.3　如果患者的小圆肌腱损伤，则会抬高患侧肩关节，同时降低患侧肘关节，让手伸到嘴边以能维持"吹喇叭"的动作

（汪利凤　马英俊　译　王海宁　审校）

第 69 章　三角肌下滑囊炎：垂臂试验

该试验要求患者取站立位，患肢放松，完全下垂。检查者缓慢地外展患肢，注意患者何时出现疼痛。当上肢外展达到患者所能忍受的极限时，不再继续，在外展最大位置保持数秒钟然后突然放手（图 69.1 和图 69.2）。如果患者是完全性肩袖撕裂，那么患肢将不能维持外展会垂落至躯干旁（见第 60 章）。如果患者患有三角肌下滑囊炎，那么当检查者放手的时候他会因疼痛而大声喊叫出来。需要注意的是：部分肩袖撕裂可以合并三角肌下滑囊炎，因此对所有垂臂试验阳性的患者，都有必要进行磁共振和超声检查，避免对并存疾病的漏诊（图 69.3）。

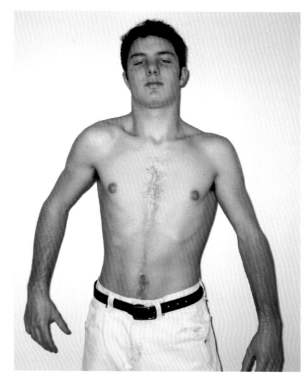

图 69.2　三角肌下滑囊炎的垂臂试验：外展的患肢被释放

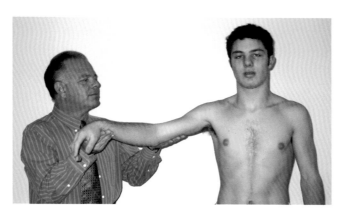

图 69.1　三角肌下滑囊炎的垂臂试验：检查者支撑患肢

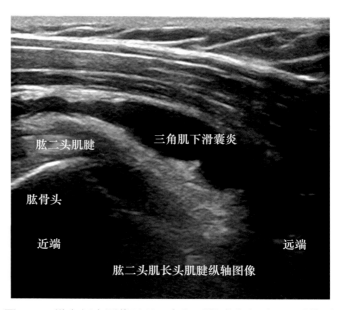

肱二头肌腱

三角肌下滑囊炎

肱骨头

近端

远端

肱二头肌长头肌腱纵轴图像

图 69.3　纵向超声图像显示三角肌下滑囊炎和冈上肌腱撕裂

（汪利凤　马英俊　译　王海宁　审校）

113

第70章 喙突下滑囊炎：内收释放试验

喙突下滑囊极容易遭受急性损伤，又容易因微小创伤的积累而出现病变。急性损伤通常来源于肩部运动损伤或肩部着地的外伤。微小创伤来自于重复性运动产生的持续张力，导致滑囊出现炎症。如果发展成为慢性持续性炎症，可能出现滑囊钙化。

喙突下滑囊的位置在盂肱关节囊和喙突之间。肩关节剧烈运动时很容易受到来自肱骨头和喙突两方面的压力、尤其是已经有肩关节肌腱病变的患者，关节囊不能完全限制肱骨头的异常运动，对喙突下滑囊冲击更大。

喙突下滑囊炎的患者通常在肩关节向前内收时出现疼痛。疼痛部位在喙突上，向肩内侧放射。患者夜间通常不能患侧侧卧并感觉外展肩关节的时候有某种尖锐的牵拉感，尤其是第一次痛醒的时候尤为强烈。查体时会发现喙突处有压痛点。喙突下滑囊炎与三角肌下滑囊炎的不同之处在于：喙突下滑囊炎的压痛点直接在喙突上，三角肌下滑囊炎的压痛点在喙突靠下的三角肌区域（图70.1）。另一个鉴别点是喙突下滑囊炎患者的内收释放试验阳性。

进行内收释放试验时，患者取站立位，患肢自然下垂，嘱患者内旋患肢，直到复制出日常的疼痛（图70.2）。此时检查者握住患肢，嘱受试者用力内收患肢，同时检查者施加抵抗力（图70.3），然后检查者突然放手（图70.4）。如果受试者患有喙突下滑囊炎，将会感受到疼痛突然加剧。临床医生可以通过MRI和（或）超声检查来确诊喙突下滑囊炎（图70.5）。

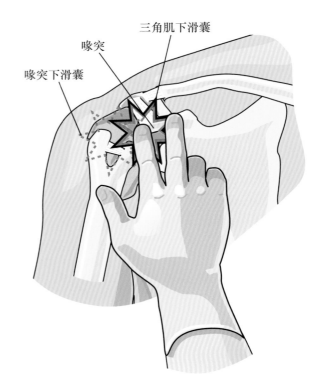

图70.1 喙突下滑囊炎的压痛点就在喙突上

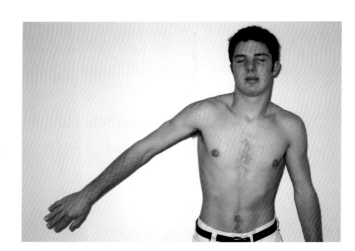

图70.2 喙突下滑囊炎的内收释放试验：患者内旋患肢，直到复制出原有疼痛

114

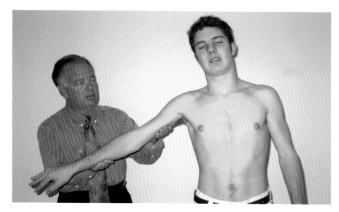

图 70.3 喙突下滑囊炎的内收释放试验：检查者握住患肢，嘱患者用力内收患肢，同时检查者施加抵抗力

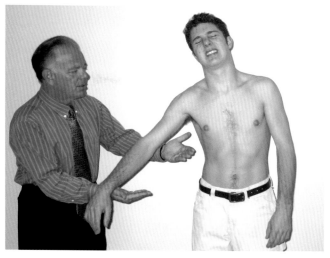

图 70.4 喙突下滑囊炎的内收释放试验：如果患者有喙突下滑囊炎，将会感受到疼痛突然加重

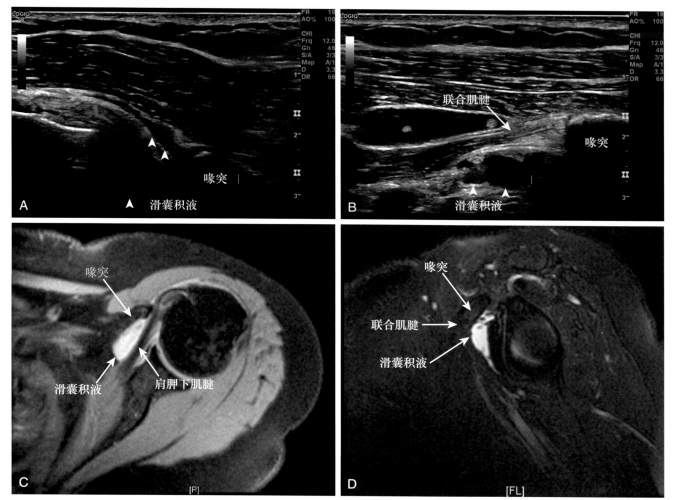

图 70.5 （A）喙突下滑囊炎纵向超声显示喙突和肩胛下肌腱间的喙突下滑囊炎症和积液。（B）喙突联合肌腱纵向超声显示喙突和联合肌腱下的喙突下滑囊积液。（C）MRI 轴位脂肪抑制成像和（D）矢状位显示喙突下滑囊积液膨胀 [From Drakes S，Thomas S，Kim S，et al. Ultrasonography of subcoracoid bursal impingement syndrome. *PM R*. 2015；7（3）：329-333，Fig. 3.]

（汪利凤 马英俊 译 王海宁 审校）

第71章　肩锁关节功能障碍：内收应力试验

肩锁关节容易遭受各种急慢性损伤而导致功能障碍。急性损伤多来源于运动时摔倒或者从自行车上摔下来时肩部着地。重复性的投掷损伤或从事需要长期手臂上举的工作会造成持续性的关节创伤，这些损伤导致关节急性发炎，如果不加处理将会转变为慢性的肩锁关节炎（图71.1）。肩锁关节按损伤程度可以分为单纯关节劳损或扭伤不伴韧带损伤（图71.2A），关节损伤伴肩锁韧带撕裂（图71.2B）和肩锁关节周围韧带完全撕裂伴关节脱位（图71.2C）。

肩锁关节功能障碍的患者通常主诉将手臂伸到胸前时出现疼痛（图71.3）。这类患者在夜间往往不能采取患侧卧位，会感到关节的研磨感，尤其是初次痛醒的时候。查体时触诊肩锁关节会发现局部肿胀和压痛。肩锁关节功能障碍患者在进行内收应力试验和颈下内收挤压试验时，通常会有阳性的结果（第72章）。如果有明显的肩锁关节韧带损伤的话，体格检查时会发现关节不稳定和明显的关节畸形，影像学检查，如X线平片、MRI和超声影像会显示锁骨升高，肩峰和锁骨间距离增大和阳性的"台阶"征（图71.4和图71.5）。

进行内收应力试验时，受检者需要脱去上衣，取站立位，检查者站在受检者身后观察两侧肩关节是否对称，这对判断有无肩锁韧带损伤很有帮助。然后检查者让患者最大限度地后伸肩关节，与此同时检查者在肩胛骨处施加向前的推力（图71.6），使肩关节小幅度内收。肩锁关节功能障碍的患者会感受到内收时疼痛明显增加（图71.7）。检查者要尽量避免过快和过度内收肩关节，以免造成韧带的进一步损伤。

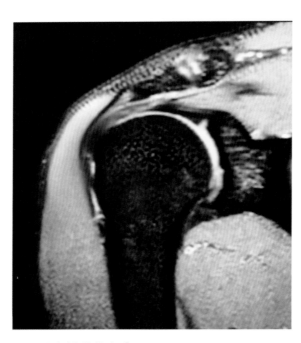

图 71.1　肩关节 MRI 显示肩锁关节炎［From Vaishya R，Damor V，Agarwal AK，Vijay V. Acromioclavicular arthritis：a review，*Arthroscopy*. 2018；5（2）：133-138.］

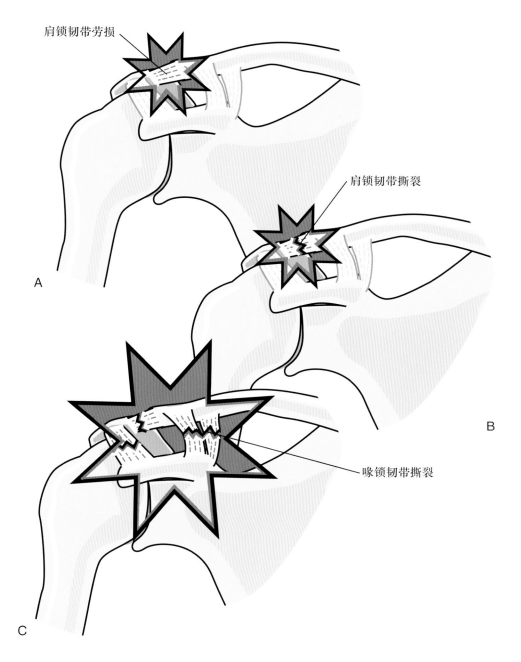

图 **71.2**　单纯关节劳损或扭伤且不伴韧带损伤（**A**），关节损伤伴肩锁韧带撕裂（**B**），肩锁关节周围韧带完全撕裂伴关节脱位（**C**）

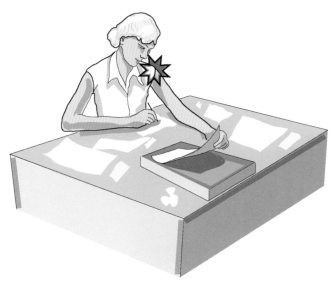

图 71.3 肩锁关节功能障碍患者的主诉通常是将手臂伸到胸前时出现疼痛

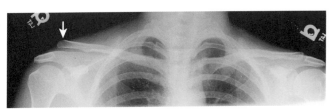

图 71.4 第 3 种类型的损伤：肩锁韧带撕裂伴肩锁关节扩大的应力 X 线平片。比较正常的左侧和损伤的右侧，患侧锁骨（箭头所指）抬高，喙突和锁骨间距增大（From Resnick D，Kang HS. *Internal Derangements of Joints*：*Emphasis on MR Imaging*. Philadelphia，PA：Saunders；1997：286.）

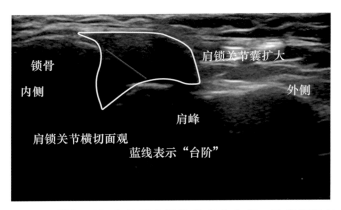

图 71.5 横切面超声显示肩锁关节完全分离，注意阳性的"台阶"征

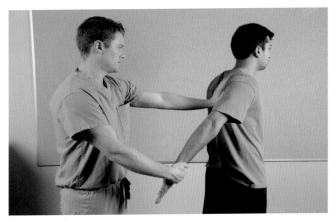

图 71.6 检查者嘱患者最大限度后伸肩关节，检查者同时向患者肩胛骨处施加向前的推力

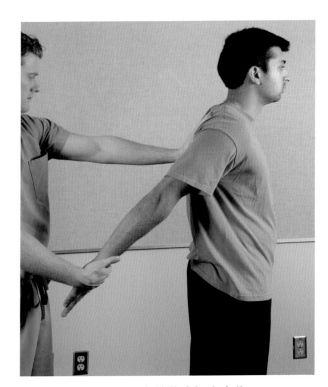

图 71.7 肩关节小幅度内收

（汪利凤 马英俊 译 王海宁 审校）

第 72 章　肩锁关节功能障碍：收颏试验

进行收颏试验时，需要受检者取站立位并脱去上衣，双上肢自然下垂。检查者站在患者身前检查其两侧肩关节是否对称，之后嘱患者外展患肢 90°，然后再将患肢内收通过颏下抓住对侧肩膀（图 72.1）。肩锁关节功能障碍的患者在肩关节内收的过程中将会感到明显的疼痛增加（视频 72.1）。

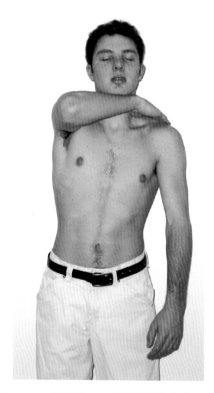

图 72.1　肩锁关节功能障碍的收颏试验

（汪利凤　马英俊　译　王海宁　审校）

第73章 肩锁关节功能障碍：Paxino 试验

进行 Paxino 试验需要受试者脱去上衣并取站立位。受试者站在患者身后检查双侧肩部是否对称，这对初步判断有无肩锁韧带损伤很重要。然后检查者将自己的拇指放在肩峰的后外侧，同一只手的示指放在锁骨中点上（图 73.1）。两手指同时用力挤压，如果引出肩锁关节部位疼痛或疼痛加重则该试验为阳性。

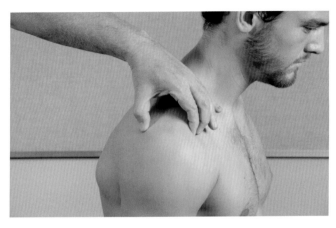

图 73.1 进行 Paxino 试验时，检查者将自己的拇指放在肩峰的后外侧，同一只手的示指放在锁骨中点上，两手指同时用力挤压，如果引出肩锁关节部位疼痛或疼痛加重则该试验为阳性

（汪利凤 马英俊 译 王海宁 审校）

第74章 腋神经损伤：臂章试验

腋神经损伤常见于肱骨近端骨折，肩关节脱位，臂丛神经炎等。腋神经起源于臂丛后束，支配小圆肌和三角肌的运动，腋神经运动支损伤会导致肩关节外展15°到90°时运动无力，如果损伤持续存在将会导致三角肌废用性萎缩。腋神经的皮肤感觉分布区呈卵圆形，跟军官放置臂章的位置相重叠，臂章试验也因此得名（图74.1）。

进行臂章试验时，临床医生想象放置臂章的区域，用一个无菌针头从中间到四周检查皮肤感觉有无异常（图74.2）。当针头从损伤的腋神经支配的感觉减退的皮区进入到由正常桡神经后、外、内侧支配的皮肤区域时，患者会因疼痛而叫喊，即为臂章试验阳性。臂章试验阳性时提醒临床医生接下来要进行肌电图检查来明确造成腋神经损伤的解剖位置，同时对臂丛也要仔细检查。如果存在臂丛损伤，需要拍摄前凸位（前后位及后前位）胸部X线片来排除肺上沟瘤（Pancoast），肩关节MRI和超声也是有必要的。

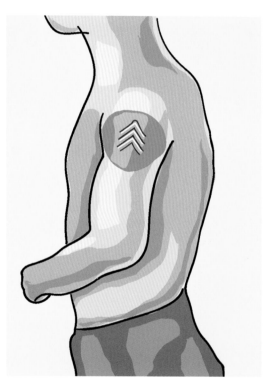

图74.1 腋神经皮肤支配区域

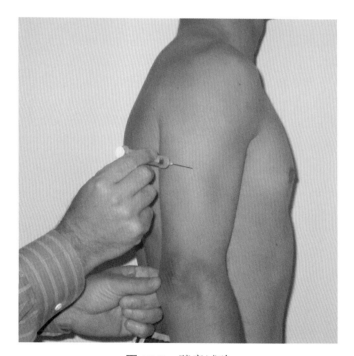

图74.2 臂章试验

（汪利凤 马英俊 译 王海宁 审校）

第75章　胸廓出口综合征：Adson 试验

同 Homan 征试验一样，因为假阳性率很高，Adson 征试验（斜角肌压迫试验）是最不受临床医生欢迎的体格检查之一。但是除了从详细的病史问诊，体格检查，肌电图或影像资料获取信息外，Adson 试验还可以给诊断提供有效的附加信息。通常认为 Adson 试验可以发现由于斜角肌或其他异常结构造成的对锁骨下动静脉及臂丛的压迫，因此在诊断胸廓出口综合征方面还是有用的。

胸廓出口综合征是临床上能产生相同症候群的一系列疾病的总称，这个症候群包括：颈肩部酸痛并向上肢放射，上肢麻木感觉异常（尤其是尺神经支配区），肩关节外展时症状加重。有时也会出现上肢不灵活和力量减弱，特别是在肩关节长时间外展比如粉刷天花板后。这些临床表现产生的基础是胸廓出口处的神经血管受压（图 75.1）。

胸廓出口是锁骨下动静脉和臂丛通往上肢的必经之路。第一个最有可能的狭窄点是前中斜角肌在第 1 肋骨止点的间隙。在有些患者中可以看到具有先天性的颈肋，使胸廓出口变得更狭小（图 75.2）。第二个狭窄点在锁骨前，第 1 肋后内侧和肩胛骨上缘的后外侧。最后一个可能性大的狭窄的点在胸小肌腱与喙突止点的下方。锁骨下动静脉和臂丛在其走行路径上的每一处都可能发生病变，而且往往病变不止发生在单一的神经血管上。

胸廓出口综合征既往经常被漏诊和误诊，因为能导致相似症候群的病理状态有许多，比如颈神经根病、臂丛神经炎、血管炎等（图 75.3），尤其是在肌电图、CT、MRI 成像、超声等检查出现之前。因此胸廓出口综合征作为独立的临床诊断应该被视为一个排除性诊断。

进行 Adson 试验时，受试者取坐位，将头转向检查者一侧，检查者将手放在受检者桡动脉搏动处并感受患者的搏动情况，然后嘱患者深吸气并将头部下颌向患侧尽力旋转，检查者感受桡动脉搏动情况的变化（图 75.4 和视频 75.1）。

Adson 试验阳性需要符合以下两个标准：①桡动脉搏动减弱，②通过该检查引出临床症状如颈肩痛并向上肢放射等。如果只出现一个阳性症状，临床医师应该寻找除了胸廓出口综合征以外的病因。

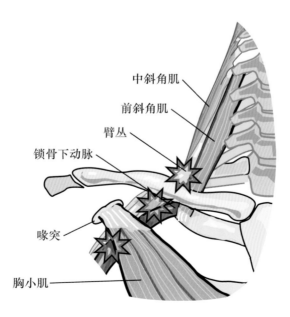

中斜角肌

前斜角肌

臂丛

锁骨下动脉

喙突

胸小肌

图 75.1　胸廓出口综合征中可能的神经血管受压迫位置

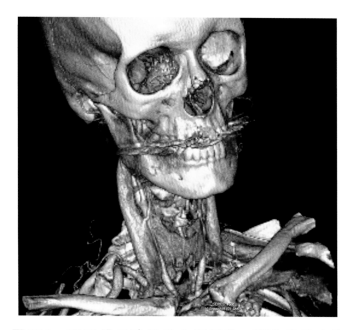

图 75.2　CT 三维重建显示右侧颈肋，颈肋是发生胸廓出口综合征的常见因素，注意颈肋和第 1 肋骨的关系［From Pindrik J，Allan J. Belzberg. Peripheral nerve surgery：primer for the imagers. *Neuroimaging Clin N Am.* 2014；24（1）：193-210，Fig. 1.］

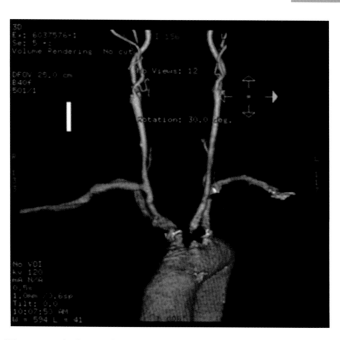

图 75.3　患者 18 岁，篮球运动员，患有胸廓出口综合征，CT 成像显示双侧锁骨下动脉瘤［From de Mooij T，Duncan AA，Kakar S. Vascular injuries in the upper extremity in athletes. *Hand Clinics.* 2015；31（1）：39-52，Fig. 4.］

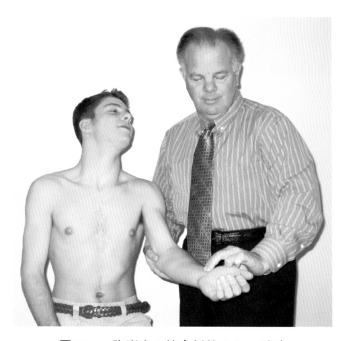

图 75.4　胸廓出口综合征的 Adson 试验

（汪利凤　马英俊　译　王海宁　审校）

第76章 胸廓出口综合征：肋锁试验

临床医生除了从详细的病史问诊，体格检查，肌电图或影像资料获取信息，还可以通过肋锁试验协助诊断胸廓出口综合征（见第75章）。肋锁试验可以发现由于斜角肌或其他异常结构造成的对锁骨下动静脉及臂丛的压迫，也就是导致胸廓出口综合征的原因（见图75.1）。

进行肋锁试验时，患者取坐位，挺胸坐直，检查者触摸患者桡动脉的搏动情况，然后嘱患者向后向下挤压双肩，检查者注意桡动脉搏动情况的变化（图76.1）。

肋锁试验阳性需要符合以下两个标准：①桡动脉搏动减弱；②通过该检查引出临床症状，如颈肩痛并向上肢放射等。如果只出现一个阳性症状，临床医生应该寻找除了胸廓出口综合征以外的病因。

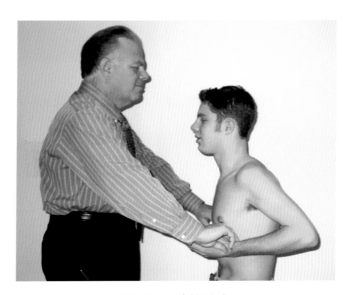

图76.1 肋锁试验

（汪利凤　马英俊　译　王海宁　审校）

第77章 胸廓出口综合征：过度外展试验

　　临床医生除了从详细的病史问诊，体格检查，肌电图或影像资料获取信息，还可以从一些临床特有的试验中获取帮助诊断胸廓出口综合征的有效信息（见第75、76章）。过度外展试验可以发现由于斜角肌或其他异常结构造成的对锁骨下动静脉及臂丛的压迫，也就是导致胸廓出口综合征的原因（见图75.1）。

　　进行过度外展试验时，患者取坐位，检查者感受患者桡动脉的搏动情况，然后指导患者上举双上肢过头顶，同时让肘关节屈曲约10°并稍微向后伸展，检查者再次尝试感受患者桡动脉的搏动情况（图77.1和视频77.1）。

　　过度外展试验阳性需要符合以下两个标准：①桡动脉搏动减弱；②通过该检查可以引出临床症状：如颈肩痛并向上肢放射等。如果只出现一个阳性表现，临床医生应该寻找除了胸廓出口综合征以外的病因。

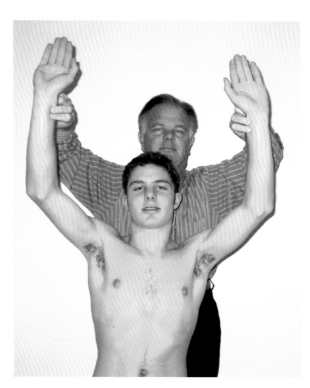

图 77.1　胸廓出口综合征的过度外展试验

（汪利凤　马英俊　译　王海宁　审校）

第三部分

肘

第 78 章　肘关节的功能解剖

正常的肘关节功能对于顺利进行日常生活活动是必不可少的。只要问问那些曾患网球肘这种看似轻微的肘部疾病的人，就可以得到证实。伴随肘关节的功能障碍，包括洗澡、穿衣，甚至上卫生间这些简单的活动都会成问题。因此，临床医生需要清楚地了解这个复杂关节的功能解剖学，因为肘关节问题的临床诊断是基于解剖结构的功能障碍（如肱骨外上髁炎、旋前肌综合征）。

尽管传统观点认为肘关节同膝关节一样属于铰链关节，但实际上，肘关节是一个独特的复合结构，类似铰链的功能和旋前、旋后功能的相互作用，使得手可以非常精确地移动手指以及完成拇指背屈。构成肘关节的三块骨头——肱骨、尺骨和桡骨，都有特殊的末端结构，其对肘关节的功能和力量有重要意义（图78.1）。

从功能解剖学的角度来看，肘关节有三个部分参与了大多数肘关节疾病：（1）肱骨-尺骨界面，（2）肱骨-桡骨界面，（3）桡骨-尺骨界面。肱骨-尺骨界面由肱骨滑车、滑车切迹、冠状突和尺骨鹰嘴组成（图78.2）。肱骨-桡骨界面由肱骨小头和桡骨头组成（图78.3）。桡骨-尺骨界面包括桡骨头和尺骨的桡切迹（图78.4）。

肱骨-桡骨界面和肱骨-尺骨界面使得肘关节可进行铰链式运动（图78.5）。这些关节界面和关节周围的韧带有助于肘关节屈曲及较小程度伸展时保持稳定。

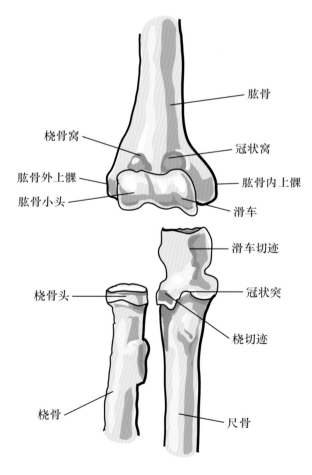

图 78.1 肘关节的骨性解剖

生理状态下，肘关节铰链部分的活动范围约150°。基于肱骨滑车和尺滑车切迹的结构形状，手臂伸展时前臂可移动至外翻位，这种外翻位成为臂外斜角，男性活动范围大约10°～15°，女性可高达18°。当手臂屈曲时，肘部可以处于更为内翻的位置，在功能上，这种动作可以使手更接近口部，以有助于进食。肘关节的屈臂动作主要由肱二头肌和肱肌完成，伸展动作主要由与其拮抗的肱三头肌完成。肌腱的附着点是肘关节疼痛和功能障碍的常见部位（图78.4）。

除了骨性结构和周围的韧带，肘部还有丰富的滑囊结构，有利于关节进行各种运动。滑囊极易过劳受损、出现炎症甚至感染，也是肘关节疼痛和功能障碍的常见部位。最值得注意的是，尺骨鹰嘴及其关节囊常常受到影响（图78.6）。当这些滑囊发生炎症时，它们可以侵犯和刺激其周围的肌腱和肌腱附着点，从而导致肌腱炎甚至有时会出现神经卡压。

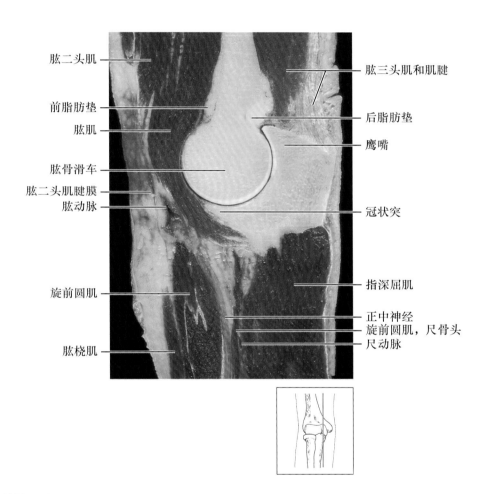

肱二头肌
前脂肪垫
肱肌
肱骨滑车
肱二头肌腱膜
肱动脉
旋前圆肌
肱桡肌

肱三头肌和肌腱
后脂肪垫
鹰嘴
冠状突
指深屈肌
正中神经
旋前圆肌，尺骨头
尺动脉

图78.2 肱骨-尺骨界面（From Kang HS，Ahn JM，Resnick D. *MRI of the Extremities*. 2nd ed. Philadelphia，PA：Saunders；2002：113.）

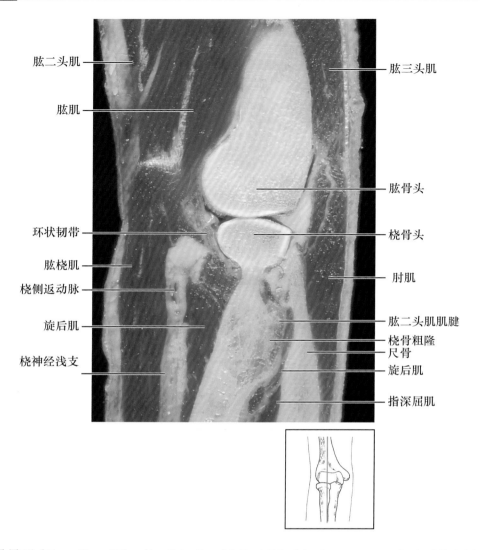

图 **78.3**　肱骨−桡骨界面（From Kang HS，Ahn JM，Resnick D. *MRI of the Extremities*. 2nd ed. Philadelphia，PA：Saunders；2002：123.）

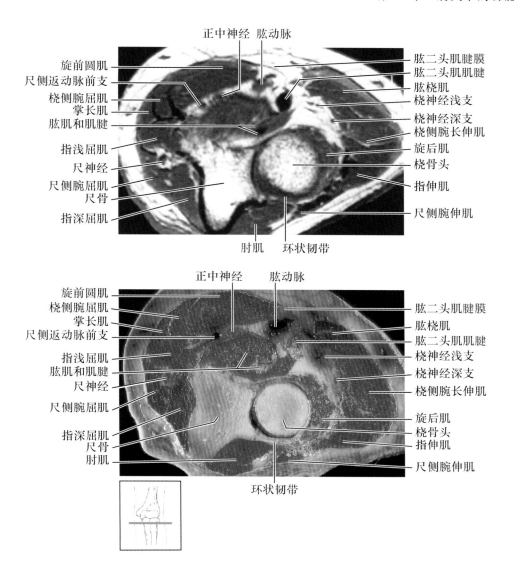

图 78.4　桡骨-尺骨界面（From Kang HS，Ahn JM，Resnick D. *MRI of the Extremities*. 2nd ed. Philadelphia，PA：Saunders；2002：104.）

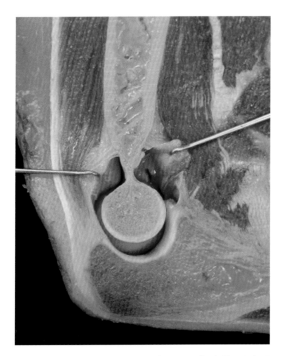

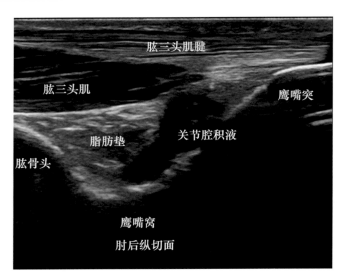

图 78.6　肘后纵切面超声图像：肱三头肌腱止于鹰嘴突。注意轻度肌腱炎和后方的关节腔积液

（李玉琴　薛鹏飞　译　刘波涛　审校）

图 78.5　肘部矢状切面，显示肱骨远端关节弧高度一致。注意关节囊容量有限（From Morrey BF，Llusá-Pérez M，Ballesteros-Betancourt JR. Anatomy of the elbow joint. In：Morrey BF，Sanche-Sotelo J，Morrey ME，eds. *Morrey's the Elbow and Its Disorders*. 5th ed. Philadelphia，PA：Elsevier；2018：9-32. ）

第 79 章　肘关节视诊

肘关节上方缺乏软组织，许多容易患病的结构通过视诊就可以进行评估。肘关节前部和后部视诊应分别在中立位、屈曲位和外展位进行观察。检查者应注意提携角，正常外翻位男性为 10°～15°，女性可以达到 18°（图 79.1 和图 79.2）。提携角度过大见于韧带损伤、骨折、先天性疾病如特纳综合征等。同时检查者应注意弥漫性的关节肿胀通常提示关节炎，局部发红可能提示结晶性关节病、炎症阶段，或是感染（图 79.3）。应当特别注意肘窝区域，在此区域仔细检查有无针孔，这可能暗示静脉注射毒品，局部肿胀可能提示肘部滑囊炎。应观察鹰嘴周围区域有无水肿或局部肿胀，这通常提示鹰嘴滑囊炎（图 79.4）。出现尺骨后皮下结节则应高度怀疑类风湿性关节炎（图 79.4）。

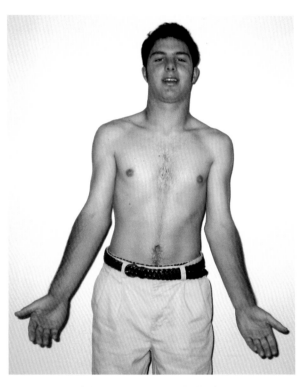

图 79.1　正常外翻位下男性的提携角为 10°～15°

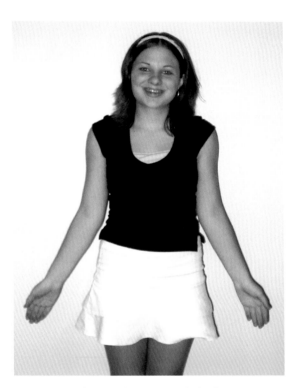

图 79.2　正常外翻位下女性的提携角不超过 18°

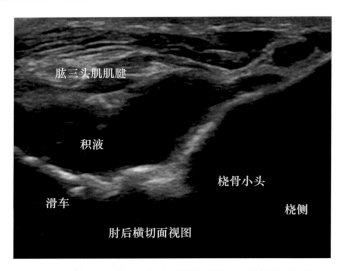

图 79.3　肘关节横切面超声图像显示大量肘关节积液

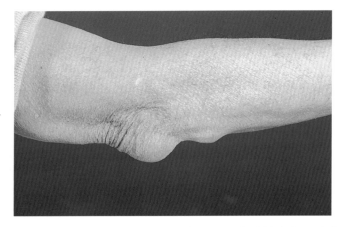

图 79.4　一位类风湿性关节炎患者的尺骨鹰嘴滑囊炎以及类风湿性结节（From Careet S，Canoso J. The spine. In：Klippel JH，Dieppe PA，eds. *Rheumatology*. 2nd ed. London：Mosby；1998：84.）

（李玉琴　薛鹏飞　译　刘波涛　审校）

第 80 章　肘关节触诊

由于肘关节许多易于患病的结构位于皮下，因此，在诊断肘部疼痛及功能障碍时，仔细触诊肘关节和周围组织是极其重要的。务必触诊肘窝确定有无水肿或软组织肿块。滑囊炎、脂肪瘤、静脉炎以及动脉穿刺后所致的动脉瘤应该是很容易鉴别的。通过触诊外上髁判断有无网球肘（图 80.1 和图 80.2）。然后触诊外上髁后方和侧方判断有无桡管综合征。这通常是由于桡神经背侧支卡压引起的（图 80.3）。接下来触诊内上髁以鉴别高尔夫球肘（图 80.4 和图 80.5）。之后检查者应将注意力转移至肘后方，并仔细触诊鹰嘴周围区域以判断有无痛风石、陈旧性骨折的游离骨片、水肿以及软组织肿块，这可能提示鹰嘴滑囊炎。

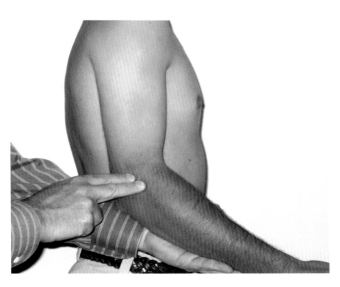

图 80.1　肱骨外上髁触诊

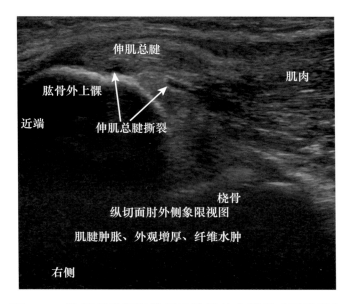

图 80.2　纵切面超声图像显示肱骨外上髁炎（网球肘），注意常见的伸肌总腱和桡侧副韧带损伤的超声诊断图像（译者注：原文 fibular 腓骨有误，应为桡骨）

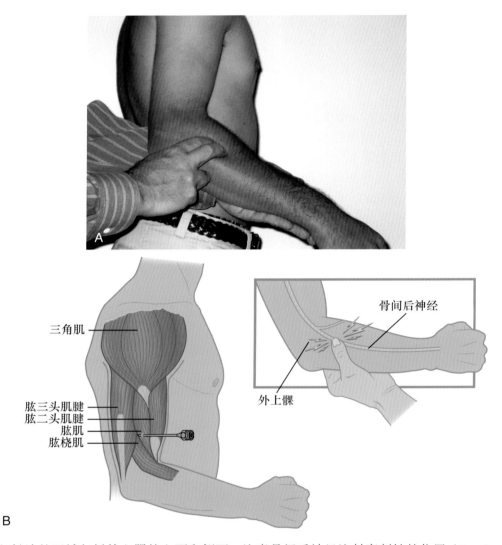

B

图 80.3 （**A** 和 **B**）触诊的区域包括外上髁的上面和侧面。注意骨间后神经注射穿刺针的位置（**B**，from Waldman SW. *Atlas of Pain Management Techniques*. Philadelphia，PA：Saunders；2000；85.）

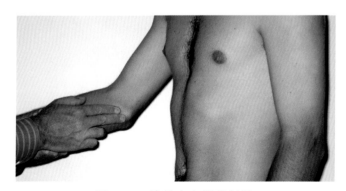

图 80.4 肱骨内上髁的触诊

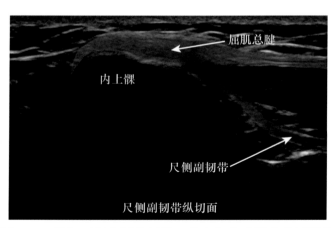

图 80.5 纵切面超声图像显示一位高尔夫球肘患者屈肌总腱轻度肌腱病变

（李玉琴　薛鹏飞　译　刘波涛　审校）

第81章　肘关节的屈曲和外展

肘关节的运动范围应从屈曲、外展、前臂旋前和旋后这几个方面进行评估。尽管幼儿的肘部可以外展 10°～15°，但大多数成年人肘部几乎不能进行外展运动（图 81.1A）。正常成年人肘部屈曲角度约在 135°～140°，虽然人们大多数日常生活中并不需要完全屈肘（图 81.1B）。

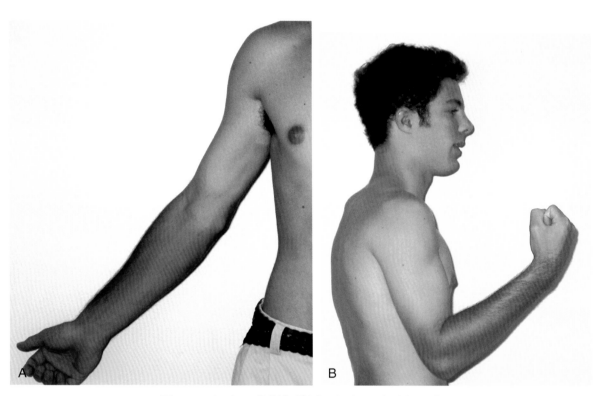

图 81.1　（**A**）正常肘部外展。（**B**）正常肘部屈曲

（李玉琴　薛鹏飞　译　刘波涛　审校）

第 82 章　肘关节旋前和旋后

肘关节的旋前和旋后对于人们日常基本的生活活动是必不可少的，包括进食。复杂的前臂旋转运动需要肱桡关节、近端和远端桡尺关节的共同参与。幸运的是，由于肩关节的活动范围广泛，所以尽管肘关节在功能上效率低下，但通过增加肩关节活动可以部分代偿前臂旋转不足。

评估肘关节旋后的运动范围，要求患者呈站立姿势，双臂贴靠胸壁，肘部屈曲至 90°。然后让患者的拇指与双侧肱骨平齐（图 82.1A）。接下来让患者掌心向上（图 82.1B）。正常肘关节外旋 75°～ 80°。

评估肘关节旋前的运动范围，要求患者呈站立姿势，双臂贴靠胸壁，肘部屈曲至 90°。然后让患者的拇指与双侧肱骨平齐（图 82.2A）。接下来让患者掌心向下（图 82.2B）。正常肘关节内旋 75°～ 80°。

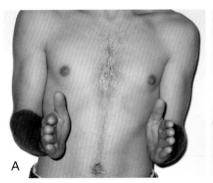
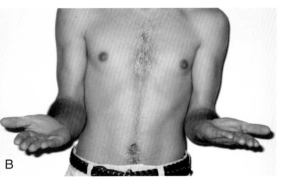

图 82.1 （A 和 B）肘关节旋后的评估

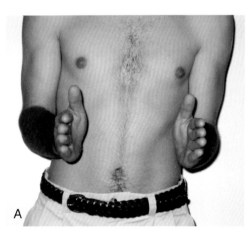
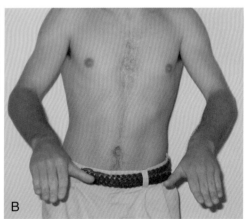

图 82.2 （A 和 B）肘关节旋前的评估

（李玉琴　薛鹏飞　译　刘波涛　审校）

第 83 章　肘部内侧韧带损伤：外翻应力屈曲试验

外翻应力屈曲试验对肘关节内侧韧带损伤的诊断有重要价值。进行外翻应力屈曲试验时，要求患者保持站立位，肩部外展大约 75°～80°，然后嘱患者将肘部屈曲至大约 30°。检查者在其肘部施加外翻应力（图 83.1）。如果发现内侧松弛，则认为该试验为阳性。

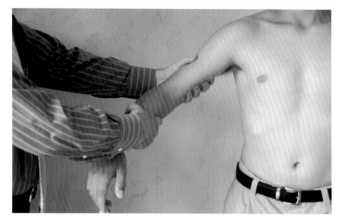

图 83.1　内侧韧带损伤的外翻应力屈曲试验

（李玉琴　薛鹏飞　译　刘波涛　审校）

改良挤奶试验用以确定尺侧副韧带损伤。检查时要求患者保持站立姿势，患侧肘关节屈曲 70°，手臂内收，并以最大程度外旋（图 84.1）。嘱患者用另一只手支撑患侧肘部以上的手臂（图 84.2）。检查者用拇指触诊确定肘关节线，然后充分后旋患者手臂（图 84.3）。检查者像挤奶工挤牛奶一样握住患者拇指，并对其肘关节施加足够的外翻应力（图 84.4）。若检查时患者出现恐惧情绪、关节不稳定或诱发关节疼痛，则该试验阳性。

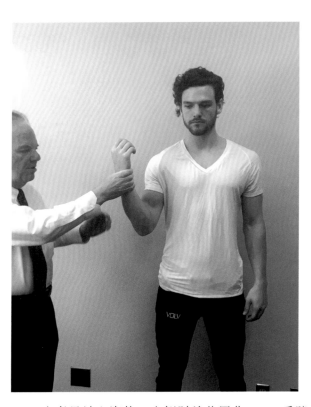

图 84.1　患者呈站立姿势，患侧肘关节屈曲 70°，手臂内收，并以最大程度外旋

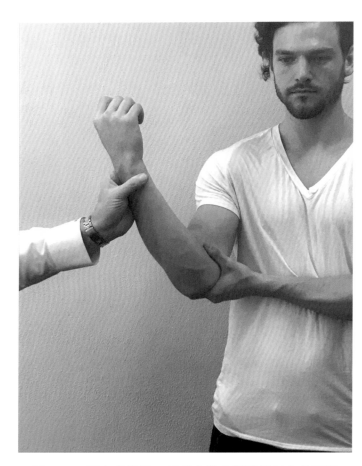

图 84.2　嘱患者用另一只手支撑患侧肘部以上的手臂

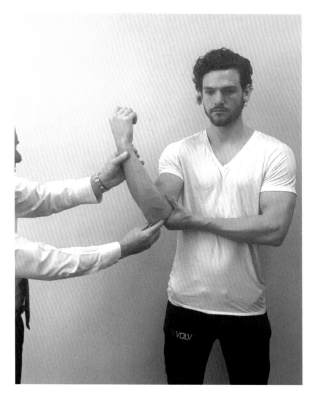

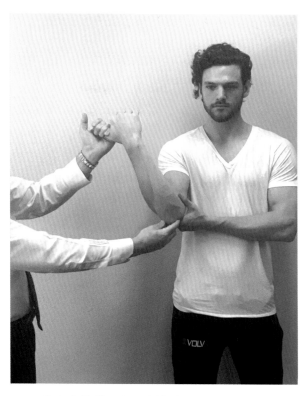

图 84.3　检查者用拇指触诊确定肘关节线，然后充分后旋患者手臂

图 84.4　检查者像挤牛奶一样握住患者拇指，并对肘关节施加足够的外翻应力

（李玉琴　薛鹏飞　译　刘波涛　审校）

第85章 肘部外侧韧带损伤：内翻应力屈曲试验

内翻应力屈曲试验有助于鉴别肘部外侧韧带的损伤。进行内翻应力屈曲试验时，要求患者保持站立位并将肩部外展大约75°～80°，然后嘱患者肘部屈曲约30°，检查者对其肘部施加内翻应力（图85.1）。若发现外侧韧带松弛，则该试验为阳性。

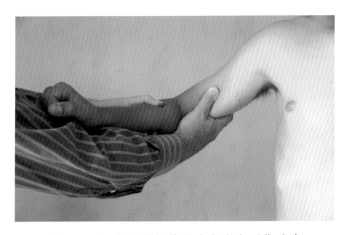

图85.1 外侧韧带损伤的内翻应力屈曲试验

（李玉琴 薛鹏飞 译 刘波涛 审校）

外侧轴移试验有助于检查者鉴别尺侧部外侧副韧带松弛。外侧副韧带松弛会导致肱尺关节半脱位，随之会导致肱桡关节的脱位。进行外侧副韧带损伤的外侧轴移试验时，要求患者处于仰卧位，使患肢后伸超过头部并使肩部外旋（图86.1）。检查者站在检查床的头侧位置，使患者的前臂旋后，同时施加外翻应力和轴向压缩使肘部屈曲（图86.2）。清醒的患者若出现恐惧情绪则该试验阳性，高度提示肘部外侧副韧带损伤。超声成像可能有助于进一步描述尺侧副韧带损伤范围（图86.3）。

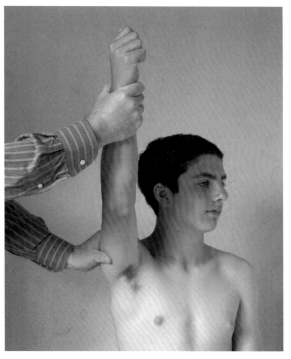

图86.1　肘部外侧副韧带损伤的外侧轴移试验：检查者将患肢向上抬起并后伸超过头部，并使肩部外旋

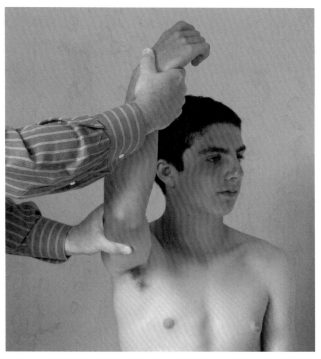

图86.2　肘部外侧副韧带损伤的外侧轴移试验：检查者将患者的前臂旋后，同时施加外翻应力和轴向压缩使肘部屈曲

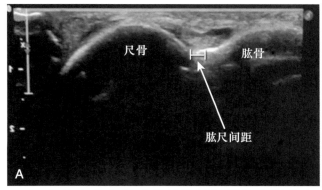

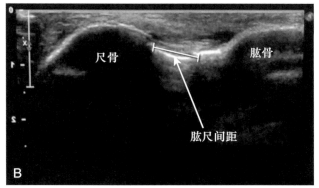

图86.3　（A）静息状态肘后外侧肱尺间距超声图像和（B）旋转挤压试验过程中的超声图像（From Camp CL，O'Driscoll SW，Wempe MK，Smith J. The sonographic posterolateral rotatory stress test for elbow instability：a cadaveric validation study. *PM&R*. 2017；9（3）：275-282.）

（李玉琴　薛鹏飞　译　刘波涛　审校）

第 87 章　肘部尺神经卡压：拇示指捏夹试验（Froment 征）

肘部尺神经卡压是常见的上肢神经卡压综合征，其发病率仅次于腕管综合征。患者肘部尺神经卡压通常表现为难以进行转动钥匙、使用锤子、握持鱼竿等操作。以上这些功能障碍归结于多种因素，包括：①拇指和邻近手指的捏力减弱，②抓握时指屈同步丧失，③抓握时拇指和其余手指的协调性丧失。

不幸的是，肘部尺神经卡压的命名有时令人困惑，因为将潜在的病理过程与临床综合征的命名联系起来时缺乏一致性。为了让临床医生通过体格检查来确定上肢神经功能障碍或疼痛的来源，以下列出几种表现方式基本相同的临床综合征：

- 肘管综合征
- 弛缓性尺神经麻痹
- 尺神经麻痹

一旦临床医生确诊了尺神经功能受损并怀疑其中一种临床综合征，就需要进行肌电图、MRI 和（或）超声波成像，以确定肘部尺神经卡压的解剖部位和原因。

对于诊断尺神经卡压综合征，拇示指捏夹试验是一个非常简单的检查方法，它可以显示出典型的拇指畸形，这是因拇指内收肌和拇短屈肌无力所致，这两块肌肉是用来平衡拇指的掌指关节的。掌指关节稳定性减弱导致关节过伸，同时拇指指间关节代偿性屈曲。当患者试图克服拇短收肌和拇短屈肌力量的减弱来增强捏持力时，屈曲畸形的失代偿加重，即出现 Froment 征阳性。

进行这项试验时，要求患者双手轮流用拇指和示指轻轻夹住一张纸，如果存在尺神经卡压，检查者可以观察到患肢拇指的指间关节会弯曲，以便抓住纸张（图 87.1）。然后检查者让患者更用力地夹住纸张，如果存在尺神经卡压，相较健侧拇指屈曲畸形更加明显（图 87.2）。这种屈曲程度的增加被认为是 Froment 征阳性的标志。

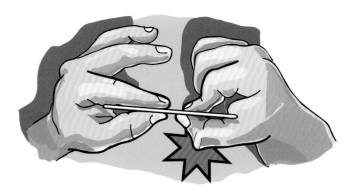

图 87.1　拇示指捏夹试验要求患者双手轮流用拇指和示指轻轻夹住一张纸，并观察患侧拇指指间关节的屈曲程度。增加夹持力是一种代偿，这将导致屈曲畸形加重

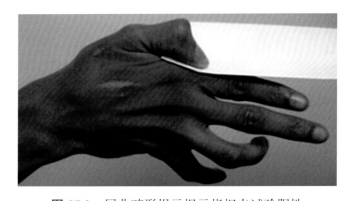

图 87.2　屈曲畸形提示拇示指捏夹试验阳性

（李玉琴　薛鹏飞　译　刘波涛　审校）

144

第88章　肘部尺神经卡压：Jeanne 征

肘部尺神经卡压是常见的上肢神经卡压综合征，其发病率仅次于腕管综合征。患者肘部尺神经卡压通常表现为难以进行转动钥匙、使用锤子、握持鱼竿等操作。以上这些功能障碍归结于多种因素，包括：①拇指和邻近手指的捏力减弱，②抓握时指屈同步丧失，③抓握时拇指和其余手指的协调性丧失。

不幸的是，肘关节尺神经卡压的命名有时令人困惑，因为将潜在的病理过程与临床综合征的命名联系起来时缺乏一致性。为了让临床医生通过体格检查来确定上肢神经功能障碍或疼痛的来源，以下列出几种表现方式基本相同的临床综合征：

- 肘管综合征
- 弛缓性尺神经麻痹
- 尺神经麻痹

一旦临床医生确诊了尺神经功能受损并怀疑其中一种临床综合征，就需要进行肌电图和 MRI 和（或）超声波成像，以确定肘部尺神经卡压的解剖部位和原因。

肘部尺神经卡压的 Jeanne 征与 Froment 征类似。除了可以看到 Froment 征指间关节的代偿性屈曲，Jeanne 征还有拇指掌指关节过伸，以及由于神经损伤所致的拇短屈肌无力。Jeanne 征阳性通常和 Froment 征同时出现。

进行 Jeanne 征检查时，要求患者用患侧的拇指和示指桡侧面轻轻夹住一把钥匙（图 88.1）。然后要求患者用力夹持。如果存在尺神经卡压，检查者可以观察到拇指的掌指关节过伸以增加关节稳定性从而增加握持力（图 88.2）。在少数患者中，臂丛损伤、肘部以上尺神经或前臂、腕部的尺神经卡压也可出现 Jeanne 征或 Froment 征阳性。由于以上原因，在怀疑尺神经卡压时，应进一步行肌电图、MRI 以及超声成像检查。

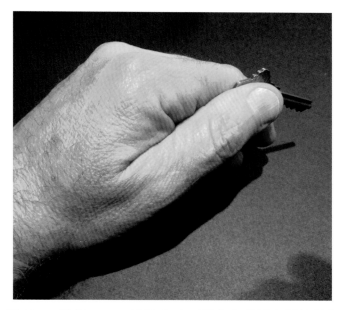

图 88.1　进行 Jeanne 征检查时，要求患者用患侧的拇指和示指桡侧面轻轻夹住一把钥匙，并观察患者拇指指间关节的屈曲程度

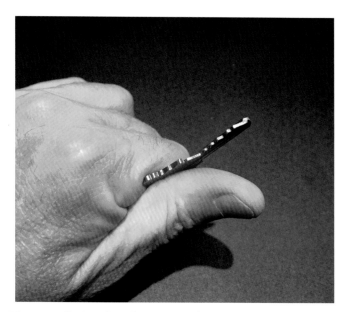

图 88.2　然后要求患者用力夹紧钥匙，如果拇指的掌指关节过伸以增加关节稳定性从而增加握持力，则 Jeanne 征阳性

（李玉琴　薛鹏飞　译　刘波涛　审校）

肘部尺神经卡压的患者常诉由于小指会卡在口袋处使得手无法伸入口袋。这种功能障碍虽然看起来很轻微，但却会引起相当大的痛苦，这主要是小指内收肌无力引起的。

肘部尺神经卡压的 Wartenberg 征是鉴别小指内收无力的一种简单方法。这种肌无力主要是由于第三掌侧骨间肌受损，以及第 87 章所述尺神经卡压引起的其他功能障碍所致（译者注：原文第 76 章有误，本版应为第 87 章）。临床上，这种无力通常表现为当前臂旋前且手指完全伸展时，小指持续性地处于外展姿势。这也称为 Wartenberg 征阳性（图 89.1）。

进行肘部尺神经卡压的 Wartenberg 征检查时，要求患者将物品，比如一串钥匙，放入患侧的裤子口袋中（视频 89.1），然后要求患者把手伸进口袋取出物品。如果患者存在小指内收肌无力，则小指会卡在裤袋口，无法将手完全伸入口袋取出物品（图 89.2）。这种无力可以通过小指内收试验得以证实（见第 90 章）（译者注：原文第 79 章有误，本版应为第 90 章）。Wartenberg 征和小指内收试验阳性高度提示肘部尺神经卡压。

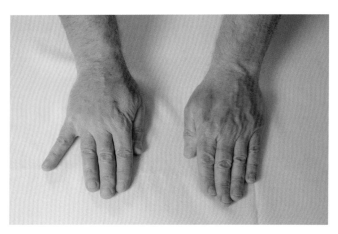

图 89.1　临床上，Wartenberg 征表现为当前臂旋前且手指完全伸展时，小指持续性地处于外展姿势

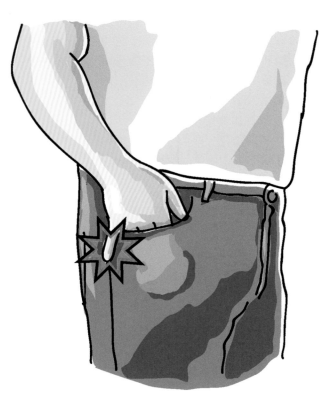

图 89.2　肘部尺神经卡压的 Wartenberg 征测试

（李玉琴　薛鹏飞　译　刘波涛　审校）

肘部尺神经卡压的小指内收试验是确定小指内收无力的一种简单方法。这种无力主要是由于骨间肌肉受损，以及第 87、88 和 89 章讨论的与尺神经卡压有关的其他功能障碍所致。

进行肘部尺神经卡压的小指内收试验时，要求患者用小指触碰示指（图 90.1 和视频 90.1）。完成这个动作需要骨间肌的力量相对完好。如果无法完成该动作则提示小指内收试验阳性。

小指内收试验阳性以及拇示指捏夹试验（见第 87 章）或者 Wartenberg 征阳性（见第 89 章）高度提示肘部尺神经卡压。如前所述，在部分患者中，臂丛损伤、肘部以上的尺神经或前臂、腕部的尺神经卡压可能出现类似的检查结果。注意疑似尺神经卡压时，应进一步行肌电图、MRI 以及超声成像检查（图 90.2）。

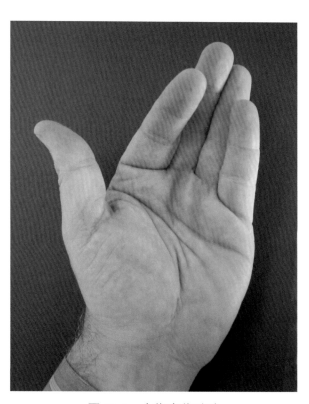

图 90.1 小指内收试验

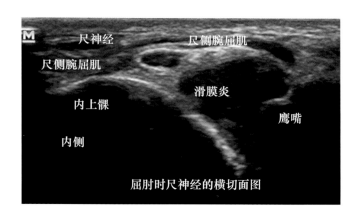

尺神经　尺侧腕屈肌
尺侧腕屈肌
滑膜炎
内上髁
鹰嘴
内侧

屈肘时尺神经的横切面图

图 90.2 横切面超声显示：一位类风湿性关节炎患者因滑膜炎导致尺神经卡压

（李玉琴　薛鹏飞　译　刘波涛　审校）

　　外翻伸展超荷试验有助于检查者鉴别是否存在后内侧尺骨鹰嘴骨赘或鹰嘴窝过度生长，又或是炎症过程引起的钙化压迫（图91.1）。进行外翻伸展超荷试验时，检查者用一只手稳定肱骨，另一只手旋前患者前臂，同时施加外翻应力，迅速以最大限度伸展肘关节（图91.2）。如果肘关节快速伸展引起后内侧区域疼痛则认为该试验阳性，这可能是由于尺骨鹰嘴骨赘或钙化被压迫进入鹰嘴窝导致。

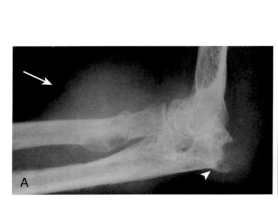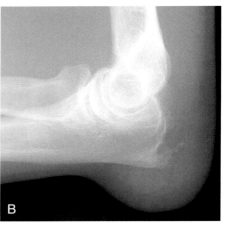

图91.1　痛风患者的肘关节异常。（**A**）尺骨鹰嘴改变，包括软组织肿胀和亚急性骨下侵蚀（短箭头）。其他的软组织肿胀也很明显（长箭头）。（**B**）另一例伴有痛风石和钙化的患者也有类似的改变（From Resnick D，Kransdorf MJ，eds. *Bone and Joint Imaging*. 3rd ed. Philadelphia，PA：Saunders；2005：451.）

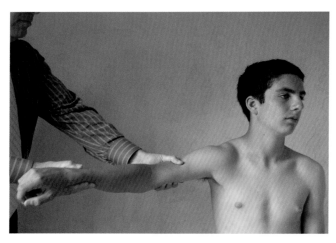

图91.2　外翻伸展超荷试验。检查者用一只手稳定肱骨，另一只手旋前患者前臂，同时施加外翻应力，迅速以最大限度伸展肘关节

（李玉琴　薛鹏飞　译　刘波涛　审校）

第92章　前臂外侧皮神经卡压综合征：加压试验

　　前臂外侧皮神经卡压综合征是由于前臂外侧皮神经被肱二头肌腱或肱肌卡压所致。临床上，患有前臂外侧皮神经卡压综合征患者表现为从肘部到拇指根部的疼痛和感觉异常。前臂桡侧区域钝痛也是常见的不适主诉，当肘部处于屈曲状态时，这种疼痛通常会加重。前臂外侧皮神经是肌皮神经的延续。肌皮神经穿过肱二头肌腱外侧筋膜，然后进入前臂延伸为前臂外侧皮神经（图 92.1）。神经在此位置容易受到卡压。前臂外侧皮神经走行于头静脉后方，在此分支后继续沿着前臂桡侧缘走行，为前臂掌侧皮肤提供感觉支配。继续向前走行至腕部桡动脉，支配拇指根部感觉。背侧支提供前臂背侧表面皮肤感觉。

　　前臂外侧皮神经卡压综合征的疼痛可能在肘部急性扭伤或者覆盖于前臂外侧皮神经的软组织直接损伤之后诱发，疼痛的发生也可能更加隐蔽，没有明显的诱发因素。在肘弯处携带沉重的手提包或者购物袋也可能与神经压迫相关。这种疼痛呈持续性，并且随着肘部活动而加剧。前臂外侧皮神经卡压综合征的患者在敲击间盘或弹奏钢琴时疼痛加重，通常存在睡眠障碍。在体格检查中，触诊肘部前臂外侧皮神经仅在肱二头肌腱外侧有触痛点。肘关节活动范围正常。前臂外侧皮神经卡压综合征患者表现出抵抗前臂屈曲或旋转时出现疼痛。前臂外侧皮神经卡压综合征患者还表现为加压试验阳性。

　　进行前臂外侧皮神经卡压综合征加压试验时，要求患者呈坐立姿势，患肢保持部分屈曲的体位（图 92.2）。检查者用力在患者肘部肱二头肌腱外侧区域紧压 30 秒，前臂外侧皮神经卡压综合征患者会出现前臂外侧皮神经分布区域的疼痛和异常感觉加重（视频 92.1）。

　　因为神经根型颈椎病和网球肘有时可出现类似前臂外侧皮神经卡压综合征的表现，应注意行肌电图检查来鉴别 C6 神经根病变与前臂外侧皮神经卡压，并排除双卡综合征。如果怀疑关节不稳或肿块，需要行肘关节 MRI 和（或）超声成像检查。前臂外侧皮神经注射局部麻醉药可作为诊断和治疗手段。

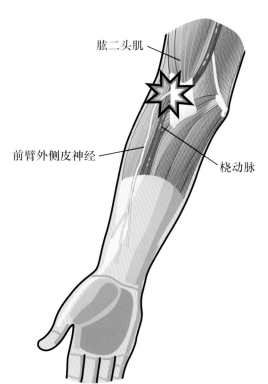

肱二头肌

前臂外侧皮神经

桡动脉

图 92.1　前臂外侧皮神经卡压：相关软组织解剖学

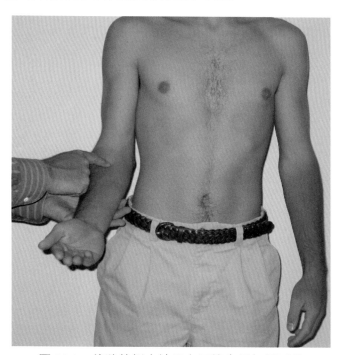

图 92.2　前臂外侧皮神经卡压综合征加压试验

（李玉琴　薛鹏飞　译　刘波涛　审校）

第 93 章　肱三头肌弹响综合征：弹响征

肘部尺神经卡压的原因有很多，包括肘管顶部韧带的增厚（Osborne 病变）、肘管底部增厚、尺神经周围的骨赘生长、软组织肿块或肿瘤压迫尺神经，尺神经脱出肘管的异常半脱位（图 93.1）。这种异常移位可能是由于韧带的发育不全或肘关节屈曲时肱三头肌内侧头半脱位引起的（图 93.2）。当肱三头肌发生半脱位时，肘关节可触摸到，并且有时可听到肘部弹响声。这些信息构成了肱三头肌弹响综合征弹响征的基础。

进行肱三头肌弹响综合征的弹响征测试时，患者取坐位，嘱其患侧手臂进行反复快速的屈曲动作，同时检查者用手托住患者肘部（图 93.3），可听见或可触摸到弹响声则提示弹响征阳性。进行肘关节屈曲位和伸展位的 MRI 检查，可以明确导致肱三头肌弹响综合征发生的异常解剖部位（视频 93.1）。肌电图和肘部神经传导检测均有助于明确尺神经卡压的解剖部位，并排除临床症状相似的神经根病和神经丛病。

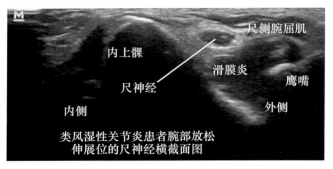

图 93.1 横断面超声图像显示类风湿性关节炎患者滑膜炎形成导致尺神经受损

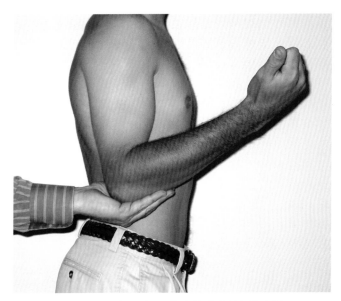

图 93.3 肱三头肌弹响综合征的弹响征

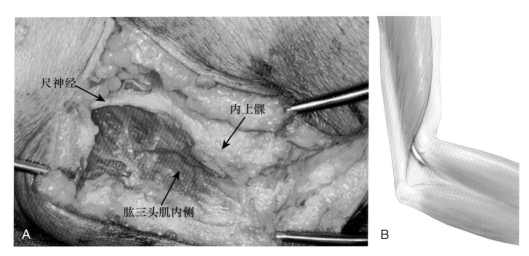

图 93.2 肘管及其周围结构的（**A**）尸体解剖图和（**B**）示意图。注意肱三头肌内侧、尺神经和内上髁之间的关系［From Rioux-Forker D，Bridgeman J，Brogan DM. Snapping triceps syndrome. *J Hand Surg Am*. 2018；（43）1：90.e1-90.e5.］

（顾芳　李玉琴　译　刘波涛　审校）

第94章 肱三头肌腱炎：弹响征

尺骨鹰嘴滑囊炎是目前引起肘后部疼痛最常见的原因。尽管肱三头肌腱炎也会引起肘后疼痛，但不常见。肱三头肌腱炎可由重复性的应力损伤引起，例如使用运动器材时反复的抵抗伸展；肘部伸展时对肘后部造成的直接损伤（例如，传递橄榄球时的一个四分卫擒杀）；或者在手臂伸展时突然减速的反作用力（例如，在跆拳道运动中抵挡打击）。肱三头肌腱炎表现为肘部伸展时的疼痛。与尺骨鹰嘴滑囊炎不同的是，只有轻微的关节积液或肿胀，其主要的生理损伤是肱三头肌腱远端的触痛、发热，在患肢伸展时可能会发出

嘎吱声。患肢"嘎吱声"形成了肱三头肌腱炎弹响征的基础。进行肱三头肌腱炎的弹响征试验时，嘱患者取坐位，之后做抵抗前臂伸展运动，同时检查者将示指放在肱三头肌远端肌腱上（图94.1）。如果存在肱三头肌腱炎，检查者对远端肌腱施加的压力可能会增加患者的疼痛，当手臂伸展时检查者会感觉到肌腱的嘎吱声。这些现象构成了肱三头肌腱炎弹响征的阳性结果。应对患者进行肘部的MRI检查，以确定导致肌腱炎发生的骨性或软组织异常，同时排除肱三头肌腱的部分撕裂。

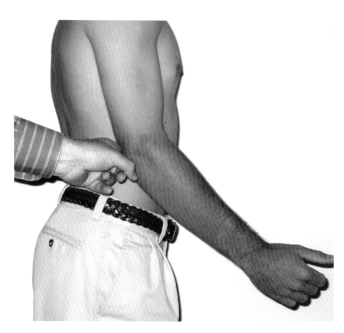

图 94.1 肱三头肌腱炎的弹响征

（顾芳　李玉琴　译　刘波涛　审校）

第 95 章　鹰嘴滑囊炎：冲击触诊试验

鹰嘴滑囊容易受到急性创伤和反复微小创伤的伤害。急性损伤通常来自于做运动（例如打曲棍球）或者摔倒时外力对肘部鹰嘴的直接损伤。依靠肘部力量抬举或长时间伏案工作所产生的反复压力会导致鹰嘴滑囊发炎和肿胀（图 95.1）。痛风或细菌感染很少会引起急性鹰嘴滑囊炎。如果鹰嘴滑囊炎演变为慢性炎症，滑囊可能会发生钙化，残留的结节称为结石。

患有鹰嘴滑囊炎的患者经常会主诉肘部的任何活动都会引发疼痛和肿胀，尤其是在肘部伸展时。疼痛局限于鹰嘴区域，牵涉性疼痛涉及肘关节上方。通常，对患者影响更多的是滑囊周围的肿胀而不是疼痛，因为肿胀剧烈，而且经常突然发作。体格检查显示鹰嘴区有压痛点和滑囊肿胀，有时上诉症状可涉及范围相当广泛。被动伸展、抵抗肩关节屈曲以及滑囊上施加任何压力都会重现疼痛。感染鹰嘴滑囊炎的患者也会出现冲击触诊试验阳性体征。

进行鹰嘴滑囊炎的冲击触诊试验时，患者取坐位，将患肢置于检查者的手臂上稍事休息，检查者轻触鹰嘴上方的肿胀区域。冲击触诊法应显示出柔软、不稳定的肿胀。缺乏波动感则提示为有脓肿或其他病理过程。如果对诊断有疑问，MRI 和（或）超声成像可以帮助明确肘关节后部肿胀的原因（图 95.2 和图 95.3）

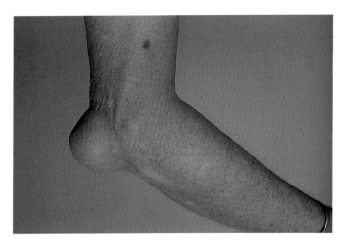

图 95.1 早期类风湿性关节炎患者的鹰嘴滑囊炎（From Groff GD. Axial and peripheral joints：olecranon bursitis. In：Klippel JH，Dieppe PA，eds. *Rheumatology*. 2nd ed. London：Mosby；1998：143.）

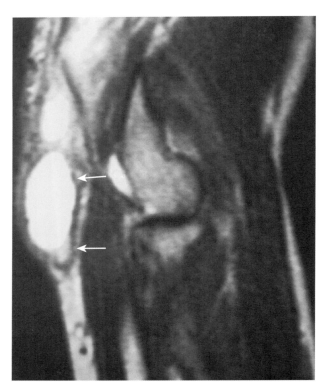

图 95.2 鹰嘴滑囊炎。矢状 T2 加权像 MRI 显示三头肌腱撕裂患者（图中未显示）肘后方的局灶性液体聚集（箭头）（From Kaplan PA，Helms CA，Dussault R，et al. *Musculoskeletal MRI*. Philadelphia，PA：Saunders；2001：235.）

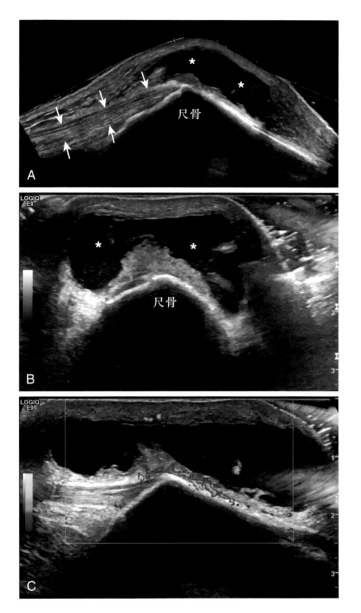

图 95.3　鹰嘴滑囊炎患者（**A**）纵向和（**B**）轴向超声图像。尺骨近端表面有一个低回声、充满液体的滑囊（星号），纵向图像上可见远端三头肌腱（白色箭头）。（**C**）多普勒超声图像显示囊周围血管增多，符合轻度炎性滑膜炎的表现（From Waldman SD，Campbell，RSD. *Imaging of Pain*. Philadelphia，PA：Saunders/Elsevier；2010：275，Fig. 108.1.）

（顾芳　李玉琴　译　刘波涛　审校）

第 96 章 网球肘试验

网球肘（又称肱骨外上髁炎）是由前臂伸肌腱的重复性微损伤引起。网球肘最初的病理生理学变化是桡侧腕伸肌和尺侧腕伸肌起始部的微小撕裂伤。然后导致炎症发生，随着前臂伸肌的持续过度使用或错误使用，可演变为慢性炎症。同时，合并的滑囊炎、关节炎和痛风也可能导致网球肘的持续性疼痛和功能障碍。

网球肘发生在从事重复性活动的患者中，这些活动包括抓握动作（比如政客们握手）或高扭矩转动手腕（比如在冰淇淋店舀冰淇淋）。网球运动员发展成网球肘主要通过两种不同的途径：一是由于球拍过重而增加握拍力量；二是在反手击球时肩膀和肘部在前，而不是保持肩膀和肘部与球网平行（图 96.1）。其他球拍运动类选手也容易罹患网球肘。

网球肘的疼痛局限于外上髁区域，其疼痛呈持续性，并且随着手腕的主动用力而加重。患者主诉不能拿起咖啡杯或锤子，睡眠障碍很常见。体格检查时，外上髁或下方伸肌腱有压痛。许多网球肘患者受累伸肌腱内出现带状增厚，肘部活动范围正常，患侧的握力减弱，网球肘试验呈阳性。进行该测试时，先固定患者的前臂，然后嘱患者握紧拳头，主动伸展手腕（视频 96.1）。然后，检查者试图用力迫使手腕屈曲（图 96.2）。如有突发而剧烈的疼痛则高度提示网球肘。

桡管综合征和少数 C6 ～ C7 神经根病可出现类似网球肘的症状。桡管综合征是一种由于肘下桡神经卡压导致的继发性神经病变（见第 91 章）。桡管综合征与网球肘的区别在于：前者触痛点在桡骨外上髁远端，而网球肘的触痛点在外上髁上（图 96.3）。肌电图有助于将颈神经根病和桡管综合征与网球肘区分开来。所有表现为网球肘的患者均需要进行 X 线平片检查，以排除关节鼠和其他隐匿性骨性病变。为了明确诊断或者怀疑有关节不稳定时，需进行肘关节的 MRI 和（或）超声检查（图 96.4 和图 96.5）。

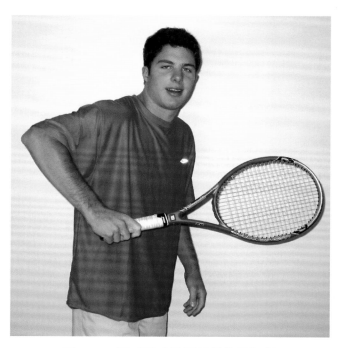

图 96.1 网球运动员肘部损伤的机制

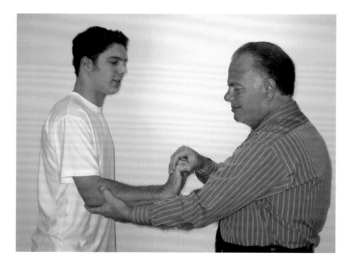

图 96.2 网球肘试验

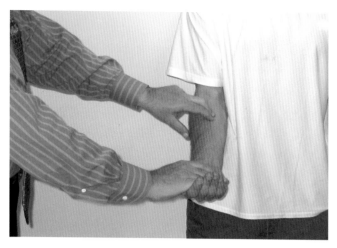

图 96.3　桡管综合征患者在桡神经上方有最大压痛点

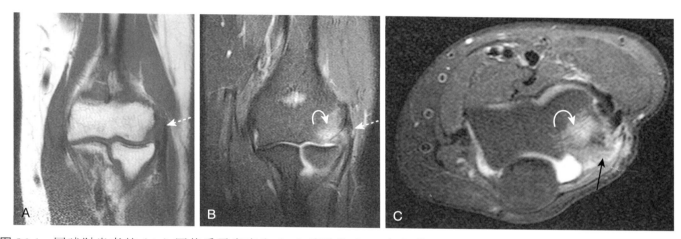

图 96.4　网球肘患者的（**A**）冠状质子密度和（**B**）脂肪饱和 T2 加权像（FST2W）MRI。指伸肌总腱内（白色虚箭头）有增厚和信号强度（SI）增加，并伴有下层的骨髓水肿（弯曲箭头）。（**C**）在轴位 FST2W MRI 上也可以看到骨髓（弯曲箭头），伸肌总腱后方的软组织增厚和 SI 增加可能反映了相关的软组织撞击（黑色箭头）（From Waldman SD，Campbell，RSD. *Imaging of Pain*. Philadelphia，PA：Saunders/Elsevier；2010，Fig. 103.2. ）

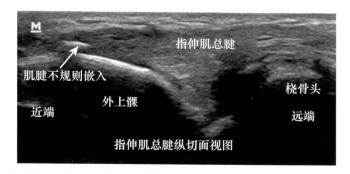

图 96.5　1 例网球肘患者的典型超声图像：纵切面超声图像显示指伸肌总腱不规则嵌入

（顾芳　李玉琴　译　刘波涛　审校）

第97章　肱骨外上髁炎：Maudsley 试验

进行肱骨外上髁炎 Maudsley 试验时，患者取坐位，前臂放松地放在桌子上，手和手腕悬于桌子边缘（图 97.1）。然后检查者固定患者前臂，在患者用力伸展中指的同时施加阻力（图 97.2）。如果患者出现外上髁疼痛，则结果为阳性。该试验引起的疼痛被认为是指总伸肌在外上髁的附着处发生炎症引起的。

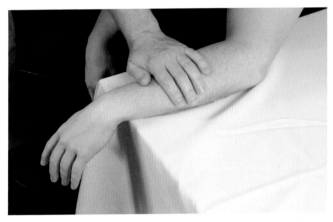

图 97.1　进行肱骨外上髁炎 Maudsley 试验时，患者取坐位，前臂放松地放在桌子上，手和手腕悬于桌子边缘

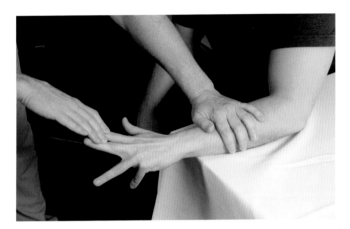

图 97.2　检查者固定患者前臂，在患者用力伸展中指的同时施加阻力

（顾芳　李玉琴　译　刘波涛　审校）

进行肱骨外上髁炎的抬椅试验时，嘱患者站在椅子后面，肘部完全伸展，前臂内旋（图 98.1）。然后嘱患者使用拇指、示指、中指、环指捏住椅背（图 98.2），随后抬起椅子（图 98.3）。如果患者在抬起椅子时，伸肌总腱在肱骨外上髁的附着处发生剧烈疼痛，则该试验结果为阳性。

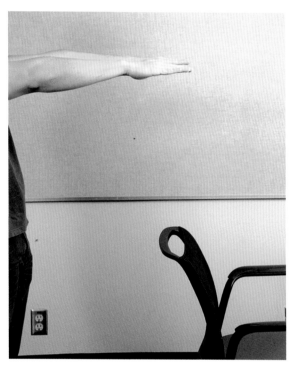

图 98.1　嘱患者站在椅子后面，肘部完全伸展，前臂内旋

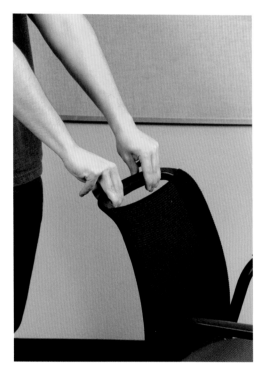

图 98.2　然后嘱患者用拇指、示指、中指、环指捏住椅背

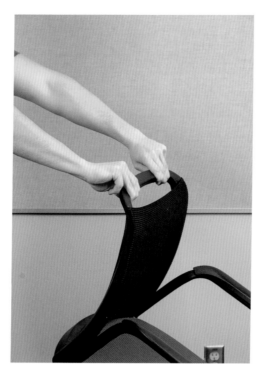

图 98.3　然后嘱患者抬起椅子

（顾芳　李玉琴　译　刘波涛　审校）

第 99 章　高尔夫球肘试验

高尔夫球肘（也称为肱骨内上髁炎）是由前臂屈肌腱的重复性微损伤引起的，其方式类似于网球肘。高尔夫球肘肘部的病理生理学改变最初是由旋前圆肌、桡侧腕屈肌、尺侧腕屈肌和掌长肌起点处的微撕裂引起的。由于持续过度使用或误用前臂屈肌，可能会发生继发性炎症，并可能演变为慢性炎症。同时存在的滑囊炎、关节炎和痛风也可能使高尔夫球肘的疼痛和功能障碍持续存在。

高尔夫球肘好发于长期从事重复性屈曲活动的人群中，包括投掷棒球、携带沉重行李箱和打高尔夫球。这些活动都有一个共同之处，即手腕的重复性屈曲，以及因过度负重或突然停止运动而导致的屈肌腱损伤。许多会导致网球肘的活动也可能导致高尔夫球肘。

高尔夫球肘肘部的疼痛局限于肱骨内上髁区域。它是持续存在的，并且随着手腕的主动收缩而疼痛加剧。患者发现无法握住高尔夫球杆，睡眠障碍也很常见。进行体格检查时，肱骨内上髁处或正下方的屈肌腱有压痛。许多高尔夫球肘患者在受影响的屈肌腱内表现出带状增厚。肘部活动范围正常，患肢的握力减弱。高尔夫球肘患者的高尔夫球肘试验呈阳性。进行该试验时，先固定患者的前臂，然后嘱患者主动屈曲手腕来进行测试。同时，检查者施加阻力迫使手腕伸直（图 99.1）。突然而剧烈的疼痛则高度提示其为高尔夫球肘。

偶尔，C6～C7 神经根病变也有类似高尔夫球肘的临床表现。颈神经根病变的患者除了有肘部的症状外，通常还会有颈部疼痛和上肢近端的疼痛。肌电图检查可以帮助区分颈神经根病和高尔夫球肘。所有出现高尔夫球肘的患者均需进行 X 线平片检查，以排除关节鼠和其他隐匿性骨质病变。当怀疑关节不稳定时，需要对肘部进行 MRI 和（或）超声波成像以确定诊断（图 99.2）。

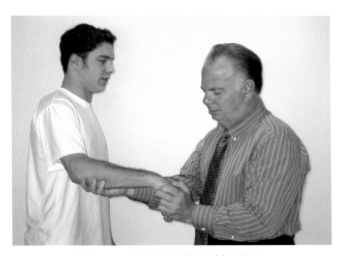

图 99.1　高尔夫球肘的肘部测试

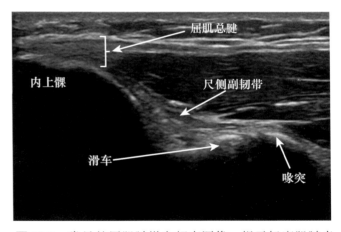

图 99.2　常见的屈肌腱纵向超声图像。提示轻度肌腱炎

（顾芳　李玉琴　译　刘波涛　审校）

第 100 章　鉴别肱骨外上髁炎和肱骨内上髁炎：Polk 试验

在一些患者身上，检查者发现难以确定肘部疼痛的具体解剖位置，尤其是当疼痛源于多个病理过程时。Polk 试验有助于准确地鉴别肱骨外上髁炎和肱骨内上髁炎。进行该项测试时，患者保持坐位，并将肘部弯曲 90°（图 100.1）。嘱患者将手掌向下转动（前臂和手内旋），使掌心朝向地面（图 100.2）。然后嘱患者抓住购物袋提手，袋中的物品至少有 6 磅重，然后向上提起购物袋（图 100.3）。如果提袋时外上髁突然疼痛，则很可能诊断为网球肘。之后嘱患者将手掌向上转动（前臂和手旋后），使掌心朝向天花板（图 100.4）。接着再次嘱患者抓住购物袋提手，袋中的物品至少有 6 磅重，然后向上提起购物袋（图 100.5）。如果提袋时会导致内上髁突然疼痛，那么诊断很可能是高尔夫球肘。应该记住，难以确定疼痛部位的患者往往遭受不止一种病理过程的折磨。在这种情况下，当怀疑关节不稳定时，需要对肘部进行 MRI 或超声波成像以确认诊断。

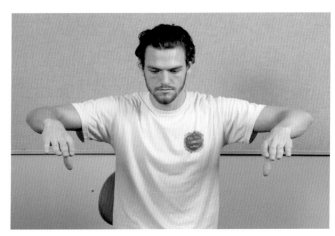

图 100.2　Polk 试验的步骤 2。嘱患者将手掌向下转动（前臂和手内旋），使掌心朝向地面

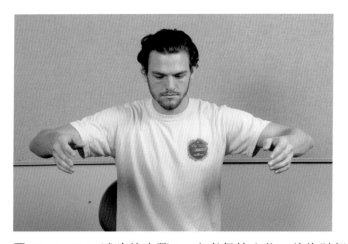

图 100.1　Polk 试验的步骤 1。患者保持坐位，并将肘部弯曲 90°

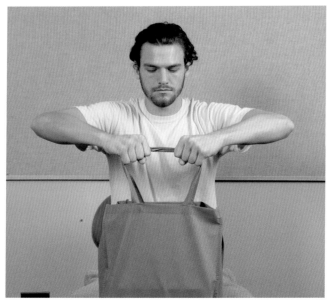

图 100.3　Polk 试验的步骤 3。嘱患者抓住购物袋提手，袋中的物品至少有 6 磅重，然后向上提起购物袋

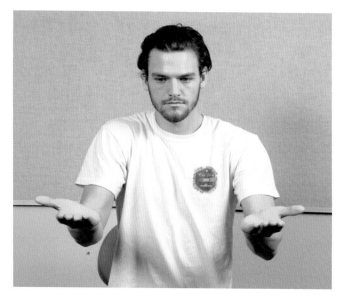

图 100.4　Polk 试验的步骤 4。嘱患者将手掌向上转动（前臂和手旋后），使掌心朝向天花板

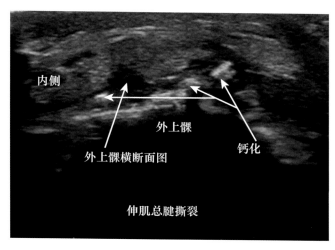

图 100.6　横断面超声图像显示弥漫性肘部疼痛患者的钙化性肌腱炎和肱骨外上髁炎

（顾芳　李玉琴　译　刘波涛　审校）

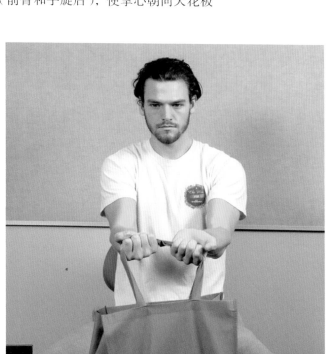

图 100.5　Polk 试验的步骤 5。再次嘱患者抓住购物袋提手，袋中的物品至少有 6 磅重，然后向上提起购物袋

第 101 章 登山肘：肱肌跳跃试验

肱肌远端肌腱单位的损伤比肘部肌腱的损伤要少得多，因为相对于远端二头肌肌腱单位，它具有更多的保护性。诱发因素包括引体向上造成的反复性应力性损伤，在竞技摔跤比赛中完全收缩的肱肌突然伸展，最常见的是攀岩过程中的损伤（图 101.1）。

进行登山肘的肱肌跳跃试验时，患者保持站立位，肘部略微弯曲。然后嘱患者收缩前臂以抵抗阻力。之后，检查者触诊肌肉的远端肌腱单位，以类似于触诊触发点的方式（图 101.2）。如果远端肌腱单位拉伤或发炎，触诊时将引出阳性的跳跃征。MRI 和（或）超声成像将显示快速 STIR 和 T2 加权像上的损伤或炎症（图 101.3）。

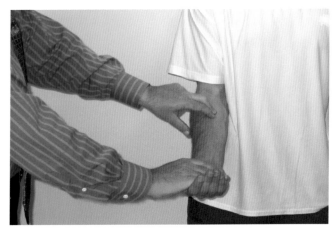

图 101.2 登山肘的肱肌跳跃试验

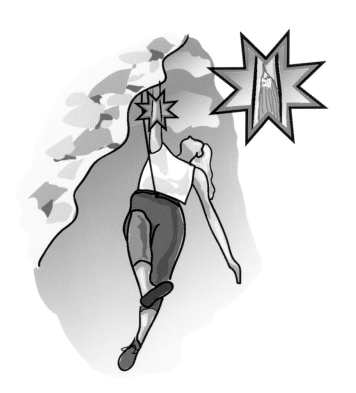

图 101.1 攀岩过程中的劳损是导致肱肌（登山者肘部）远端肌腱部受伤的常见原因

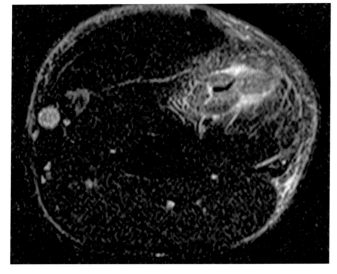

图 101.3 登山肘。轴位 STIR 成像显示该患者在做引体向上运动时受伤，肱肌腹部出现异常的羽毛状高信号 [From Wenzke DR. MR imaging of the elbow in the injured athlete. *Radiol Clin North Am.* 2013；51（2）：195-213.]

（顾芳　李玉琴　译　刘波涛　审校）

第 102 章　桡管综合征：压迫试验

桡管综合征是一种桡神经的卡压性神经病变，临床上常被误诊为顽固性网球肘。在桡管综合征中，桡神经骨间后支卡压有多个发病机制，这些原因具有相似的临床表现，其中包括桡骨头前方异常的纤维带、压迫神经的异常血管和桡侧腕短伸肌尖锐的腱缘（图102.1）。这些机制可以单独存在，也可以同时存在。

无论桡神经卡压的机制如何，桡管综合征的常见临床特征是肱骨外上髁下方的疼痛。桡管综合征的疼痛可能发生在急性扭转损伤或桡神经骨间后支上方软组织的直接创伤后，也可能无明显的刺激因素而隐匿发病。这种疼痛是持续性的，并且随着手腕的主动旋后而加重。患者经常会发现无法握住咖啡杯或锤子，睡眠障碍也很常见。体格检查时，触诊肱骨外上髁下方的桡神经骨间后支有压痛。肘部活动范围正常，患侧的握力可能会减弱。桡管综合征患者在对抗前臂的旋后运动时出现疼痛。

颈神经根病和网球肘与桡管综合征表现相似。桡管综合征与网球肘的区别在于，对于桡管综合征，触诊最大压痛点位于桡神经骨间后支上方的外上髁远端，而对于网球肘，触诊最大压痛点位于外上髁上方（图102.2）。患有桡管综合征的患者将表现为桡管综合征的压迫试验呈阳性。

进行桡管综合征的压迫试验时，检查者紧紧压迫桡神经上方的区域30 s（图102.3）。如果患者诉桡神经分布区域有疼痛和感觉异常，并且随着神经的持续受压，握力逐渐减弱，则认为试验结果为阳性（视频102.1）。

肌电图有助于将颈神经根病、桡管综合征与网球肘区分开来，肘部和前臂的磁共振成像和（或）超声成像可以帮助确定诊断，并有助于阐明桡神经受压的确切原因。

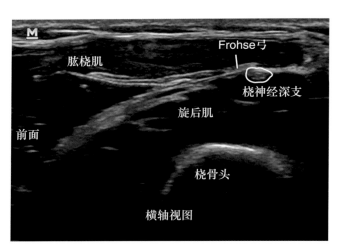

图 102.1　显示桡神经深支与 Frohse 弓、旋后肌和肱桡肌之间关系的横轴超声图像

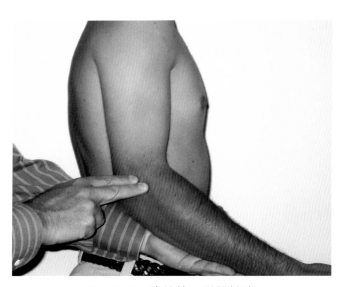

图 102.2　肱骨外上髁的触诊

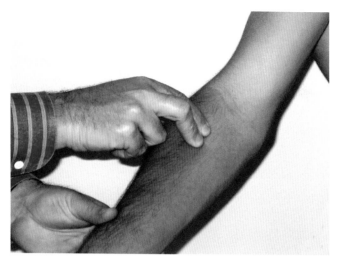

图 102.3　桡管综合征的压迫试验

（顾芳　李玉琴　译　刘波涛　审校）

第 103 章　旋前圆肌综合征：强迫旋前试验

旋前圆肌综合征是由于旋前圆肌压迫正中神经所致。这种症状通常发生在重复的肘关节运动之后，如砍柴、划桨或清洗鱼；在竖琴手和小提琴手等音乐家身上也有报道。临床上，旋前肌综合征表现为一种局限于前臂的慢性疼痛感，疼痛偶尔会扩散到肘部。旋前肌综合征患者可能会在活动量极少的情况下，感觉前臂疲劳或沉重以及患肢活动笨拙。与腕管综合征不同，旋前肌综合征患者的夜间症状不常见。

身体检查包括前臂旋前圆肌区域的压痛，可以发现旋前圆肌的单侧肥大（图 103.1）。当正中神经经过旋前圆肌下方时，可能出现 Tinel 征阳性。由正中神经支配的前臂和手部的肌无力现象可以通过仔细的徒手肌力试验来检查。旋前肌综合征试验呈阳性的患者，在完全旋后的手臂被强迫旋前时出现疼痛，则高度提

示旋前圆肌压迫正中神经（图 103.2 和视频 103.1）。

正中神经被 Struthers 韧带卡压，在临床上表现为不明原因的持续性前臂疼痛，是由一条从髁上突至内上髁的异常韧带压迫正中神经引起的。临床上很难与旋前圆肌综合征相鉴别。通过肌电图和神经传导速度测试，并结合髁上突的影像学和超声检查，可以诊断出肘部正中神经受压。

这两种卡压性神经病变都与单独压迫骨间前神经不同，后者发生在肘部以下 6～8 cm 处。这些综合征也应与累及 C6 或 C7 神经根的颈神经根病区分开来，后者的临床表现有时与正中神经受压相似。此外，应记住，颈神经根病和正中神经卡压可作为所谓的双重挤压综合征共存。双挤压综合征最常见于手腕正中神经卡压或腕管综合征。

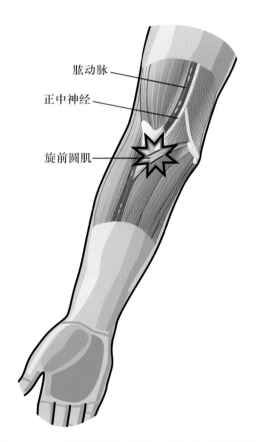

肱动脉

正中神经

旋前圆肌

图 103.1　旋前圆肌综合征：相关软组织解剖

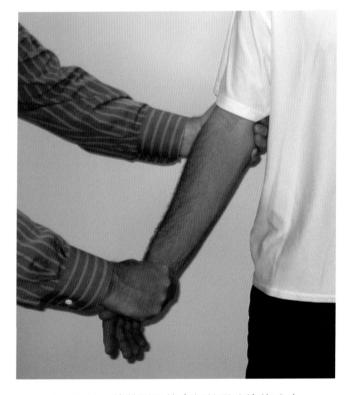

图 103.2　旋前圆肌综合征的强迫旋前试验

（顾芳　李玉琴　译　刘波涛　审校）

第 104 章 骨间前综合征：Pinch 试验（夹捏试验）

骨间前综合征是一种罕见的疾病，疼痛科医生偶尔会遇到。尽管此综合征比较罕见，但骨间前综合征的特征性临床表现使其易于诊断。骨间前综合征的疼痛和无力是由于肘部下方的正中神经受到长指的旋前圆肌和指浅屈肌的肌腱起始部或异常血管的压迫所致。症状的出现通常发生在前臂的急性创伤后或者重复性的前臂和肘部运动后（例如使用冰锥）。类似于 Parsonage-Turner 综合征的炎症原因也被认为是骨间前综合征的病因之一。

临床上，骨间前综合征表现为前臂近端的急性疼痛。随着疾病的进展，骨间前综合征患者可能在轻微的活动后就会有前臂的疲劳或沉重感。由于拇长屈肌和指深屈肌麻痹，导致患者无法用拇指和示指捏住物体。

体格检查可以发现因拇长屈肌和指深屈肌麻痹而导致拇指指间关节和示指远端指间关节不能弯曲（图 104.1）。在部分患有骨间前综合征的患者中，前臂旋前圆肌区域有压痛。在肘关节下方约 6～8 cm 处的正中神经骨间前支也可表现为 Tinel 征阳性。患有骨间前综合征的患者将表现为 pinch 试验（夹捏试验）阳性。进行骨间前综合征的夹捏试验时，嘱患者用拇指和示指紧捏一把钥匙。如果存在骨间前神经受损，可以发现患者的捏合角度变平，这与拇长屈肌和指深屈肌无力的表现相一致（图 104.2）。

骨间前综合征也应与累及 C6 或 C7 根的颈神经根病区分开来，后者的临床表现有时与正中神经受压相似。此外，应记住，颈神经根病和正中神经卡压可作为所谓的双重挤压综合征共存。双挤压综合征最常见于手腕正中神经卡压或腕管综合征。

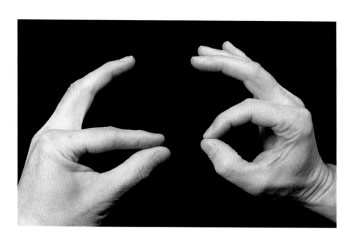

图 104.1 骨间前神经麻痹。左手显示出拇长屈肌和指深屈肌因功能丧失而出现的特征性夹捏模式（From Nashel DJ. Entrapment neuropathies. In：Klippel JH，Dieppe PA，eds. *Rheumatology*. 2nd ed. London：Mosby；1998：164.）

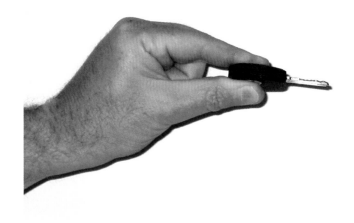

图 104.2 骨间前综合征的 pinch 试验（夹捏试验）

（顾芳 李玉琴 译 刘波涛 审校）

交叉综合征是一种过度使用综合征，其特征是拇长展肌和拇短伸肌与桡侧腕长伸肌和桡侧腕短伸肌的交叉点处的疼痛和肿胀（图 105.1）。这些肌群的交叉点在腕关节上方约 8 ～ 10 cm 处。交叉综合征通常是由大量使用划船机和激进的重量训练引起的。交叉综合征的疼痛会让人感觉非常虚弱。

体格检查可发现，患有交叉综合征的患者在桡腕关节上方约 8 ～ 10 cm 处会出现肿胀、弥漫性压痛区域。这些患者将表现出由腱鞘炎引起的嘎吱作响的肌腱弹响试验阳性。对交叉综合征患者进行肌腱弹响试验时，嘱患者将手臂放在检查者的手臂上，检查者触诊炎症肌腱的交叉点（图 105.2），同时嘱患者活动拇指，弯曲和伸展腕部。如果检查者在炎症肌腱相互交叉活动时感觉到嘎吱作响，则该测试结果为阳性。

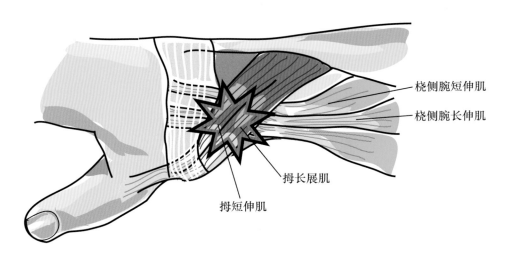

桡侧腕短伸肌
桡侧腕长伸肌
拇长展肌
拇短伸肌

图 105.1　交叉综合征：相关软组织解剖

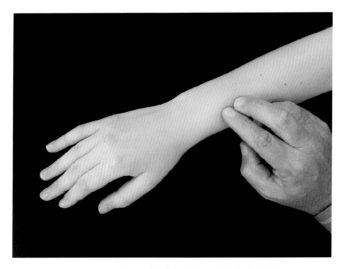

图 105.2　交叉综合征的肌腱弹响试验

（顾芳　李玉琴　译　刘波涛　审校）

第五部分

腕和手

第 106 章　腕的功能解剖

在人类，腕的作用是将手部的力量和运动转移到前臂和上肢近端。腕可在三个平面上运动：

- 屈曲 / 伸展
- 桡偏 / 尺偏
- 旋前 / 旋后

要掌握腕的功能解剖，临床医生必须理解腕关节并不是一个单一的关节，而是由 5 个独立的关节或部分组成的复合结构，这些关节通过协同运动才能让人们完成日常生活活动（图 106.1）。这 5 个关节分别是：

- 桡尺远侧关节，包括桡骨远端和尺骨及其骨间膜。
- 桡腕关节，包括桡骨远端和舟状骨、月骨近端关节面。
- 腕尺关节，包括尺骨远端和三角纤维弹性软骨，其功能是连接尺骨远端与月骨及三角骨。
- 近腕关节，通过背侧、掌侧和骨间韧带连接舟状骨、月骨及三角骨。
- 腕中关节，由头状骨、钩骨、大多角骨及小多角骨组成。

复杂的韧带结构和三角纤维软骨（triangular fibroelastic cartilage，TFC）这一特殊结构实现腕部众多骨结构的协调运动。对腕部韧带的全面回顾超出了本章叙述的范围和目的，但它有助于临床医生理解基本解剖学知识。一般来说，腕关节的内在韧带是指起始和附着均位于腕骨上的韧带，而外在韧带是指起始自桡骨或尺骨远端，附着于腕骨的韧带。腕部的所有韧带都非常邻近腕部的骨性结构，这增加了它们将力转移到前臂和上肢近端的能力。但腕部缺乏肌肉或软组织，使手腕的韧带结构及其下方的神经、血管和骨骼更容易受到损伤。

TFC 位于尺骨远端、月骨和三角骨之间，是一种独特的结构，更像是韧带，其功能类似于椎间盘的作用（图 106.2）。TFC 由非常坚韧的弹性纤维构成，之所以说它的作用类似于椎间盘，是因为它是腕关节的主要减震结构，说它的作用类似于韧带，因为它是桡尺远侧关节的主要稳定结构。TFC 易受创伤，由于其血供不丰富，在受伤或者外科手术后通常较难愈合，尤其是发生在其桡骨面上。

负责腕关节运动的肌肉、肌腱单位起始于肘部，止点附着于掌骨。可分为屈肌、伸肌和旋肌。腕部主要的屈肌是桡侧腕屈肌和尺侧腕屈肌。主要的伸肌是桡侧腕长伸肌和桡侧腕短伸肌。主要的桡侧旋肌是拇长展肌，主要的尺侧旋肌是尺侧腕伸肌。屈肌腱由屈肌支持带固定，支持带从大多角骨和舟状骨的侧面横向延伸至豌豆骨和钩状骨的钩突。据估计，屈肌支持带通过防止屈肌腱在负荷下弯曲的作用，可将屈肌腱的力提高 5 倍。

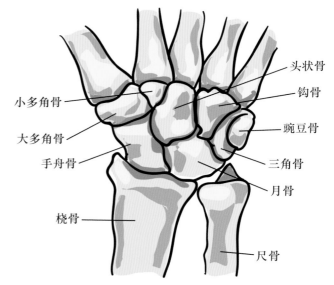

图 106.1 腕关节的骨性解剖

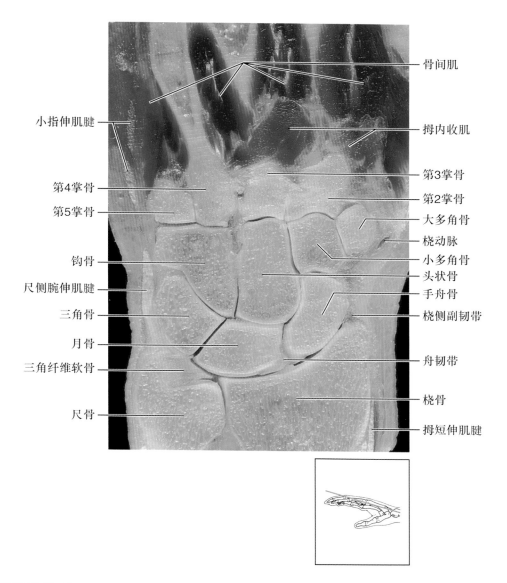

骨间肌

小指伸肌腱

拇内收肌

第4掌骨

第3掌骨

第5掌骨

第2掌骨

大多角骨

钩骨

桡动脉

尺侧腕伸肌腱

小多角骨

三角骨

头状骨

月骨

手舟骨

三角纤维软骨

桡侧副韧带

尺骨

舟韧带

桡骨

拇短伸肌腱

图 106.2　三角纤维软骨（From Kang HS，Ahn JM，Resnick D. *MRI of the Extremities*. 2nd ed. Philadelphia：Saunders；2002：163.）

（汤达承　李玉琴　译　司马蕾　审校）

第 107 章　腕和手视诊

背面

嘱患者掌心向下，检查者查看手指和腕部有否肿胀或红晕，可能提示存在炎症或感染（图 107.1）。然后，检查者会检查手指和腕有否尺偏，可能提示类风湿性关节炎。发现退行性改变，包括赫伯登结节和布夏尔结节。注意腕部是否有特征性肿胀，可能提示腱鞘囊肿。掌骨之间的肌肉萎缩，提示可能有神经损伤。

掌面

嘱患者掌心向上（图 107.2），检查者如观察到大鱼际肌萎缩，提示正中神经损伤，小鱼际肌萎缩则提示尺神经损伤。退行性改变，特别注意观察拇指腕掌关节，如发现典型的掌腱膜增厚提示掌腱膜挛缩征（Dupuytren 挛缩）。

侧面观

嘱患者摆出拇指向上的姿势（图 107.3）。仔细评估

鱼际肌可协助正中神经卡压的诊断。这个姿势的观察也可帮助检查者评估拇指腕掌关节是否有退行性改变。

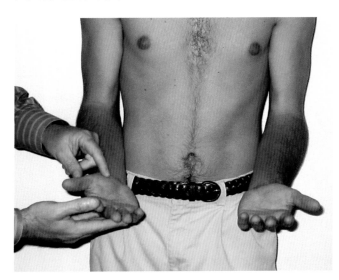

图 107.2　手掌视诊

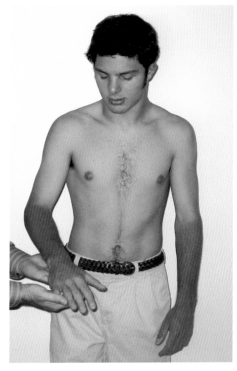

图 107.1　手背视诊

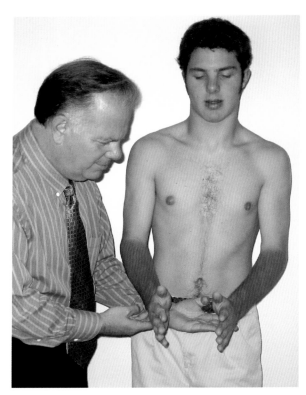

图 107.3　手侧面视诊

（汤达承　李玉琴　译　司马蕾　审校）

第 108 章　腕和手触诊

腕部触诊通常可以帮助检查者得出准确的诊断。嘱患者放松腕部和前臂，并放于检查者手中。由于屈肌腱和屈肌支持带密集成网状，掌面的细小病变不容易被发现，让患者将手腕轻微弯曲有助于发现细小病变。腕背触诊如有增厚、肿胀、积液和颜色改变，提示炎症或感染性疾病（图 108.1）。如存在腱鞘炎，当腕部在最大范围被动活动时可发现捻发音。然后触诊腕背侧有否发现腱鞘囊肿和掌面有否掌腱膜挛缩（图 108.2）。特别注意拇指腕掌关节，这是退行性关节炎的常见部位。再注意观察近端和远端指间关节，触诊每个关节，观察有无积液和滑膜肿胀，按压是否有关节不稳。诊断手指腱鞘炎的体征有捻发音、手掌肿胀、肌腱增厚等。

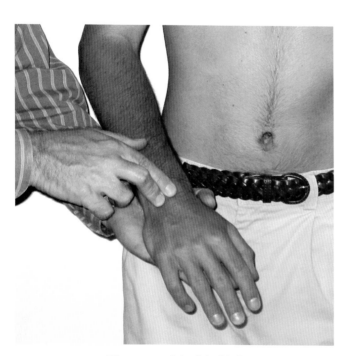

图 108.1　腕部背侧触诊

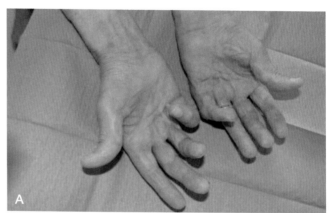

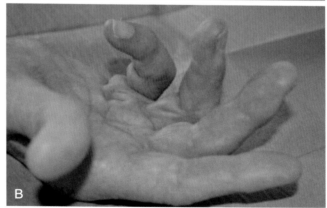

图 108.2　（A 和 B）掌腱膜挛缩的典型表现［From Sibaud V，Chevreau C. Abrupt development of Dupuytren's contractures with the BRAF inhibitor vemurafenib. *Joint Bone Spine*. 2014；81（4）：373-374.］

（汤达承　李玉琴　译　司马蕾　审校）

第 109 章　腕和手伸展

评估腕关节的伸展时，嘱患者把手臂放在身体一侧，并肘关节屈曲至 109°。然后嘱患者最大限度伸展或背伸腕关节（图 109.1）。正常腕关节伸展至 75°，关节炎、腱鞘炎、腱鞘囊肿以及关节积液会限制伸腕的功能，与手腕运动相关的任何关节异常也会限制患者伸腕的功能（图 109.2）（参见第 106 章）。

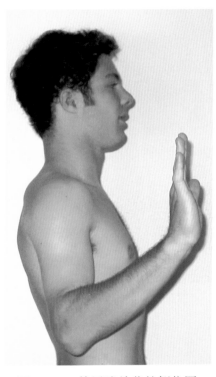

图 109.1　伸展腕关节的侧位图

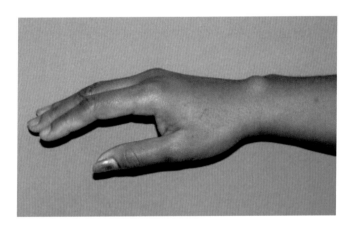

图 109.2　背侧或掌侧腱鞘囊肿可限制腕关节的伸展〔From Meena S，Gupta A. Dorsal wrist ganglion：current review of literature. *J Clin Orthop Trauma*. 2014；5（2）：59-64.〕

（汤达承　李玉琴　译　司马蕾　审校）

第 110 章　腕和手的屈曲

评估手腕的屈曲时，使患者将手臂放在身体一侧并将肘部屈曲90°。然后要求患者最大限度地伸展手腕（图110.1）。正常手腕的弯曲度约为80°。关节炎、腱鞘囊肿或腱鞘炎以及关节积液会限制患者的手腕活动能力，与手腕运动相关的任何关节异常也会限制患者的手腕活动（图110.2）（参见第106章）。

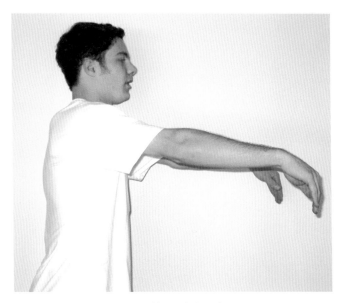

图110.1　伸展手腕的侧视图

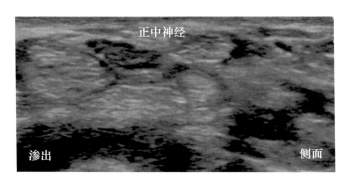

图110.2　横向超声图像显示手腕内的明显积液

（汤达承　李玉琴　译　司马蕾　审校）

第 111 章　腕和手的内收

在手腕完全弯曲或伸展时，几乎不可能进行内收。然而，在中立位置，正常手腕将允许大约 45° 的内收。为了评估手腕的内收情况，可以要求患者将手臂放在一侧，并将肘部弯曲约 90°。然后要求患者最大限度地内收手腕（图 111.1）。关节炎、腱鞘囊肿或腱鞘炎以及关节积液会限制患者内收手腕的能力，与手腕运动相关的任何关节异常也会限制患者内收手腕的能力（参见第 106 章）。

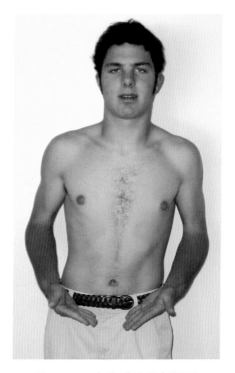

图 111.1　内收手腕的侧视图

（汤达承　李玉琴　译　司马蕾　审校）

第 112 章　腕和手的外展

当手腕完全屈曲或伸展时，几乎不可能进行外展。然而，在正中位置下，正常手腕的外展度约 18°。为了评估腕关节的外展情况，可以使患者将手臂放在身体两侧，并屈曲肘部约 90°。然后要求患者最大限度地外展他们的手腕（图 112.1）。关节炎、腱鞘囊肿或腱鞘炎以及关节积液会限制患者外展手腕的能力，与手腕运动相关的任何关节异常也会限制患者外展手腕的能力（图 112.2）（参见第 106 章）。

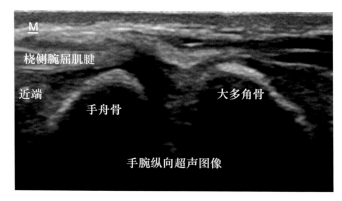

图 112.2　纵向超声图像显示手腕屈肌腱的腱鞘炎。肌腱下可见积液

（汤达承　李玉琴　译　司马蕾　审校）

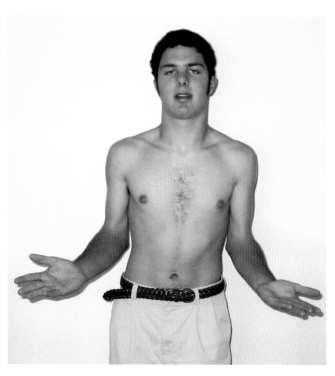

图 112.1　外展手腕的侧视图

第 113 章　腕和手疼痛的病因

腕和手很容易受到各种诱发疼痛因素的影响。其中 90% 以上属于以下类别:

- 腕管综合征
- 拇指腕掌关节炎
- 腱鞘囊肿
- 桡腕关节炎

- 扳机指

临床医生必须认识到,腕部或手部的疼痛可能来源于较远的解剖区域或病理过程,如肺上沟瘤或旋前圆肌综合征。腕关节和手部疼痛也可能被提及,临床医生应意识到,心绞痛也能表现为腕关节和手部的钝痛。表 113.1 为临床医生提供了手和腕疼痛状况的汇总列表。

表 113.1　腕和手的常见疼痛病因

骨骼病变	神经性病变
骨折	正中神经卡压
肿瘤	腕管综合征
骨髓炎	旋前圆肌综合征
骨坏死	骨间前神经综合征
金博克病和 Preiser 病	尺神经卡压
关节病变	尺管综合征
骨关节炎	感觉异常性手痛
类风湿性关节炎	下臂丛损伤
胶原血管疾病	颈神经根损伤
莱特尔综合征	脊髓损伤
银屑病性关节炎	脊髓空洞症
晶体沉积病	脊髓肿瘤
痛风	反射性交感神经营养不良
假性痛风	灼性神经痛
色素沉着绒毛结节性滑膜炎	**血管病变**
扭伤	血管炎
拉伤	雷诺综合征
关节积血	大动脉炎
关节周围病变	硬皮病
腱鞘疾病	**牵涉痛**
扳机指	肩手综合征
屈肌腱鞘炎	心绞痛
伸肌腱鞘炎	
桡骨茎突狭窄性腱鞘炎	
掌腱膜挛缩	
腱鞘囊肿	
痛性痛风	
类风湿性关节炎血管球相关皮下结节	
血管球瘤	

（汤达承　李玉琴　译　司马蕾　审校）

第 114 章　感觉异常性手痛：腕表试验

感觉异常性手痛是腕和手部疼痛和麻木的罕见原因；它也被称为手铐样神经病变。初始症状通常于手腕的桡神经感觉支被过紧的手铐、手表腕带或石膏压迫后发生（图 114.1）。感觉异常性手痛表现为桡侧手背至拇指根部的疼痛及感觉异常和麻木。由于前臂外侧皮神经的支配区域重叠导致桡神经感觉支的分布存在显著的患者间差异，因此感觉异常性手痛的体征和症状可能因患者而异，通过超声成像对神经进行定位可能有助于困难病例的诊断（图 114.2）。桡骨骨折或桡骨茎突狭窄性腱鞘炎手术创伤对这一部位的神经造成直接损伤也可能导致类似的临床表现。

感觉异常性手痛的查体表现包括手腕部桡神经的压痛。前臂远端的桡神经上通常存在 Tinel 征阳性（图 114.3）。桡神经感觉支分布区的感觉减退通常是存在的，虽然如前所述，前臂外侧皮神经分布的重叠可能导致临床表现混乱。患者进行腕关节屈曲和旋前，以及内收时，通常会导致桡神经感觉支分布区出现感觉异常。大多数患有感觉异常性手痛患者的腕表试验也呈阳性。进行腕表测试时，检查者让患者完全旋前受累的肢体。然后，检查者对手腕处的桡神经施加压力，并让患者完全内收手腕（图 114.4）。如果患者在这种操作中感到疼痛、感觉异常或麻木，则腕表征为阳性。

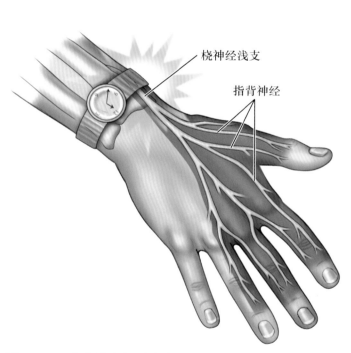

图 114.1 感觉异常性手痛表现为手背桡侧或手至拇指根部的疼痛、感觉异常和麻木（From Waldman SD. *Atlas of uncommon pain syndromes*. Philadelphia：Saunders；2003：99.）

桡神经浅支

指背神经

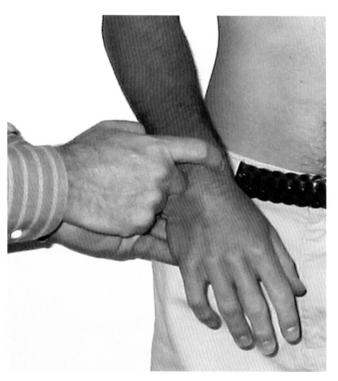

图 114.2 感觉异常性手痛患者桡神经上的 Tinel 征阳性

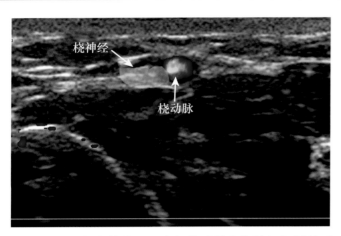

图 114.3　彩色多普勒显示腕部桡动脉和桡神经解剖关系

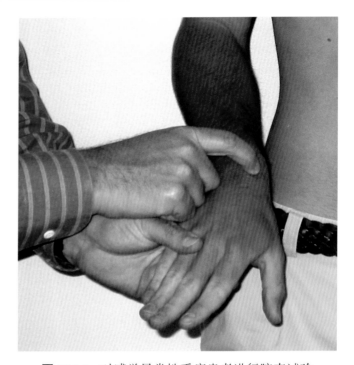

图 114.4　对感觉异常性手痛患者进行腕表试验

（汤达承　李玉琴　译　司马蕾　审校）

第115章　桡骨茎突狭窄性腱鞘炎：芬克尔斯坦试验

桡骨茎突狭窄性腱鞘炎（De Quervain 腱鞘炎）是由桡骨茎突水平的拇长展肌和拇短伸肌的肌腱肿胀引起的。肌肉萎缩和肿胀通常是由于重复扭转运动对肌腱造成的创伤。如果疼痛和肿胀变为慢性，则腱鞘增厚，导致腱鞘收缩（图 115.1 和图 115.2）。可能会导致触发现象，肌腱卡在鞘内，导致拇指锁定或"触发"。第一掌骨关节的关节炎和痛风也可能与桡骨茎突狭窄性腱鞘炎共存，并加剧其疼痛和残疾。

桡骨茎突狭窄性腱鞘炎发生在进行重复性活动的患者身上，这些活动包括抓手，如政治家握手，或高扭矩转动手腕，如在冰淇淋店舀冰淇淋（图 115.3）。

患者在没有明显外伤的情况下，也可能会发生桡骨茎突狭窄性腱鞘炎。

桡骨茎突狭窄性腱鞘炎的疼痛局限于桡骨茎突区域。它持续存在，并且随着主动挤压拇指或手腕尺偏而恶化。患者会发现无法握住咖啡杯或拧螺丝刀。睡眠障碍很常见。体检时，桡骨远端的肌腱和腱鞘有压痛和肿胀，桡骨茎突有点状压痛（图 115.4）。许多桡骨茎突狭窄性腱鞘炎患者在拇指弯曲和伸展时出现弹响。拇指的活动范围可能会因为疼痛而减小，并且可能会存在拇指的触发现象。桡骨茎突狭窄性腱鞘炎患者的芬克尔斯坦（Finkelstein）试验呈阳性。芬克尔

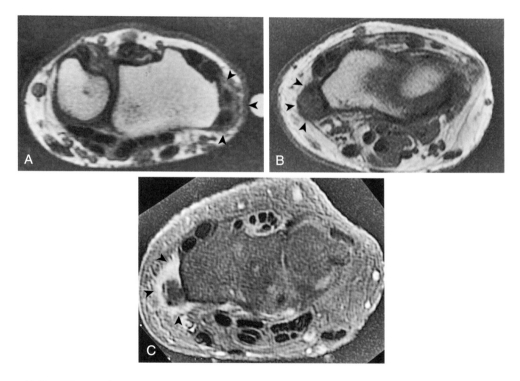

图 115.1 （A）T1 轴位图像，腕部。这位产后妇女桡骨茎突上的疼痛肿块被证明是围绕拇短伸肌和拇长展肌腱（箭头）的纤维化，导致围绕这些肌腱的皮下脂肪闭塞。（B）T1 轴位图像，腕部（与 A 患者不同）。第一背侧筋膜室的肌腱不像其他腕部肌腱那样是离散的低信号结构，并且看起来增大了（箭头）。该患者肌腱周围的皮下脂肪保持正常。（C）T1 脂肪饱和图像，带对比度，轴向腕部（与 A 和 B 患者不同）。由于广泛性腱鞘炎，第一背侧筋膜室的肌腱信号和大小增加，肌腱周围（箭头）的对比增强（From Kaplan PA，Helms CA，Dussault R，et al. *Musculoskeletal MRI*. Philadelphia，PA：Saunders；2001：259.）

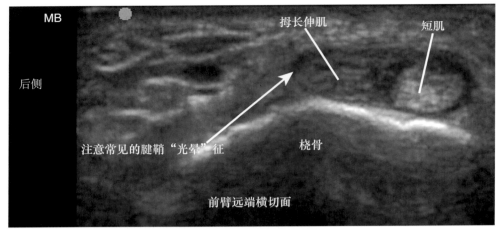

拇长伸肌   短肌

后侧

注意常见的腱鞘"光晕"征   桡骨

前臂远端横切面

图 115.2   显示桡骨茎突狭窄性腱鞘炎的横向超声图像。注意"光晕"征阳性，表明炎症肌腱周围有液体

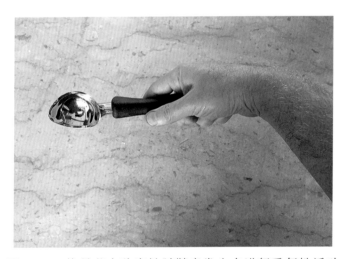

图 115.3   桡骨茎突狭窄性腱鞘炎发生在进行重复性活动的患者身上，这些活动包括握手，如政治家握手，或高扭矩转动手腕，如在冰淇淋店舀冰淇淋

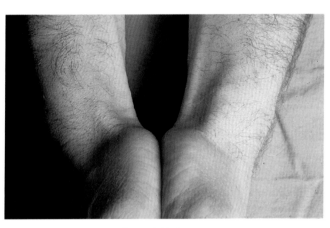

图 115.4   桡骨茎突狭窄性腱鞘炎（From Fam AG. The wrist and hand. In：Klippel JH，Dieppe PA，ed. *Rheumatology*. 2nd ed. London：Mosby；1998：4-6.9.）

斯坦试验使患者固定其前臂并将拇指尽量向手掌屈曲（图 115.5A）。然后，检查者将患者手腕向尺侧偏曲（图 115.5B）。突然产生的剧烈疼痛高度提示桡骨茎突狭窄性腱鞘炎（视频 115.1）。

前臂外侧皮神经卡压、第一掌骨关节炎、痛风、感觉异性手痛，偶尔还有 C6 ～ C7 神经根病，都可以与桡骨茎突狭窄性腱鞘炎混淆。感觉异常性手痛是一种卡压性神经病，是腕部桡神经表浅分支卡压的结果。肌电图有助于区分神经根型颈椎病、感觉异常性手痛和桡骨茎突狭窄性腱鞘炎。

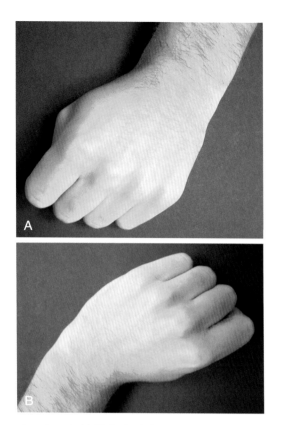

图 115.5　（A 和 B）桡骨茎突狭窄性腱鞘炎的芬克尔斯坦试验

（汤达承　谢乙宁　译　司马蕾　审校）

第 116 章　桡骨茎突狭窄性腱鞘炎：拇指栓系试验

为进行桡骨茎突狭窄性腱鞘炎的拇指栓系试验，使患者将患手放在检查台上处于休息位置。然后，检查者轻轻握住患者患手除拇指以外的其他4个手指。检查者在观察拇指的相对位置的同时，轻轻地使患手腕部完全尺偏。如果第一背侧筋膜室不存在桡骨茎突狭窄性腱鞘炎，则拇指在手掌尺偏时会跟随其余手指向尺侧偏斜（图 116.1）。

然而，如果第一背侧筋膜室存在桡骨茎突狭窄性腱鞘炎，则拇指由于腱鞘炎形成的"栓系"，会在手的其余手指发生尺偏时保持原有的与前臂对齐的方向（图 116.2）。

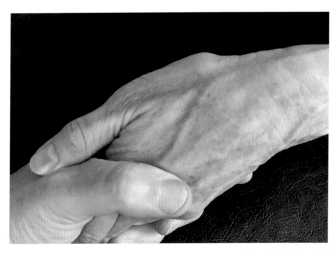

图 116.1　在没有桡骨茎突狭窄性腱鞘炎第一背侧筋膜室狭窄性腱鞘炎的情况下，拇指在手掌尺偏时会跟随其余手指向尺侧偏斜

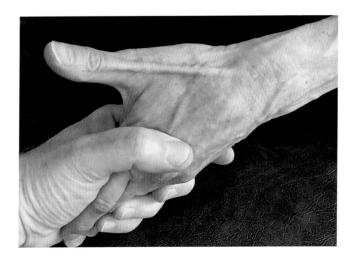

图 116.2　如果第一背侧筋膜室存在桡骨茎突狭窄性腱鞘炎，则拇指由于腱鞘炎形成的"栓系"，会在手的其余手指发生尺偏时保持原有的与前臂对齐的方向

（汤达承　谢乙宁　译　司马蕾　审校）

第 117 章 腕部桡动脉和尺动脉通畅性：艾伦试验

测试桡动脉和尺动脉通畅性的艾伦试验（Allen test）有助于临床医生识别掌浅动脉弓和掌深动脉弓的损伤，这两个动脉弓分别是尺动脉和桡动脉的延续。虽然动脉损伤是手部血管系统受损的最常见原因，但栓塞、血栓形成、动脉瘤和血管炎只是可导致手部缺血性疼痛和相关功能障碍的其他问题中的一小部分（图 117.1）。

进行艾伦试验，使患者举起手并握拳，同时检查者阻断手腕处的桡动脉和尺动脉（图 117.2）。然后要求患者伸展手掌，应能看到手掌表面发白，表明检查者腕部桡动脉和尺动脉闭塞（图 117.3）。然后由检查者松开桡动脉。如果桡动脉未闭，患者的手掌会立刻恢复颜色（图 117.4）。如果手掌颜色没有恢复，艾伦试验阳性则认为手腕处桡动脉阻塞。然后重复一次艾伦试验，这次先松开尺动脉。如果尺动脉通畅，手掌颜色会恢复。如果手掌颜色没有恢复，艾伦试验对尺动脉阻塞呈阳性。

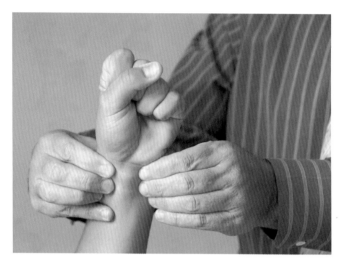

图 117.2 测试腕部桡动脉和尺动脉通畅性的艾伦试验。检查者阻断手腕处的桡动脉和尺动脉

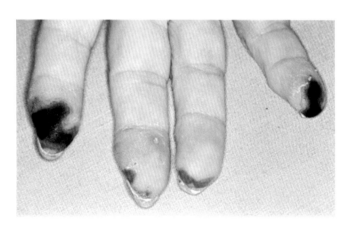

图 117.1 结节性多动脉炎的指端梗死（From Hochberg MC，Silman AJ，Smolen JS，et al. *Rheumatology*. Vol 2，4th ed. Philadelphia，PA：Mosby；2008：1515.）

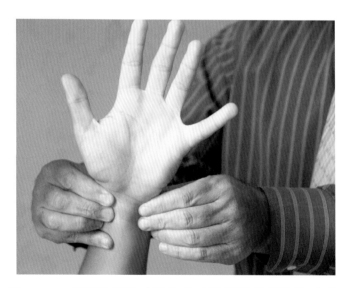

图 117.3 测试腕部桡动脉和尺动脉通畅性的艾伦试验。患者被要求伸出手，应能看到手掌表面发白，这表明检查者手腕处的桡动脉和尺动脉闭塞

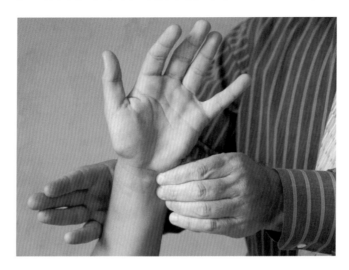

图 117.4 腕部桡动脉和尺动脉通畅性的艾伦试验。如果桡动脉通畅，颜色会立即恢复

（汤达承　谢乙宁　译　司马蕾　审校）

第118章　拇指腕掌关节炎：沃森压力试验

拇指腕掌关节容易因各种条件而发展为关节炎，这些条件都具有损伤关节软骨的共同特点。骨关节炎是导致拇指腕掌关节疼痛的最常见的关节炎形式（图118.1）。类风湿性关节炎、创伤后关节炎和银屑病性关节炎也是继发于关节炎的腕掌关节疼痛的常见原因。关节炎引起的腕掌疼痛不太常见的原因包括胶原血管疾病、感染和莱姆病。

大多数继发于骨关节炎和创伤后关节炎疼痛的腕掌疼痛患者的主诉是局限于拇指根部的疼痛。活动时，尤其是捏和抓握的动作，会加剧疼痛，休息和加热可以部分缓解疼痛。疼痛是持续的，本质上是疼痛。疼痛可能影响睡眠。一些患者抱怨使用关节时有刺痛感或"爆裂"感，体检时可能会出现捻发音。沃森压力试验（Watson stress test）在患有拇指腕掌关节炎症和关节炎的患者中呈阳性。

沃森试验的方法是让患者将手背贴在桌子上，手指完全展开，然后将拇指压向桌面（图118.2）。如果患者的疼痛重现，试验呈阳性。

除上述疼痛外，腕掌关节炎患者的功能能力通常会逐渐下降，捏和握力也会降低，从而使日常活动变得相当困难，例如使用铅笔或打开罐子。如果继续停用，可能会出现肌肉萎缩，并可能发展成粘连性关节囊炎和随之而来的强直。

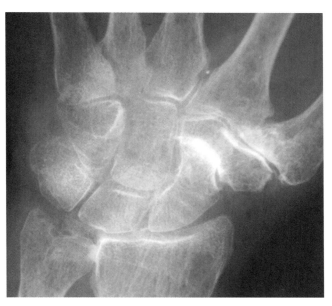

图118.1　X线平片显示沃森试验呈阳性的骨关节炎患者的第一腕掌关节和舟骨-大-小多角骨关节（From Waldman SD，Campbell RSD. *Imaging of Pain*. Philadelphia：Saunders/Elsevier；2010；298，Fig. 117.1. ）

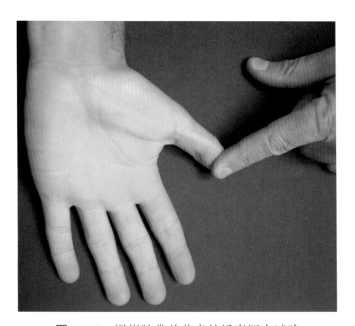

图118.2　拇指腕掌关节炎的沃森压力试验

（汤达承　谢乙宁　译　司马蕾　审校）

第119章 拇指腕掌关节炎：斯旺森研磨试验

对拇指腕掌关节炎的患者进行斯旺森研磨试验（Swanson grind test），检查者要牢牢握住患者受累的手。然后检查者用另一只手抓住患者受累拇指的掌骨，并进行绕圈活动。然后，检查者开始对拇指施加轴向力（图119.1）。如果患者反映腕掌关节突然出现剧烈疼痛，则该检测被视为阳性。检查者还可以引出在轴向施力下关节运动时的捻发音。

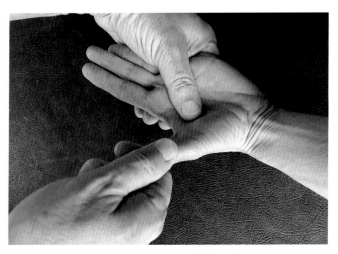

图 119.1 检查者抓住患者受累拇指的掌骨并将其绕圈活动。然后，检查者开始向拇指施加轴向力

（汤达承　谢乙宁　译　司马蕾　审校）

第 120 章　尺骨撞击综合征：尺骨撞击试验

尺骨撞击综合征是一种与重复性活动有关的过度使用综合征，其共同点是抓握远离身体的重物。尺骨撞击综合征见于厨师和糖果制造者，他们握着热而沉重的锅的把手远离身体。为了最大限度地增强握力，手腕被迫进入轻微的掌屈位置，并伴有明显的尺侧偏斜。这会导致腕部尺侧过度承受负荷。随着时间的推移，尺骨头对三角纤维弹性软骨、三角骨和月骨的慢性撞击会导致退行性改变（图 120.1）。

出现尺骨撞击综合征的患者会抱怨手腕尺侧疼痛，并且越来越无法完成最初导致该综合征的动作。体检时，检查者通常会发现腕部尺侧肿胀和弥漫性压痛。通常会出现握力下降，尺骨受负荷时会加重患者的疼痛。大多数尺骨撞击综合征患者的尺骨负荷撞击试验也呈阳性。

对尺骨撞击综合征患者进行尺骨撞击试验时，检查者让患者将患肢肘部屈曲 90°，然后让患者最大限度地握紧患侧的拳头（图 120.2A）。然后，检查者对手腕的尺侧施加逐渐增加的负荷（图 120.2B）。如果存在尺骨撞击综合征，当腕部的尺骨承重部件无法承受负荷时，便可触及、并且偶尔可以听到咔哒声。

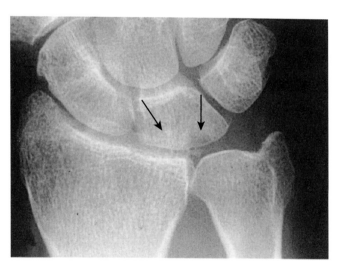

图 120.1　尺骨撞击综合征的 X 线平片。注意月骨中的囊肿和硬化（箭头）（From Resnick D，Kang HS. *Internal Derangement of the Joints*：*Emphasis on MR Imaging*. Philadelphia，PA：Saunders；1997.）

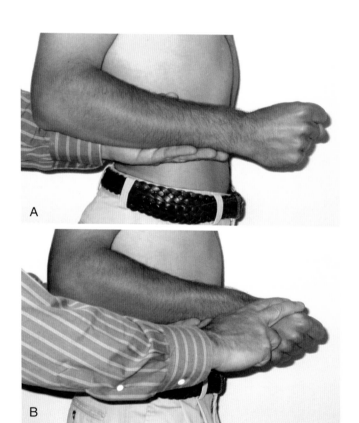

图 120.2　（A 和 B）尺骨撞击综合征的尺骨撞击试验

（汤达承　谢乙宁　译　司马蕾　审校）

第 121 章　腕管综合征

腕管综合征是由于正中神经在腕部通过腕管时受压而引起的。正中神经由 C5 ～ T1 脊神经根发出的神经纤维组成。神经在腋窝处走行于腋动脉前上方，位于动脉 12 点到 3 点象限处，出腋窝后沿着肱动脉下降到上臂。在肘部，肱动脉征位于肱二头肌内侧，而正中神经位于肱动脉的内侧。随着正中神经向下延伸进入前臂，发出许多运动分支支配前臂屈肌。这些分支容易受异常韧带、肌肉肥厚的卡压和直接损伤。正中神经移行至腕部走行于桡骨前方，位于手腕处掌长肌腱和桡侧腕屈肌腱之间的深处。

随后，正中神经走行于屈肌支持带下方并穿过腕管，其神经末梢的感觉神经分布于部分掌面和拇指、示指和中指的掌面以及环指的桡侧部分（图 121.1 和图 121.2）。正中神经感觉纤维还分布于示指、中指以及环指桡侧的背面（图 121.2）。腕管三面以腕骨为界，由腕横韧带覆盖。除正中神经外，腕管内还包含许多屈肌腱鞘、血管及淋巴管。

在该解剖位置，造成正中神经卡压的最常见原因包括屈肌腱鞘炎、类风湿性关节炎、妊娠、淀粉样变性和占位性病变（包括正中神经和动脉的异常，如当正中神经通过这个封闭的空间时，恒定的正中动脉压迫损害正中神经）（图 121.3）。这种卡压性神经病的临床表现为疼痛、麻木、感觉异常和手腕无力。症状可放射至拇指、示指和中指以及环指的桡侧半部分，有时也放射至前臂近端。若不予以治疗，可导致进行性运动障碍，并最终导致受累手指屈曲挛缩。起始症状常出现在反复的手腕运动或手腕受压后，比如将手腕放在电脑键盘的边缘处。正中神经进入腕管时受到的直接损伤也可产生类似的临床表现。腕管综合征的疼痛症状往往在夜间更严重，患者从醋睡中醒来，感觉手部麻木，需要摇振患手以使"循环血流"通畅。

体格检查发现包括手腕正中神经压痛；在其穿过屈肌支持带下方处检查 Tinel 征呈阳性（参见第 122 章）。腕掌屈试验阳性也高度提示腕管综合征（参见第 123 章）。晚期腕管综合征常出现拇指对掌无力和鱼际肌萎缩，但由于拇指的复杂运动，导致容易忽略细微的运动缺陷（图 121.4；参见第 124 章和第 125 章）。在腕管综合征的早期阶段，除了神经压痛之外，唯一

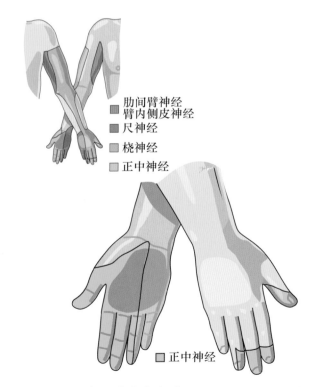

图 **121.2**　正中神经感觉分布（From Waldman S. *Atlas of Interventional Pain Management*. 4th ed. Philadelphia, PA；Elsevier；2015：267，Fig. 59.7. ）

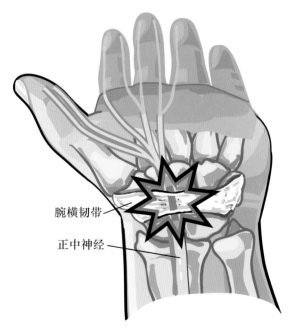

腕横韧带

正中神经

图 **121.1**　腕管综合征的相关解剖

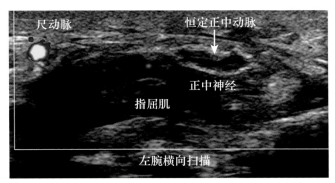

图 121.3　横向超声图像显示恒定的正中动脉压迫腕管内的正中神经

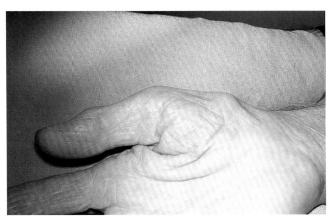

图 121.4　大鱼际肌萎缩。腕管或更近端正中神经慢性卡压可造成如图中患者所见的大鱼际肌萎缩（From Nahsel DJ. Soft tissue. In：Klippel JH，Dieppe PA，eds. *Rheumatology.* 2nd ed. London：Mosby；1998，pp 4-16.7.）

的体格检查发现可能是上述手指的感觉丧失，可通过两点辨别试验轻易识别（参见第 126 章）。在疾病后期，检查者可发现沿着掌长肌腱尺侧处呈热狗样肿胀，自腕横纹处向近端延伸（参见第 127 章）。

　　腕管综合征常被误诊为拇指腕掌关节炎、颈神经根病或糖尿病多发神经病变。拇指腕掌关节炎患者表现为 Watson 试验阳性并存在关节炎的影像学证据。多数患颈神经根病的患者都存在与颈部疼痛相关的腱反射、运动和感觉异常，而腕管综合征患者没有腱反射改变，运动和感觉异常仅局限于正中神经远端支配区。糖尿病多发神经病变通常表现为涉及整只手的对称性感觉障碍，而不仅仅局限于正中神经的分布区。但因为腕管综合征常见于糖尿病患者，所以在糖尿病患者中，糖尿病多发性神经病变伴发腕管综合征的并不罕见。

　　肌电图检查有助于腕管综合征与颈神经根病、糖尿病多发神经病变的鉴别诊断。所有腕管综合征的患者均应进行常规平片检查以排除隐匿性骨病。根据患

者的临床表现，可能还需要进行额外的检验，包括全血细胞计数、血清尿酸、红细胞沉降率和抗核抗体检测。腕部的磁共振成像和肌骨超声成像不仅有助于确诊腕部是否存在正中神经卡压，而且还有助于确定造成神经卡压的解剖结构（图 121.5）。在腕近纹水平通过超声成像测量正中神经横截面积方法，已被证实可准确地协助腕管综合征的诊断。当正中神经横截面积大于 11 mm^2 则高度提示腕管综合征（图 121.6）。

　　腕管综合征也应与神经根型颈椎病相互鉴别，颈神经根病有时会与正中神经受压症状相似。此外，值得一提，颈神经根病和正中神经卡压可能同时存在，即所谓的双卡综合征。双卡综合征最常见于手腕正中神经卡压或腕管综合征。

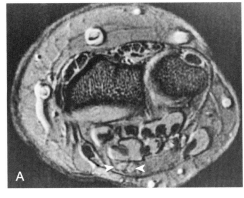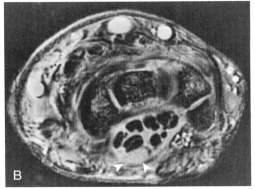

图 121.5　（A）腕部桡尺远侧关节层面 T2 轴位成像。进入腕管的正中神经（箭头所示）的大小和信号正常。（B）腕部豌豆骨层面 T2 轴位成像。正中神经（箭头所示）增粗，呈高信号。屈肌支持带掌侧弯曲，腱鞘炎导致屈肌腱之间的信号和间隙增加（From Kaplan PA，Helms CA，Dussault R，et al. *Musculoskeletal MRI.* Philadelphia，PA：Saunders；2001：263.）

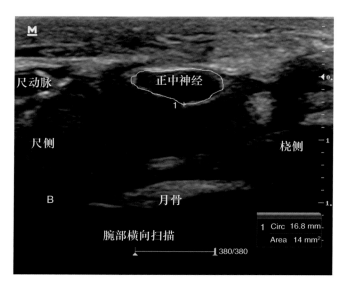

图 121.6   横断面超声图像显示腕近纹水平正中神经增粗，横截面积为 14 mm^2。此水平正中神经横截面测量大于 11 mm^2 高度提示诊断为腕管综合征

（汤达承   谢乙宁   译   司马蕾   审校）

第 122 章　腕管综合征：Tinel 征

有许多临床试验和体征可以帮助临床医生对腕管综合征进行临床诊断，其中最著名的可能是 Tinel 征。

为引出腕管综合征患者的 Tinel 征，嘱患者放松患侧肢体，患手自然伸展，掌心向上，检查者不施加压力下将患手处于完全的背屈位，此时以屈肌支持带和屈肌腱压迫腕管（图 122.1）。然后，检查者用叩诊锤宽侧叩击正中神经，这一点可更有效地对覆盖在神经上的整个腕横韧带施加压迫。如果患者有异常感觉放射到拇指、示指和中指远端，则 Tinel 征为阳性（视频 122.1）。

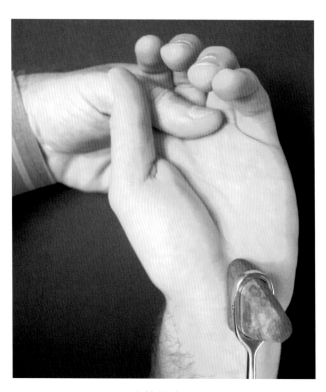

图 122.1　腕管综合征的 Tinel 征

（汤达承　谢乙宁　译　司马蕾　审校）

第 123 章　腕管综合征：Phalen 试验

为对腕管综合征患者进行 Phalen 试验，嘱患者放松上肢，双臂放在身体两侧。然后嘱患者在不施加压力下以手掌完全屈曲的姿势下垂 30 s（图 123.1）。如果患者症状被复制出或者症状加重，提示 Phalen 试验阳性，有助于推断腕管综合征（视频 123.1）。

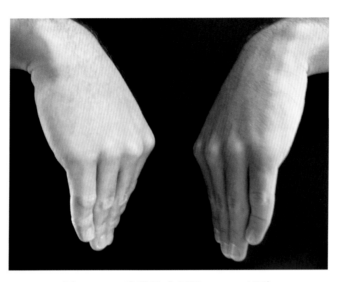

图 123.1　腕管综合征的 Phalen 试验

（汤达承　谢乙宁　译　司马蕾　审校）

第124章 腕管综合征：对掌乏力试验

对掌乏力试验，主要检查拇短收肌肌力，是协助诊断腕管综合征的众多试验中的另一项试验。

为进行腕管综合征的对掌乏力试验，嘱患者放松患侧上肢，让患手的手背自然地放在检查台上。然后嘱患者拇指向小指方向内收（图124.1A），随后检查者对患者拇指远端施加阻力来对抗拇指内收（图124.1B）。如果患者表现出内收无力，提示拇短收缩肌肌力减退，则对掌乏力试验阳性，推断腕管综合征（视频124.1）。

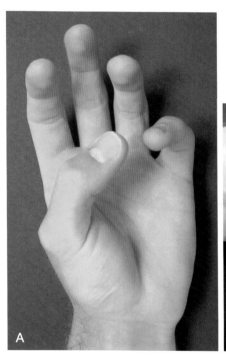
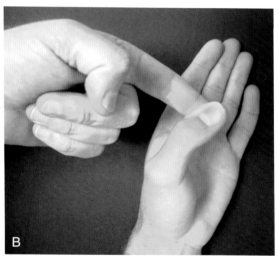

图124.1 （A和B）腕管综合征的对掌乏力试验

（汤达承 谢乙宁 译 司马蕾 审校）

第 125 章 腕管综合征：对指捏紧试验

对指捏紧试验用于评估拇收肌肌力。为进行腕管综合征的对指捏紧试验，嘱患者放松患侧上肢，让患手的手背自然地放在检查台上。然后嘱患者用拇指捏小指，并尽可能捏紧。随后检查者尝试用力分开捏紧的两指（图 125.1）。如果患者无法保持拇指和小指捏紧，提示拇收肌力减退，则对指捏紧压试验阳性，可推断腕管综合征（视频 125.1）。

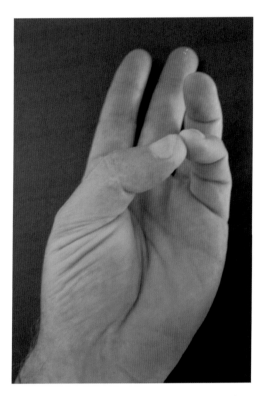

图 125.1　腕管综合征的对指捏紧试验

（汤达承　谢乙宁　译　司马蕾　审校）

第 126 章　腕管综合征：两点分辨觉试验

在临床上用于协助诊断腕管综合征的临床试验和体征中，两点分辨觉试验是其中一种，用于检查正中神经的感觉纤维。为腕管综合征患者进行两点分辨觉试验，嘱患者放松患侧上肢，让患手的手背自然地放在检查台上。然后，检查者用心电图卡尺测试患者辨别两点的能力，即让患者辨别触碰示指指尖是一个点或两个点。卡尺的两点最初相距 1 cm，并逐渐聚拢在一起（图 126.1）。当卡尺两点之间距离小于 0.5 cm 时，如果患者此时不能辨别出示指指尖是否被一个点或两个点触碰，提示正中神经感觉纤维受损，即两点分辨觉试验阳性，可推断腕管综合征。

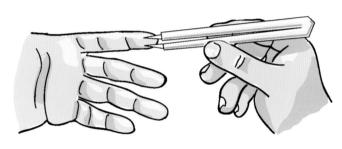

图 126.1　腕管综合征的两点分辨觉试验

（汤达承　谢乙宁　译　司马蕾　审校）

第 127 章　腕管综合征：Dowart 热狗征

　　Dowart 热狗征被认为是由于增粗的正中神经导致腕管内压力升高使屈肌支持带和屈肌腱呈弓状突出（图 127.1）。为识别 Dowart 热狗征，嘱患者放松患侧上肢，让患手的手背自然地放在检查台上。然后

嘱患者抗阻力屈腕以识别出掌长肌腱。确定掌长肌腱后，让患者放松手腕。如果检查者观察到掌长肌腱尺侧有自腕横纹向近端延伸的"腊肠样"肿胀，则提示 Dowart 热狗征阳性（图 127.2）。

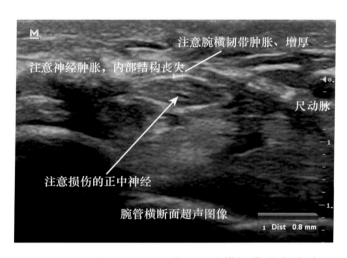

图 127.1　横断面超声图像提示腕横韧带肿胀增厚

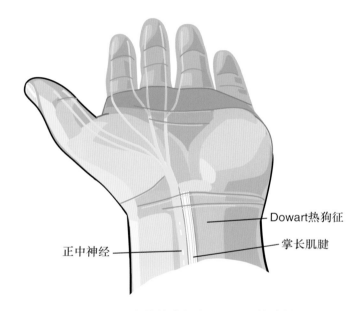

图 127.2　腕管综合征的 Dowart 热狗征

（汤达承　谢乙宁　译　司马蕾　审校）

第 128 章　尺管综合征：手指展开征

尺管综合征是由于尺神经在腕部通过尺管时受到卡压而引起的。尺神经在该解剖位置上受压最常见的原因有：占位性病变，包括腱鞘囊肿和尺动脉瘤；尺骨和腕骨远端骨折；反复运动损伤使尺神经在封闭空间内受压（图 128.1 和图 128.2）。这种卡压性神经病通常表现为无痛性运动神经病，其原因是尺神经掌深支在通过尺管时受到压迫所致（图 128.1 和图 128.2）。这种单纯的运动神经病常表现为手部内在肌群无痛性麻痹。

尺管综合征也可表现为感觉神经和运动神经的混合性神经病。临床上，这种混合性神经病表现为腕部疼痛、麻木和感觉异常，并向手掌、手背尺侧和环指、小指尺侧半放射。这些症状也可能向神经卡压的近端放射到前臂。与腕管综合征相似，尺管综合征的疼痛症状通常在夜间更严重，并因手腕的剧烈屈曲和伸展而加重。如果不及时治疗，可能会导致进行性运动功能障碍，最终导致受累手指屈曲挛缩。起始症状通常发生在重复的腕部运动，或腕部受到直接创伤后，如腕部骨折或小鱼际近端直接创伤，后者可发生在用手捶打轮毂盖或长距离骑车时受到车把手的压迫（图 128.3）。

体格检查包括腕部尺神经压痛。腕横韧带下方尺神经走行处 Tinel 征阳性。如果感觉分支受累，则手尺侧和小指以及无名指尺侧半部分出现感觉减退。根据神经受压的位置，患者可能会出现手部内在肌群无力，如手指展开无力，或小鱼际肌无力。这种手部内在肌的无力被称为手指展开征阳性。

为进行手指展开试验，嘱患者放松患侧上肢，并将手腕自然地放在检查台上。然后嘱患者尽可能展开手指。如果患者无法将两个或更多手指展开，则展开征阳性（图 128.4）。检查者应该注意到，当患者无法将其他手指展开时小指仍可正常展开，这是因为损伤仅限于尺神经掌深支（视频 128.1）。

尺管综合征常被误诊为腕掌关节炎、颈神经根病或糖尿病多发神经病变。腕掌关节炎患者通常有提示关节炎的放射学证据及查体发现。多数患颈神经根病的患者都存在与颈部疼痛相关的腱反射、运动和感觉异常，而尺管综合征患者没有腱反射改变，运动和感觉异常仅局限于尺神经远端支配区。糖尿病多发神经病变通常表现为涉及整只手的对称性感觉障碍，而不仅仅局限于尺神经的分布区。值得一提的是，颈神经根病和尺神经卡压可能同时存在，即所谓的双卡综合征。此外，因为尺管综合征常见于糖尿病患者，所以在糖尿病患者中，糖尿病多发神经病变伴发尺管综合

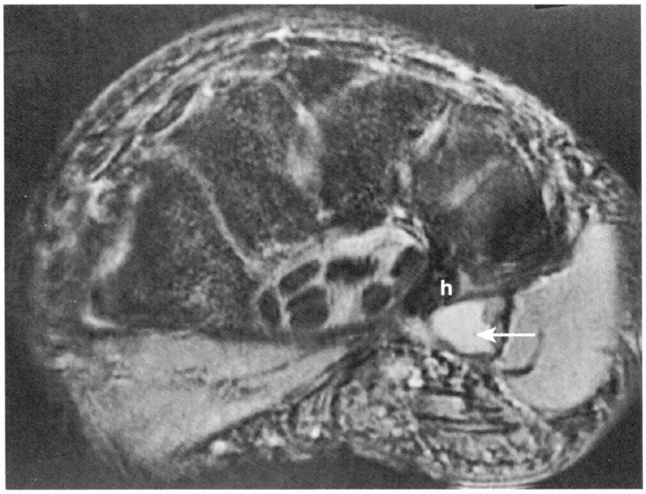

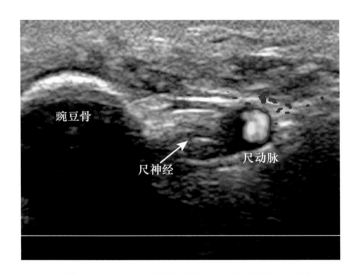

图 128.1　腕部横轴位 MRI T2 加权像。紧邻钩状骨（h）处尺管内有腱鞘囊肿（箭头所示），导致尺神经受压（From Kaplan PA，Helms CA，Dussault R，et al. *Musculoskeletal MRI*. Philadelphia. PA：Saunders；2001：265.）

图 128.2　横断面彩色多普勒图像显示尺动脉与尺神经通过尺管时的解剖关系

豌豆骨

尺神经

尺动脉

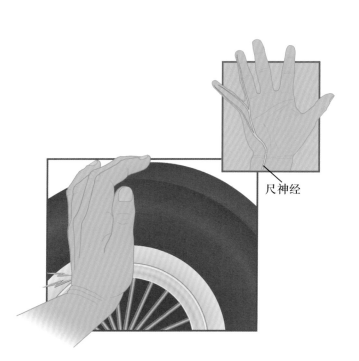

尺神经

图 128.3　尺管综合征的发病通常是在重复的腕部运动后（From Waldman SD. *Atlas of Pain Management Injection Techniques*. Philadelphia，PA：Saunders；2000：151.）

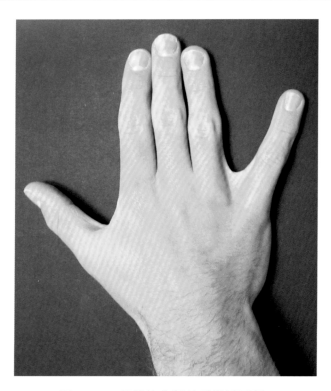

图 128.4　尺管综合征的手指展开征

征的并不罕见。肺上沟瘤侵犯臂丛内侧束时，症状与尺神经卡压症状相似，应行前弓位胸片以排除病变。

肌电图检查有助于尺管综合征与颈神经根病、糖尿病多发神经病变、肺上沟瘤的鉴别诊断。所有尺管综合征患者均需进行平片检查，以排除隐匿性骨病变。根据患者的临床表现，可能还需要进行额外的检验，包括全血细胞计数、血清尿酸、红细胞沉降率和抗核抗体检测。如果怀疑关节不稳或占位性病变，则需要对腕部进行磁共振成像和超声检查，以帮助确诊。

（汤达承　谢乙宁　译　司马蕾　审校）

第 129 章　腕腱鞘囊肿：屈 / 伸试验

腕背侧和掌侧尤其容易发生腱鞘囊肿。这些囊肿被认为是由关节囊或腱鞘中含有滑液的组织突出而形成的。然后，这些组织可能会受到刺激，并开始产生更多的滑液，这些滑液会聚集在肌腱和关节间隙上方的囊状腔中。因为液体不能自由流回滑膜腔，这种单向阀现象可能导致这些囊状腔逐渐扩张。

运动，尤其是极限的屈曲和伸展会使疼痛加剧，休息和热敷可以缓解疼痛。疼痛呈持续性轻微钝痛，患者就医往往时因为囊肿导致外观异常而非疼痛症状

（图 129.1）。囊肿表面光滑透光，与实体肿瘤的不透光可供鉴别。按压囊肿会增加疼痛。腕背侧和掌侧腱鞘囊肿患者表现为腕屈 / 伸试验呈阳性。

为了对腕腱鞘囊肿进行屈 / 伸试验，检查者首先要确定腱鞘囊肿在腕背侧或掌侧的位置（图 129.2）。如果腱鞘囊肿位于腕背，检查者用力使最大限度屈腕。而如果囊肿位于腕掌侧，检查者则用力使最大限度伸腕。如果用力最大限度屈腕或伸腕导致患者疼痛显著增加，则屈 / 伸试验呈阳性。

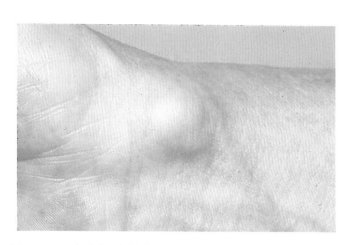

图 129.1　腕掌侧腱鞘囊肿（From Fam AG. The wrist and hand. In Klippel JH，Dieppe PA，eds. *Rheumatology*.，2nd ed. London：Mosby；1998，pp 622.）

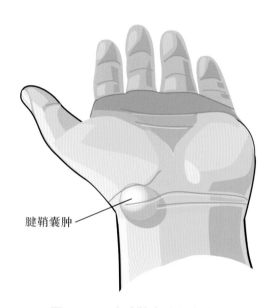

腱鞘囊肿

图 129.2　腕腱鞘囊肿的定位

（汤达承　谢乙宁　译　司马蕾　审校）

第 130 章　腕背隆突：驼背腕征

　　腕背隆突，也被称为茎突骨，是用来描述沿第二或第三腕掌关节背侧表面出现的痛性外生骨疣的术语。腕背隆突被认为是重复微小创伤或附属骨片融合的结果，发展为外生骨疣。腕背隆突患者表现为手腕背侧第二和第三腕掌关节区域的疼痛，疼痛因需重复伸指或伸腕的剧烈活动而加重。这种骨性赘生物常被误诊为腕背腱鞘囊肿（图 130.1）。触诊该区域显示有压痛点，检查者可以发现背侧骨突起，称为驼背腕征（图 130.2）。最大限度屈腕往往更容易识别出（图 130.3）。X 线平片或 MRI 和（或）超声检查可临床确诊腕背隆突并且指导治疗，包括局部注射糖皮质激素和外科手术治疗（图 130.4）。

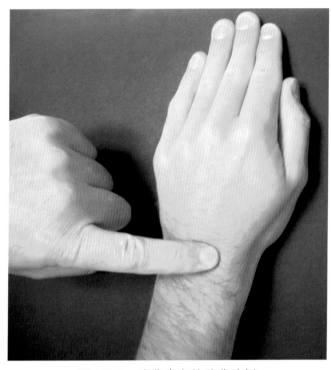

图 130.2　腕背隆突的驼背腕征

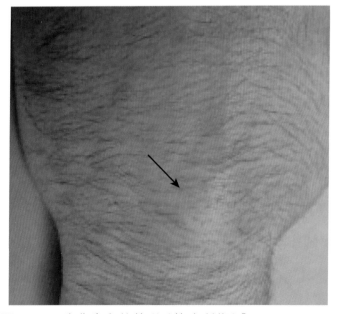

图 130.1　腕背隆突的外观（箭头所指）［From Park MJ，Namdari S，Weiss A-P. The carpal boss：review of diagnosis and treatment. *J Hand Surg*. 2008；33（3）：446-449，Fig 1.］

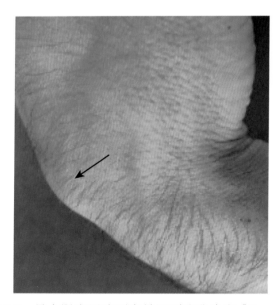

图 130.3　最大限度屈腕更容易识别腕背隆突［From Park MJ，Namdari S，Weiss A-P. The carpal boss：review of diagnosis and treatment. *J Hand Surg*. 2008；33（3）：446-449，Fig 2.］

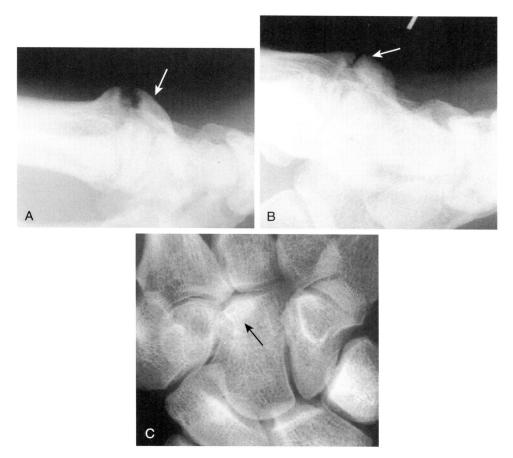

图 130.4　（A ～ C）箭头所指为与腕背隆突一致的外生骨疣（From Resnick D. *Diagnosis of Bone and Joint Disorders.* Philadelphia，PA：Saunders；2002：1312.）

（汤达承　李玉琴　译　司马蕾　审校）

第 131 章　腕伸肌腱鞘炎：Tuck 征

腕伸肌腱在伸肌支持带下方的 6 条腱鞘内通过。这些腱鞘易引发炎症或瘢痕增生，继而导致疼痛或功能障碍。若形成慢性炎症，伸肌腱鞘将会增厚，在手背部形成一个卵圆形的肿块。体格检查时，肿胀区域局部皮温升高及触痛。触诊过程中，当手指活动时肌腱在炎症及狭窄的腱鞘内滑动，检查者可发现摩擦感。此外，活动性腕伸肌腱鞘炎的患者会表现出 Tuck 征阳性。要引出 Tuck 征，检查者需嘱患者轻轻握紧拳头 30 s，观察患者手背部伸肌腱鞘炎部位是否肿胀（图 131.1 和图 131.2）。如果出现局部肿胀，检查者嘱患者缓慢放松拳头伸开手指，此过程中，若局部肿胀向近端移动，并在屈肌支持带下发生折叠（形似床单被折叠在床垫下），即为 Tuck 征阳性（图 131.3 和图 131.4）。

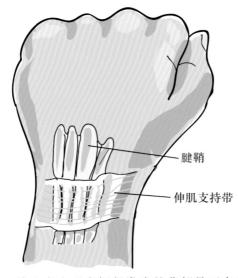

图 131.1　检查者应观察握紧拳头的背部是否有与伸肌腱鞘炎一致的肿胀

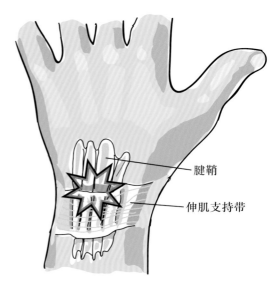

图 131.3　腕伸肌腱鞘炎的 Tuck 征

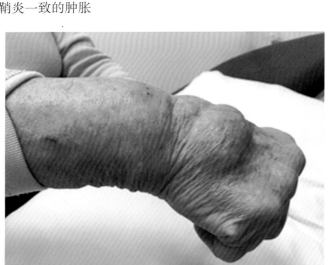

图 131.2　手背部 3 cm×4 cm 的显著肿胀，伴有与之相关的前臂远端肿胀和肌肉萎缩［From Achilleos KM，Gaffney K. The Tuck sign-proliferative extensor tenosynovitis of the wrist. *Joint Bone Spine*. 2019；86（3）：385.］

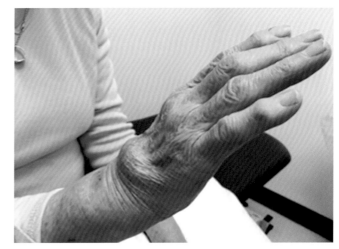

图 131.4　Tuck 征示例［From Achilleos KM，Gaffney K. The Tuck sign-proliferative extensor tenosynovitis of the wrist. *Joint Bone Spine*. 2019；86（3）：385.］

（汤达承　李玉琴　译　司马蕾　审校）

第132章 掌筋膜挛缩：掌束带征

掌筋膜挛缩是由手掌筋膜发生进行性纤维化引起的。在疾病初期，患者会发现沿手部屈肌腱走行可触摸到压痛的纤维结节。这些结节起源于掌筋膜，最初并不累及屈肌肌腱（图 132.1）。随着疾病进展，结节融合并形成纤维束，纤维束在屈肌腱周围逐渐增厚和挛缩，此过程会导致受累手指发生屈曲。尽管所有手指都可能发生掌筋膜挛缩，但以环指和小指最常受累。如果不及时治疗，可发展为永久性屈曲挛缩。当疾病进一步发展，掌筋膜挛缩的疼痛可自行消失。

掌筋膜挛缩发病被认为有遗传基础，最常见于北欧斯堪的纳维亚血统的男性。该病也可能与手掌创伤、糖尿病、酗酒、长期使用巴比妥类药物有关。40 岁之前较少发病。患者的足底筋膜可同时受累。

疾病的早期阶段，沿着屈肌腱走行可以触诊到纤维硬节。这些硬节常被误诊为胼胝或疣目。在这个早期阶段，疼痛总是存在。随着疾病进展，临床医生可发现紧绷的纤维束越过掌指关节延伸至近端指间关节，形成掌筋膜挛缩特有掌束带征（图 132.2）。病情再进一步进展，该束带的按压痛会减轻，尽管束带的存在限制了手指的伸展，但手指的屈曲仍然相对正常。当戴手套和取钥匙等日常动作变得困难时，此时患者通常会就医。在疾病的最后阶段，屈肌挛缩造成相应的功能障碍。炎症、痛风等累及掌指关节和指间关节炎症和扳机指可同时合并掌筋膜挛缩，互相加剧疼痛和功能障碍。

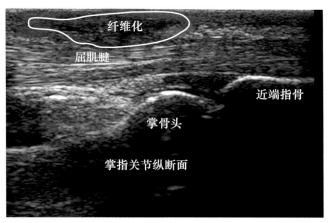

图 132.1 纵向超声图像显示掌筋膜挛缩典型的掌筋膜纤维化。注意，屈肌腱没有受累

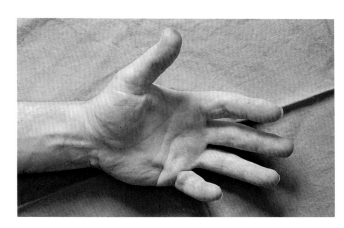

图 132.2 掌筋膜挛缩（From Fam AG. The wrist and hand. In：Klippel JH，Dieppe PA，eds. *Rheumatology*. 2nd ed. London：Mosby；1998：4-9.7.）

（汤达承 李玉琴 译 司马蕾 审校）

第 133 章　指动脉通畅度：艾伦试验

指动脉通畅度的艾伦试验（Allen test）可帮助临床医生明确指动脉受损情况。虽然外伤是手指血管系统受损的最常见原因，其他少见的原因如栓塞、血栓形成、动脉瘤和血管炎等，均可导致手指缺血性疼痛和相关功能障碍（见图 171.1）。

进行艾伦试验时，嘱患者举起手并用力弯曲患指，同时检查者捏住患指两侧指动脉以阻断血流（图 133.1）。然后嘱患者伸开患指，此时应看到手指变苍白，表明检查者已将患指动脉血流阻断（图 133.2）。然后检查者松开患指桡侧的指动脉，若动脉通畅，手指可立刻恢复颜色（图 133.3）。若手指不能恢复正常颜色，则艾伦试验阳性，提示患指桡侧指动脉存在血流不通。然后重复试验，此次检查者首先松开尺侧指动脉。若指动脉通畅，手指颜色会立刻恢复正常，若不能恢复正常颜色，则艾伦试验阳性，提示患指尺侧指动脉存在血流不通。

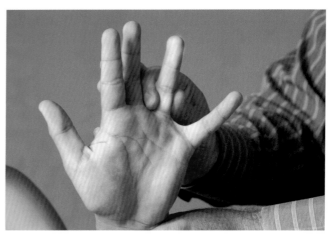

图 133.2　检查指动脉通畅度的艾伦试验：嘱患者伸开手指，此时应看到手指变苍白，表明检查者已将患指动脉血流阻断

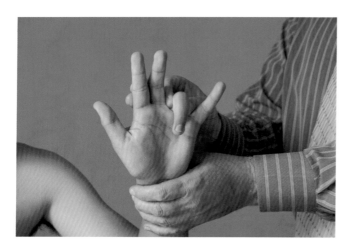

图 133.1　检测指动脉通畅度的艾伦试验：嘱患者举起手，用力屈曲患指，同时检查者用力捏住患指两侧指动脉以阻断血流

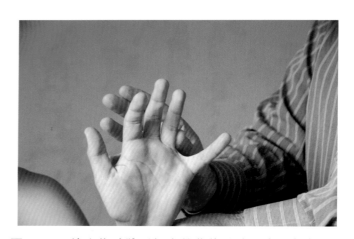

图 133.3　检查指动脉通畅度的艾伦试验：检查者先松开桡侧指动脉，若指动脉血流通畅，手指立刻恢复正常颜色。若不能恢复正常颜色，则艾伦试验阳性，提示患指桡侧指动脉血流不通

（汤达承　李玉琴　译　司马蕾　审校）

第 134 章　扳机指综合征：肌腱卡压征

扳机指是由于掌骨头部对指浅屈肌腱压迫和刺激造成炎症和肿胀所引起的（图 134.1）。该区域的籽骨也可能导致肌腱的受压和损伤。肌腱的炎症和肿胀通常是由于肌腱在经过这些骨突起时受到重复运动或压力而造成的结果。如果炎症和肿胀变为慢性，腱鞘增厚，从而导致腱鞘挛缩。通常情况下，由于慢性压迫和刺激，肌腱上会出现结节。当患者屈伸手指时可触及结节。当结节通过约束肌腱的滑车下方时会卡在腱鞘内，产生"扳机"现象，导致手指呈卡住或锁定状态（图 134.2）。

伴发掌指关节和指间关节炎症、痛风可加剧扳机指的疼痛和功能障碍。扳机指好发于反复做握紧手部运动的患者，如紧握方向盘或抓马缰绳过紧。

扳机指疼痛局限于手掌远端，常可触及压痛的肌腱结节。疼痛呈持续性，同时可因手的紧握动作而加剧。患者在弯曲手指时会注意到明显的僵硬感。通常会有睡眠障碍，醒来时发现手指在睡眠中被锁定在屈曲状态。体格检查，肌腱有压痛和肿胀，掌骨头浅方压痛点最明显。扳机指患者当手指弯曲和伸展时可有局部"嘎吱作响"的感觉。由于疼痛，患者手指活动范围缩小，并且可发现扳机指现象。通常在指前屈肌腱上触及结节，并且伸展时引出阳性的肌腱卡压征。

为引起扳机指的肌腱卡压征，检查者让患者握紧拳头 30 s，然后嘱患者放松但不要张开拳头。检查者将患指被动伸展，如果检查者在伸直手指时注意到肌腱被锁定、弹出或卡住，则肌腱卡压征为阳性（图 134.3 和视频 134.1）。

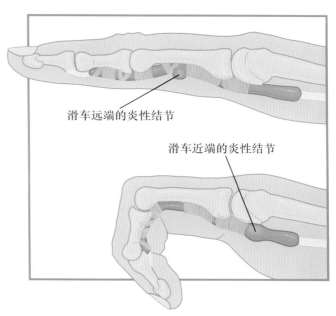

图 134.2　滑车近端和远端的肌腱炎性结节（From Waldman SD. *Atlas of Pain Management Injection Techniques.* Philadelphia，PA：Saunders；2000：135.）

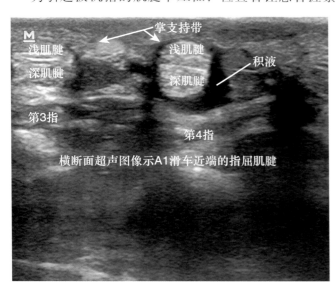

图 134.1　横断面超声图像显示一位扳机指患者环指屈肌腱炎症，注意环指肌腱周围积液

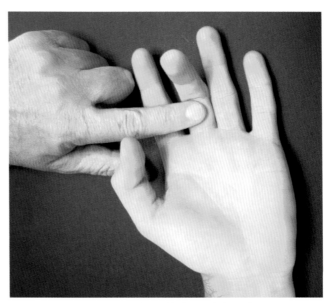

图 134.3　扳机指的肌腱卡压征

（汤达承　李玉琴　译　司马蕾　审校）

第 135 章　银屑病性关节炎：香肠样手指征

　　如果临床医生了解关节疾病的模式及其与特定病理过程的关系，对手指关节的物理检查可以提供重要的诊断信息。手部单个关节的炎症、疼痛或肿胀指向感染性或局限性疾病过程，如感染性关节炎、痛风性关节炎和异物反应性关节炎。相反，对称性关节炎症、疼痛和肿胀提示系统性疾病，如类风湿性关节炎、银屑病性关节炎或胶原血管疾病。

　　当炎症过程超出关节本身范围并累及周围结构，包括肌腱和韧带时，可称为末端病。如果炎症过程蔓延整个手指（趾）并且炎症不加以控制，则可能导致整个手指发炎。这种广泛性的炎症和肿胀称为指炎。银屑病性关节炎患者通常会发生指炎，导致出现一种典型的手指改变，称为香肠样手指（图 135.1）。香肠样手指征阳性被认为是银屑病性关节炎的典型体征。

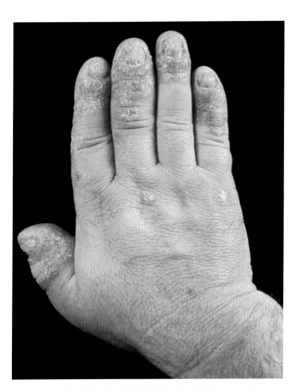

图 135.1　银屑病性关节炎香肠样手指；注意中指指炎的背侧和掌侧面观（From Hubscher O. Pattern recognition. In：Klippel JH，Dieppe PA eds. *Rheumatology.* 2nd ed. London：Mosby；1998：2-3.）

（汤达承　李玉琴　译　司马蕾　审校）

第136章 鹅颈畸形征

鹅颈畸形包括近端指间关节过度伸展、远端指间关节屈曲，有时还包括掌指关节屈曲（图136.1）。它多与未得到充分治疗的类风湿性关节炎有关（图136.2）。造成鹅颈畸形的其他原因包括关节屈肌腱断裂、未经治疗的锤状指、近端指间关节掌侧韧带松弛、手部固有肌肉痉挛以及中段或近端指骨骨折畸形愈合（图136.3）。鹅颈畸形可导致近端指间关节的过伸失代偿，使手指无法闭合，并可能导致严重的功能障碍。

正常关节

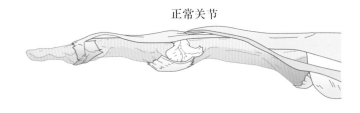

鹅颈畸形

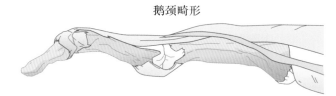

图136.1 鹅颈畸形包括近端指间关节过度伸展、远端指间关节屈曲，有时还包括掌指关节屈曲

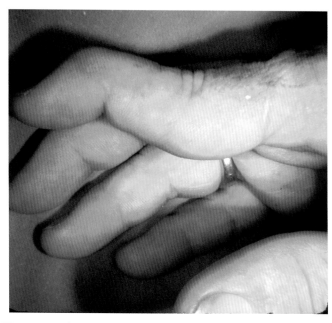

图136.2 类风湿性关节炎的鹅颈畸形，近端指间关节过伸，远端指间关节屈曲（From Canale ST，Beaty J，eds. *Campbell's Operative Orthopaedics*. 11th ed. Philadelphia，PA：Mosby；2007：4204.）

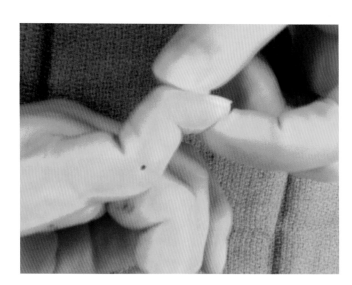

图136.3 小指的鹅颈畸形改变［From Fox PM，Chang J. Treating the proximal interphalangeal joint in swan neck and boutonniere deformities. *Hand Clinics*. 2018；34（2）：167-176.］

（汤达承 李玉琴 译 司马蕾 审校）

第 137 章　纽扣状畸形征

纽扣状畸形通常与类风湿性关节炎有关，由近端指间关节的屈曲伴有远端指间关节过伸所组成的外观表现（图 137.1）。导致纽扣状畸形的其他原因包括：伸指肌腱撕裂、指骨骨折、关节脱位以及严重骨性关节炎。这些病理过程的共同点在于：伸指肌腱附着于中间指骨基底部的中央束断裂，导致近端指骨以类似于穿过扣眼的纽扣形状在伸指肌腱侧束之间突出。通常情况下，纽扣状畸形可与其他畸形同时发生，如鹅颈畸形（图 137.2）（见第 136 章）。Elson 试验可以帮助确认纽扣状畸形的诊断，方法是将受累手指的近端指间关节置于最大被动屈曲状态，然后将受累手指与对侧手同一手指的远端指间关节的伸展状态进行比较（图 137.3）。

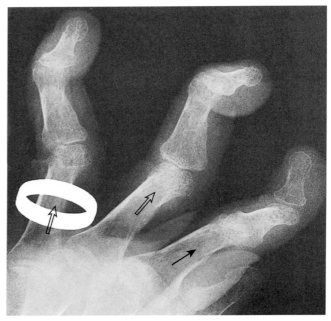

图 137.2　手指的纽扣状畸形和鹅颈畸形。一个类风湿性关节炎患者，第 3 指和第 4 指呈典型的鹅颈畸形（空心箭头所示），第 2 指呈纽扣状畸形（实心箭头所示）（From Resnick D，Kransdorf MJ，eds. *Bone and Joint Imaging.* 3rd ed. Philadelphia，PA：Saunders；2005，p 230.）

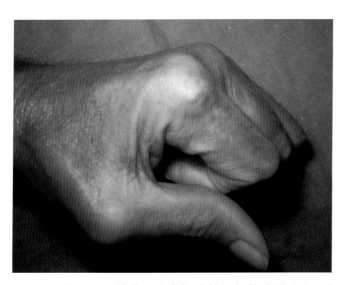

图 137.1　类风湿性关节炎患者拇指的纽扣状畸形（Ⅰ型）。注意掌指关节过屈曲以及指间关节过伸〔From Canale ST，Beaty J，eds. *Campbell's Operative Orthopaedics.* 4（11）；Philadelphia，PA：Mosby；2007：4197.〕

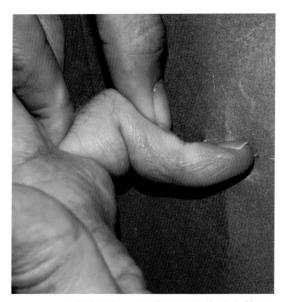

图 137.3　Elson 试验阳性，远端指间关节过度伸展，提示中央束损伤〔From Lin JD，Strauch RJ. Closed soft tissue extensor mechanism injuries（mallet，boutonniere，and sagittal band. *J Hand Surg Am.* 2014；39（5）：1005-1011.〕

（汤达承　李玉琴　译　司马蕾　审校）

第 138 章　远端指间关节骨性关节炎：赫伯登结节征

　　尽管威廉·赫伯登以其对心绞痛的经典描述最为著名，但他也首先描述出与骨关节炎相关的典型手指畸形，并以他的名字来命名。赫伯登结节（Heberden node）是远端指间关节因骨关节炎而受损时的畸形表现（图 138.1）。造成这种畸形的确切原因尚不清楚，但有几个已知的危险因素，包括：过度使用关节，尤其是过度频繁的精细抓握动作；女性；远端指尖关节的陈旧损伤；遗传倾向。赫伯登结节是远端指间关节骨性关节炎的特异病征。

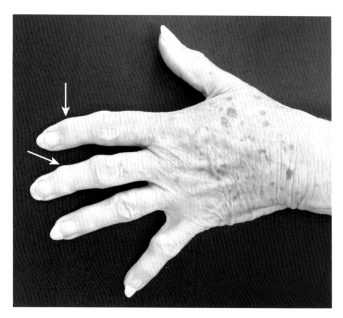

图 138.1　远端指间关节骨性关节炎的赫伯登结节征（箭头所示）

（汤达承　李玉琴　译　司马蕾　审校）

第 139 章　近端指间关节骨性关节炎：布夏尔结节征

　　法国医生查尔斯·雅克·布夏尔在 19 世纪最先描述了骨性关节炎相关的典型手指畸形，并以他的名字命名。布夏尔结节（Bouchard node）是近端指间关节因骨性关节炎而受损时的畸形表现（图 139.1）。虽然造成这种畸形的确切原因尚不清楚，但有几个已知的危险因素，包括：过度使用关节，尤其是过度频繁的精细抓握动作；女性；近端指尖关节的陈旧损伤；遗传倾向。布夏尔结节征是近端指间关节骨性关节炎的特异病征。

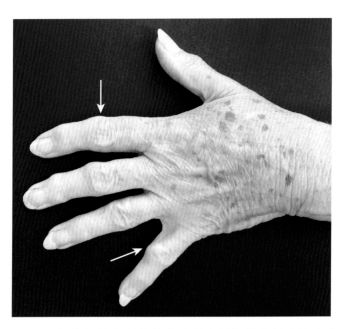

图 139.1　近端指间关节骨性关节炎的布夏尔结节征（箭头所示）

（汤达承　李玉琴　译　司马蕾　审校）

第 140 章　手指血管球瘤：冰水试验

手部的血管球瘤是引起手指远端疼痛的罕见原因。血管球是一个神经肌肉血管的细小功能单位，其功能是调节手指的外周血流量，血管球瘤是血管球的良性错构瘤。大多数血管球瘤是年龄在 30 ～ 50 岁之间的女性。其疼痛程度非常剧烈，性质为刺痛和刀割痛。肿瘤常累及甲床，并可能侵犯远端指骨。手部血管球瘤的患者会表现出典型的三联征，即手指远端剧烈疼痛、不能耐受寒冷和受累手指按压痛。血管球瘤患者中约有 25% 为多发性血管球瘤。血管球瘤也可以发生在足部，偶尔也会发生在身体的其他部位。

手部血管球瘤的诊断主要基于患者临床病史中的三点：①局限于远端手指的剧烈疼痛；②局部区域按压痛；③明显不能耐受寒冷刺激。患有手指血管球瘤的患者接受冰水试验将呈阳性表现。患者的疼痛可通过把受累手指放进一杯冰水中重现。如果患者有血管球瘤，则在 30 ～ 60 s 内会出现典型的刺痛、刀割痛。而将同一只手的其他手指放入冰水中不会引发患者的疼痛。许多手部血管球瘤患者都存在甲床隆起，10% ～ 15% 的患者甲床基底部可见蓝色或深红色小斑点（图 140.1）。手部血管球瘤患者会经常在受累的手指上佩戴手指保护装置，并防止触碰到物体以避免诱发疼痛。

患指 MRI 扫描常常可以显示实际的血管球瘤，也可能会发现肿瘤下方指骨的侵袭病变。在 T2 加权像上，血管球瘤呈均匀的高信号（图 140.2）。超声和彩色多普勒成像也可以显示肿瘤的大小和准确定位（图 140.3）。在 X 线平片上仔细观察，比较双手对应手指，也可能发现血管球瘤侵犯导致的骨质破坏。放射性核素骨扫描也有助于发现局部骨质破坏。

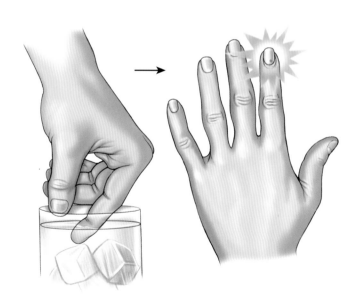

图 140.1　血管球瘤的特征：①手指远端剧烈疼痛，②局部按压痛，③明显不耐受寒冷刺激。通过冰水试验很容易诊断（From Waldman SD. *Atlas of Uncommon Pain Syndromes*. Philadelphia：Saunders；2003：108.）

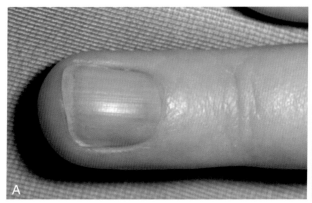
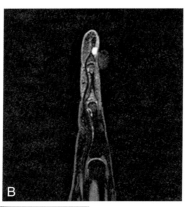

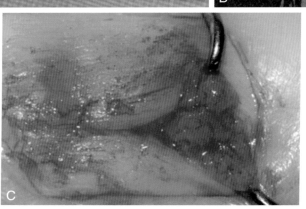

图 140.2　手指血管球瘤。（**A**）典型的临床表现为指甲底部呈蓝色变色。（**B**）MRI 确定血管球瘤部位。（**C**）术中甲下血管球瘤外观［From Joory K，Mikalef P，Rajive MJ. Smoking and glomus tumours. *J Plast Reconstr Aesthet Surg.* 2014；67（11）：1600-1601，Fig 1.］

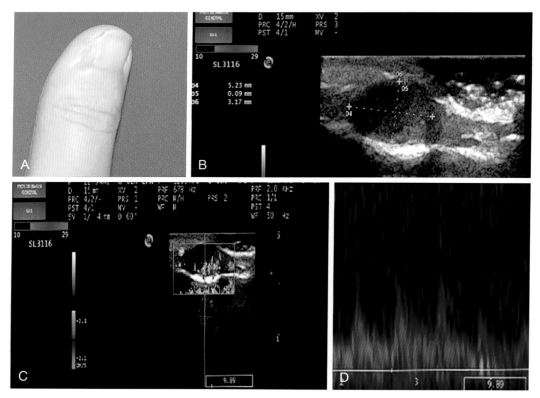

图 140.3　（**A**）一位血管球瘤患者右手示指内侧面典型的营养不良甲床隆起。（**B**）B 型多普勒图像显示清晰且实性低回声、边界规则的椭圆形病变。（**C**）在彩色多普勒图像下，可见到甲床下广泛的血管化征象。（**D**）频谱分析显示病变内动脉低收缩［From Gómez-Sánchez ME，Alfageme-Roldán F，Roustán-Gullón G，et al. The usefulness of ultrasound imaging in digital and extradigital glomus tumors. *Actas Dermosifiliogr.* 2014；105（7）：e45-e49，Fig 2.］

（汤达承　李玉琴　译　司马蕾　审校）

第六部分

胸壁、胸腔和胸椎

第 141 章　胸长神经卡压综合征：翼状肩胛征

胸长神经卡压综合征是由于胸长神经在肩胛下肌下方走行并分支支配前锯肌时受到压迫或牵拉所引起的神经卡压临床综合表现（图 141.1）。在该解剖位置上造成胸长神经压迫损伤的常见原因包括手术过程中的直接损伤，如乳腺癌根治术和胸廓出口综合征手术。另外，重物从架上掉落造成直接的钝性损伤同样可引起胸长神经卡压综合征。第 1 肋骨骨折引起胸长神经损伤也时有报道。胸长神经牵拉损伤常发生于长期的繁重体力劳动和背负不合适的沉重背包。

临床上，患者表现为前锯肌的无痛性麻痹所引起的典型翼状肩胛征。翼状肩胛征是前锯肌无力将肩胛骨固定在后胸壁上的表现，可以通过让患者双手靠墙并向外按压来识别。临床医生站在患者身后观察，能发现受累侧肩胛骨向后突出或呈翼状与后胸壁分离（图 141.2）。胸长神经卡压综合征患者由于最后 25°～30°的关节伸展度丧失，同样不能将受累侧上肢完全伸展高举过头。

肌电图检查有助于胸长神经卡压综合征的诊断。所有患者均需 X 线平片检查以排除隐匿性骨骼病变，包括肩胛骨或第 1 肋骨骨折。

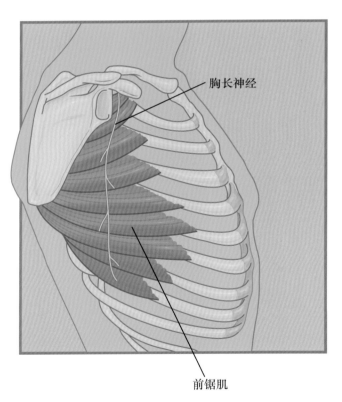

图 141.1　胸长神经卡压综合征：相关解剖（From Waldman SD. *Atlas of Pain Management Injection Techniques*. Philadelphia，PA：Saunders；2000：167.）

胸长神经

前锯肌

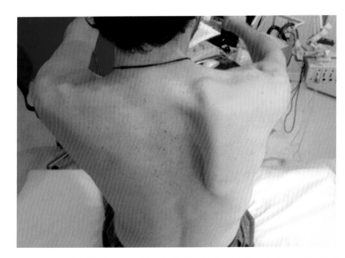

图 141.2　翼状肩胛。注意肩胛骨如何向后突出呈翼状远离后胸壁［From Deroux JP，Brion L，Hyerle A，et al. Association between hepatitis E and neurological disorders：two case studies and literature review. *J Clin Virol*. 2014；60（1）：60-62，Fig. 1.］

（汤达承　顾芳　译　张毅　审校）

第 142 章　肩胛上神经卡压综合征：肩胛上切迹征

肩胛上神经卡压综合征是由于肩胛上神经行至肩胛上切迹受到卡压所引起（图 142.1）。在该解剖位置肩胛上神经受压最常见的原因为长时间背负沉重的背包和直接撞击如足球运动受伤或蹦床跌落受伤（图 142.1）。这种卡压性神经病最常见的表现为一种较重、位置较深的酸痛自肩胛骨顶部向同侧肩部放射。体格检查方面，肩胛上神经卡压会表现出阳性的肩胛上切迹征。肩胛上切迹常有明显压痛。肩关节运动，尤其是肩关节对胸运动，会加重疼痛。如果肩胛上神经卡压未及时治疗，将会出现冈上肌和冈下肌无力和萎缩。

肩胛上切迹征的查体，要求患者背靠着检查者，两侧手臂自然放松下垂。然后，检查者识别出患者的肩胛上切迹，并对切迹施加突然、持续的压力（图 142.2A）。如果是肩胛上神经卡压的患者，此种压迫可引起疼痛，患者会通过身体移开触诊手指来缓解疼痛（图 142.2B）。

肩胛上神经卡压综合征经常被误诊为肩滑囊炎、肌腱炎或肩关节炎。C5 神经根型颈椎病同样可引起与肩胛上神经卡压综合征相似的临床表现。Parsonage-Turner 综合征（特发性臂丛神经炎）也可表现为突发的肩部疼痛，与肩胛上神经卡压发生混淆。肩胛上神经卡压综合征的鉴别诊断，应考虑累及肩胛上区或肩部的肿瘤。

肌电图有助于肩胛上神经卡压综合征与神经根型颈椎病和 Parsonage-Turner 综合征的鉴别。所有患者均需接受 X 线平片检查，以排除隐匿性骨骼病变。超声和彩色多普勒成像也有助于确定肩胛上神经卡压的原因（图 142.3）。

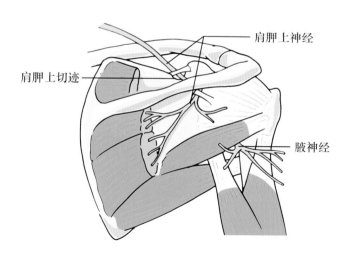

图 142.1　肩胛上神经卡压综合征：相关解剖

217

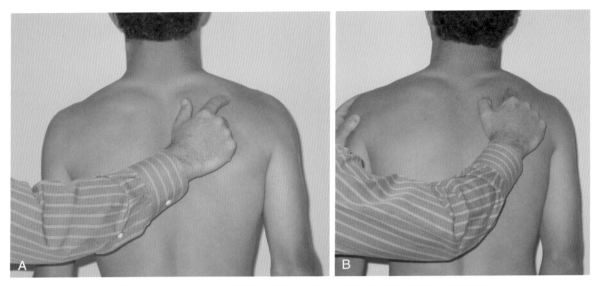

图 142.2　（A 和 B）诱发肩胛上神经卡压综合征的肩胛上切迹征

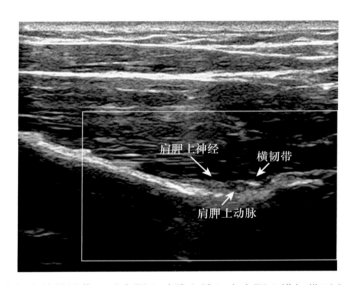

图 142.3　彩色多普勒影像显示肩胛上动脉和神经在肩胛上横韧带下方穿过的关系

（汤达承　顾芳　译　张毅　审校）

第 143 章　胸肋综合征：肩关节内收试验

来源于胸肋关节的疼痛与心源性疼痛表现相似。胸肋关节易患关节炎，包括骨性关节炎、类风湿性关节炎、强直性脊柱炎、Reiter 综合征和银屑病关节炎。在加速/减速损伤和胸部钝性外伤中，胸肋关节经常受到创伤。当发生严重外伤时，关节会发生半脱位或脱臼。胸肋关节部位较脆弱，过度使用或误用也会导致急性炎症。该关节同样会受到原发性恶性肿瘤（包括胸腺瘤）以及转移性肿瘤的侵袭。

对胸肋综合征患者进行体格检查时可发现，患者会尝试用力夹紧来固定关节使肩关节僵硬地保持在中立位。这些患者表现出肩关节回收试验的阳性体征。

对疑诊胸肋综合征的患者进行肩关节内收试验时，患者站立面向检查者，肩关节处于中立位。然后检查者要求患者用力内收肩关节（图 143.1），如果内收动作诱发患者的前胸壁疼痛，则认为肩关节内收试验为阳性。

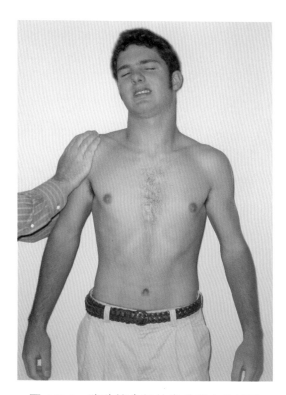

图 143.1　胸肋综合征的肩关节内收试验

（汤达承　顾芳　译　张毅　审校）

第 144 章　Tietze 综合征：胸肋关节肿胀征

Tietze 综合征不同于胸肋综合征（见第 143 章）。该病于 1921 年被首次描述，其特征是肋软骨急性疼痛性肿胀，以第 2、3 肋软骨受累常见。此外，与胸肋综合征不同（通常发病不早于 40 岁），Tietze 综合征好发于 20 岁到 30 岁的人群。该病多为急性起病，通常伴有病毒性呼吸道感染（图 144.1）。有人认为，剧烈咳嗽或重体力劳动所引起胸肋关节的微损伤也可能导致 Tietze 综合征。第 2、3 肋软骨关节疼痛性肿胀是诊断 Tietze 综合征的必要条件，该肿胀形成胸肋关节肿胀征的病理基础（图 144.2）。虽然胸肋综合征比 Tietze 综合征更常见，但没有这种肿胀特征。

体格检查显示，Tietze 综合征的患者会用力固定关节使肩关节僵直地保持在中立位。肩部的主动伸展或内收运动、深呼吸运动和手臂完全上举运动均可诱发疼痛，有时耸肩也会诱发出疼痛。咳嗽将变得艰难，从而导致肺部不能充分咳痰。胸肋关节，特别是第 2、3 胸肋关节，触诊质软，压痛。上述肿胀体征所构成阳性的胸肋关节肿胀征，为 Tietze 综合征病理学特征。CT、MRI 和超声检查能协助确诊（图 144.3 和图 144.4）。

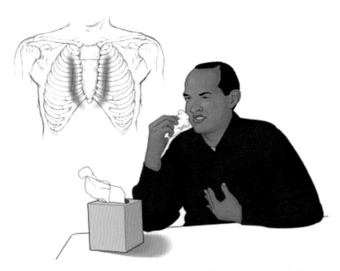

图 144.1　与上呼吸道感染相关的第 2、3 胸肋关节急性疼痛及肿胀是 Tietze 综合征的特征（From Waldman SD. Tietze's syndrome. In: *Atlas of Common Pain Syndromes*. Philadelphia，PA：WB Saunders；2002：159.）

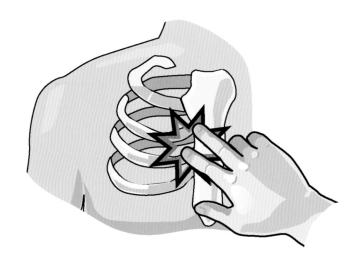

图 144.2　检查 Tietze 综合征的胸肋关节肿胀

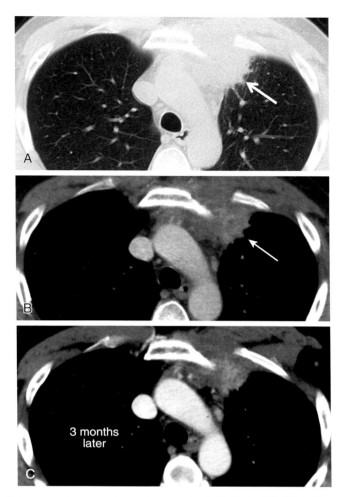

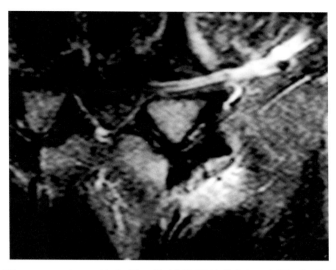

图 **144.4**　Tietze 综合征：胸部的冠状位短 TI 压脂序列磁共振影像显示胸肋关节呈高信号影（From Resnick D，ed. *Diagnosis of Bone and Joint Disorders*. 4th ed. Philadelphia，PA：WB Saunders；2002：2605.）

（汤达承　顾芳　译　张毅　审校）

图 **144.3**　（**A ～ C**）一例 Tietze 综合征的患者胸部增强 CT 扫描显示，碘对比剂增强后前上纵隔肿块显影。（**A**）肺窗。（**B**）纵隔窗显示肿块的不均匀增强。（**C**）随访 3 个月 增强 MDCT 显示纵隔肿块体积减小［From De Filippo M，Albini A，Castaldi V，et al. MRI fi ndings of Tietze's syndrome mimicking mediastinal malignancy on MDCT. *Eur J Radiol Extra*. 2008；65（1）：33-35.］

第 145 章　胸锁关节功能障碍：耸肩试验

来源于胸锁关节的疼痛与心源性疼痛表现相似。胸锁关节是单一滑膜腔内的双滑动关节。胸锁关节活动在锁骨的胸骨头、胸骨柄和第 1 肋软骨之间发生。锁骨与胸骨柄之间隔着关节盘，其前后有胸锁韧带加固。肋锁韧带从第 1 肋及肋软骨连接处行至锁骨下方，为关节提供额外的支撑。

胸锁关节易发生关节炎，包括骨关节炎、类风湿性关节炎、强直性脊柱炎、Reiter 综合征和银屑病关节炎（图 145.1）。在加速 / 减速损伤和胸部钝性外伤中，胸肋关节经常受到创伤。当发生严重外伤时，关节会发生半脱位或脱臼（图 145.2）。胸锁关节部位较脆弱，过度或不当使用也会导致急性炎症。此外，该关节同

样会受到原发性恶性肿瘤（包括胸腺瘤）以及转移性肿瘤的侵袭，但很少发生感染。

体格检查时可发现，患者用力使肩关节僵硬地保持在中立位，以固定胸锁关节。当胸锁关节发生急性炎症时，可表现为压痛、局部红热以及肿胀。主动伸展或内收肩关节和上举上臂均可诱发疼痛。胸锁关节功能障碍的患者可表现出耸肩试验阳性。

对患者进行耸肩试验时，嘱患者面向检查者站立，肩关节和上肢放松垂于身体两侧。检查者将手置于患侧胸锁关节上（图 145.3），然后嘱患者快速耸肩。当患者做最大限度耸肩时听到弹响声，则耸肩试验阳性（视频 145.1）。

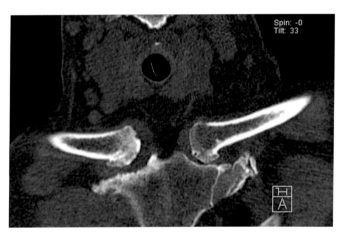

图 145.1　胸锁关节骨性关节炎的 CT 扫描图像［From Alison L. Armstrong. Disorders of the sternoclavicular joint. *J Orthop Trauma*. 2018；32（3）：186-199.］

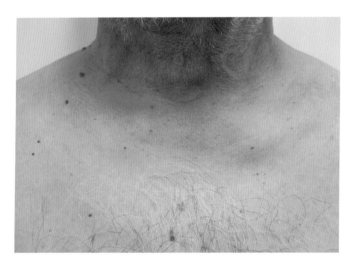

图 145.2　右侧胸锁关节后脱位患者［From Alison L. Armstrong. Disorders of the sternoclavicular joint. *J Orthop Trauma*. 2018；32（3）：186-199.］

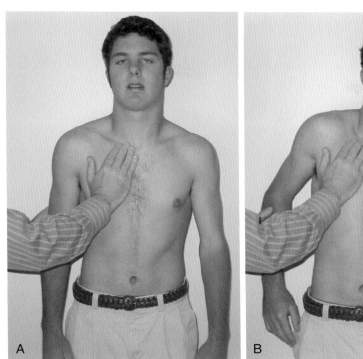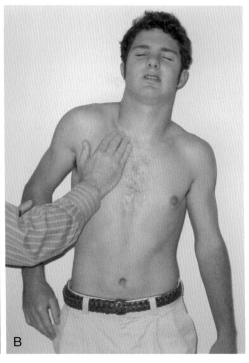

图 145.3 （A 和 B）胸锁关节功能障碍的耸肩试验

（汤达承　顾芳　译　张毅　审校）

第146章　滑动肋综合征：钩手试验

滑动肋综合征是与下部肋软骨过度活动相关所引起的一系列症候群，包括自下部肋软骨发出的严重刀割样疼痛。第10肋骨最常受累，但第8、9肋骨也会受累及。该综合征又称为肋尖综合征。滑动肋综合征几乎都与下部肋软骨损伤有关，多由于加/减速损伤以及胸部钝挫伤所致。当受到严重外伤时，肋软骨可能在与肋骨连接上发生半脱位或完全脱位。患者通常主诉在受损肋骨活动时会出现弹响，并且钩手试验可能呈阳性体征。

体格检查会发现，患者会通过保持胸腰椎轻微屈曲，并用力夹紧以固定受损肋软骨。受损肋软骨局部按压痛，钩手试验阳性。进行钩手试验时，患者取仰卧位，腹部肌肉松弛，检查者用手指钩住受累肋软骨下缘，并轻轻向外牵拉（图146.1）。若患者感到疼痛，并伴随有"咔哒声"或弹响感，即钩手试验阳性。

对疑诊源于下部肋软骨或肋骨所发出的疼痛的患者均应进行X线平片检查，以除外隐匿性骨骼病变，如肋骨骨折或肿瘤等。根据患者的临床表现，可能需要进行额外的实验室检验，包括全血细胞计数、前列腺特异性抗原、红细胞沉降率和抗核抗体检测等。如果怀疑有关节不稳或隐匿性肿块，则应进一步行MRI和超声检查（图146.2）。

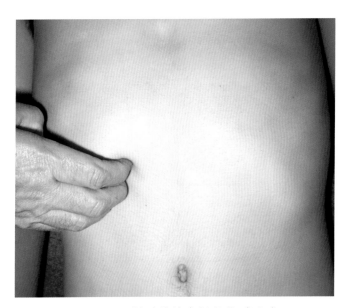

图146.1　滑动肋综合征的钩手试验

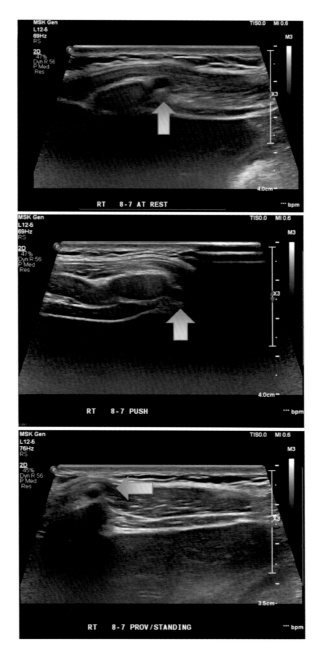

图 146.2　静止状态下的第 8 肋滑动，推动下部肋软骨和手法刺激局部，可探测到软骨的异常运动［From McMahon LE. Slipping rib syndrome：a review of evaluation，diagnosis and treatment. *Semin Pediat Surg*. 2018；27（3）：183-188. ］

（汤达承　顾芳　译　张毅　审校）

第147章　急性胸椎压缩性骨折：屈曲试验

　　胸椎压缩性骨折是胸背部疼痛最常见的原因之一，其最常见的病因是脊柱骨质疏松。此外，还与加/减速损伤引起的脊柱外伤有关。骨质疏松、胸椎原发性或继发性肿瘤的患者，胸椎骨折可以是自发的或发生在咳嗽（咳嗽引起骨折）时。

　　与脊柱骨折相关的疼痛和功能障碍在很大程度上取决于骨折创伤的严重程度（如受累椎体数目）以及损伤的性质（如骨折是否刺激脊神经或脊髓）。胸椎压缩性骨折引起的疼痛严重程度不一，从轻微压缩骨折所引起不伴有神经刺激症状的轻度深部疼痛，到剧烈的刺痛严重限制患者活动和咳嗽。

　　胸椎压缩性骨折的疼痛可因深呼吸、咳嗽以及脊柱活动而加重（图147.1）。按压受累椎骨可引出疼痛和脊柱旁肌反射性痉挛。如果是外伤造成的压缩骨折，在骨折部位上可出现血肿和瘀斑，医生应警惕胸廓以及胸腹腔内器官的损伤。当脊神经损伤时可能导致腹部肠梗阻、剧烈疼痛及脊突旁肌板状僵硬，进而影响患者的活动能力以及肺功能。若治疗不及时，则会进一步发展为通气不足、肺不张甚至肺部感染的恶性循环。

　　对急性椎体压缩性骨折进行屈曲测试时，为了防止患者摔倒，检查者让患者站立在身旁，一只手放在患者的下腹部，同时用另一只手臂触诊可疑骨折部位，然后要求患者轻轻弯曲胸腰椎（图147.2A）。如果为急性胸椎骨折，脊柱弯曲会刺激脊神经根或其他疼痛敏感部位，患者将停止屈曲并且突然背伸（图147.2B）。检查者在此过程中需做好准备，扶稳患者，以防止患者突然背伸时摔倒。

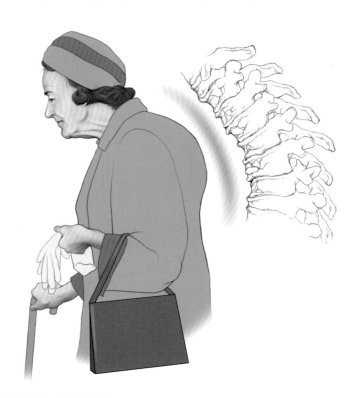

图147.1　骨质疏松是引起胸椎骨折的常见原因（From Waldman SD. *Atlas of Common Pain Syndromes*. Philadelphia，PA：Saunders；2002：181.）

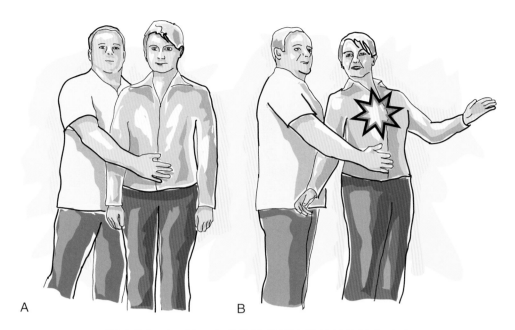

图 147.2 （A 和 B）急性胸椎压缩性骨折的屈曲试验

（汤达承　顾芳　译　张毅　审校）

第七部分

腰　椎

第 148 章　腰椎的功能解剖

骨性结构

腰椎包括了 5 段椎骨，从头段到尾端分别为 L1～L5。腰椎的首要功能是承担上半身的重量以及参与腰部与骨盆屈伸、侧弯的协调运动。与其他脊椎相同，腰椎也通过包绕椎管内的马尾神经及相关结构起到保护的作用。与颈椎和胸椎不同的是，颈椎、胸椎下段与上段有一定差别，而腰椎各段在结构上都类似。

每段椎骨都由前部负重的椎体和后部的椎弓组成。后面的椎弓有三个特殊的突起以便于维持姿势的肌肉和各种韧带的附着（图 148.1）。这些特殊的突起包括一个位于后正中线的棘突和两个外侧的横突。椎弓与棘突、横突之间的区域称为椎弓板。横突和椎体之间的区域称为椎弓根。

运动

相邻腰椎之间的运动由三个关节实现。第一个关节包括了椎体的上椎体终板和下椎体终板以及两者之间的椎间盘（图 148.2）。第二、三关节是两个小关节，又称关节突关节，由上一段椎骨的下关节突和下一段椎骨同侧的上关节突组成（图 148.3）。这些结构有助于提高屈曲、伸展、一定限度的侧弯时腰椎的横向稳定性。

椎间盘

腰椎间盘有两个主要功能：①充当腰椎主要的减震结构；②协调腰椎运动的同时避免神经及腰椎区域相关结构受到撞击。腰椎间盘的减震功能和运动／保护功能既是椎间盘结构的功能，也是作用于它的物理定律的结果（详见下文讨论）。

为了帮助理解腰椎间盘的生理功能和在疾病状态下的功能障碍，把椎间盘当做一个封闭的、充满了液体的容器。容器的外层是上方和底部的终板，而终板由相当坚韧的透明软骨组成。腰椎间盘的边缘由交错的紧紧与上下终板相连的纤维组成。这些交错的纤维就是围绕在椎间盘周围的纤维环（图 148.2）。纤维环交错的结构组成了一张足够结实和灵活的网，能在腰椎大幅度的运动中减轻椎间盘的受压。

上下终板和周围的纤维环组成的容器内部是含水的黏多糖类的凝胶样物质，即髓核（图 148.2）。髓核不可压缩，任何施加于髓核某一部分的压力都会传递

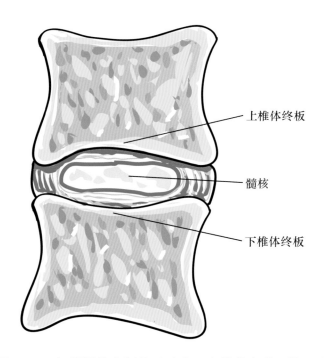

图 148.2　相邻腰椎之间的运动由三个关节实现。第一个关节包括了椎体的上椎体终板和下椎体终板以及两者之间的椎间盘

（图右侧标注：上椎体终板、髓核、下椎体终板）

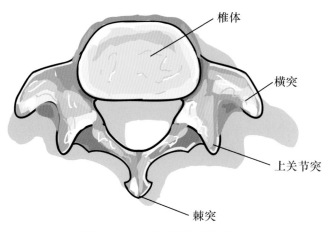

（图标注：椎体、横突、上关节突、棘突）

图 148.1　后部的椎弓的突起

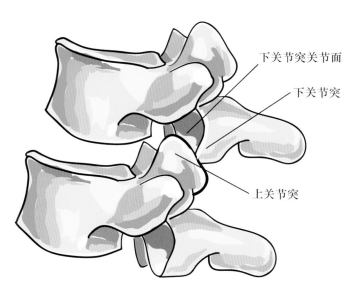

图 148.3　关节突关节由上一段椎骨的下关节突和下一段椎骨同侧的上关节突组成

下关节突关节面

下关节突

上关节突

到整个髓核。在健康状态下，充满水的凝胶在椎间盘内产生了一个使相邻两个椎骨分离的力，同时起到保护脊髓及分出的神经根的作用。当腰椎运动时，随着椎间盘内的纤维收缩与舒张，髓核不可压缩的特性使其在椎间盘内持续产生该力。

随着腰椎间盘的老化，血管的分布减少，吸收水分的能力下降，导致椎间盘减震、协调运动功能退化。纤维环退化，部分椎间盘的边缘突出，髓核分散并传递压力的特性改变，使功能退化更加严重，最终结果就是纤维环的破坏和髓核受压突出。椎间盘的退行性变解释了许多在临床上遇到的腰椎源性疼痛症状。

（姚发利　顾芳　译　张毅　审校）

第 149 章　腰椎间盘疾病术语概述

解释腰椎间盘疾病的术语存在许多不规范的现象。不规范的原因一方面是系统性术语的建立早于计算机断层扫描（CT）和磁共振成像（MRI）的出现，另一方面是放射科医生和临床医生对"椎间盘挤压神经结构是脊柱源性疼痛的唯一原因"达成了共识。

该共识忽略了椎间盘和关节突关节是脊柱疼痛的非独立因素，从而导致误诊、无效的治疗方案，使患者遭受了不必要的痛苦。规范腰椎间盘疾病术语可以避免放射科医生和临床医生在诊治脊柱疼痛时落入陷阱。

以下分类方法可以让放射科医生和临床医生用同一种措辞相互交流。同时也考虑到椎间盘可能是脊柱疼痛的唯一病因的情况，临床医生面对椎间盘性疼痛，在考虑手术介入前，可根据 MRI 的确定征象，先选择诊断性椎间盘造影术。临床上，超过 90% 的严重腰椎间盘异常发生在 L4 ～ L5 或 L5 ～ S1。

正常椎间盘

正如第 150 章（译者注：原文如此，应为 148 章）的讨论，正常的椎间盘包括了中央凝胶样的髓核和环绕着的致密纤维环。椎间盘的上方和底部是相邻椎体的软骨终板。在 MRI 上，正常椎间盘表现为 T1 加权像上对称的低信号、T2 加权像的高信号。正常情况下，腰椎间盘的边缘不应超出相邻椎体的边缘（图 149.1）。

退化的椎间盘

随着椎间盘的老化，髓核和纤维环同时发生结构改变和生物化学改变，进而改变椎间盘 MRI 图像，影响椎间盘的正常功能。这种退行性变是正常老化的生理过程，但是腰椎创伤、感染、吸烟会加速退行性变。即使腰椎退化已经十分严重，并不是所有的患者都会出现临床症状。

腰椎间盘退化时，髓核无法维持足够的水合作用，也没有足够的黏蛋白合剂用于保持凝胶样髓核物质的稠度（图 149.2）。随着退化，髓核出现撕裂，部分髓核变成胶原，椎间盘的减震功能和灵活性减退。随着这一过程的持续，椎间盘维持相邻椎骨分离的能力进一步下降，功能进一步退化，开始出现临床症状。

除此之外，纤维环也会发生类似于髓核的退行性变。随着纤维环老化，复杂交织着的纤维组织开始分解，发生微小撕裂。微小撕裂暴露了胶原纤维，刺激肉芽组织向内生长，这些肉芽组织具有丰富的神经支配，正是椎间盘性疼痛的原因。MRI 上 T2 加权像高信号的线性结构可以证实这些微小撕裂，与受累部位的椎间盘造影术结果相一致（图 149.2 和图 149.3）。椎间盘造影术明确了疼痛来源之后，可以采用椎间盘内电热纤维环成形术治疗纤维环的微小撕裂，往往有不错的疗效。

广泛突出的椎间盘

在腰椎退行性变的过程中，纤维环的分解和微小撕裂以及髓核持续失水导致椎间盘内的压力下降，最终导致椎间盘狭窄，临床症状加剧。当椎间隙因为椎间盘内压力的下降慢慢狭窄，前纵韧带和后纵韧带松弛，椎间盘的突出超过椎体的边缘（图 149.5A，B），诱发骨、椎间盘与神经相互挤压。这种挤压所诱发的疼痛与椎间盘纤维环自身引起的疼痛相互叠加。这些发现可被 MRI 证实，当患者疼痛合并功能障碍时，临床医生应当警惕是否存在多种可能的病因（图 149.6）。

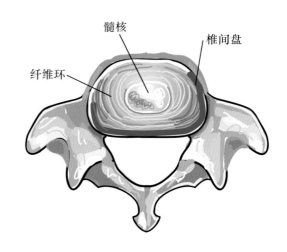

髓核

椎间盘

纤维环

图 149.1　正常腰椎间盘

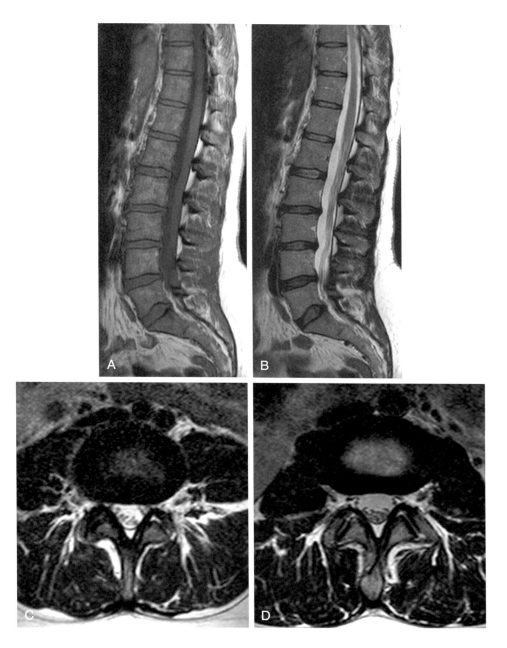

图 149.2　腰椎（**A**）T1 加权序列（TW1）（译者注：原文如此，应为 T1W）和（**B**）T2 加权序列（T2W）磁共振（MR）图像。在 MR 的 T1W 图像中，椎间盘的强度信号是正常的，但 L2 ～ L3、L3 ～ L4 椎间隙狭窄。MR 的 T2W 图像显示 L2 ～ L3、L3 ～ L4、L4 ～ L5 存在低信号改变，提示椎间盘轻度水合不足。另外，在这三个水平，椎间盘都向后突出，超过了椎体的后缘，L3 ～ L4 尤其明显。（**C**）轴位 MR 的 T2W 图像显示椎间盘后缘是平整的，没有明显的侧隐窝狭窄，也没有硬脑膜的受压。（**D**）正常 L3 ～ L4 椎间盘的轴位 MR 的 T2W 图像显示椎间盘的后缘应当有轻微的凹陷（From Waldman SD，Campbell，RSD. *Imaging of Pain*. Philadelphia，PA：Saunders/Elsevier；2010：120，Fig. 47.1.）

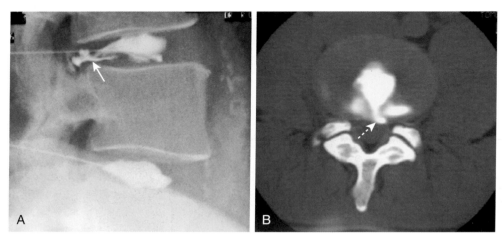

图 149.3 （A）椎间盘造影 X 线可见纤维环的裂纹，从髓核延伸到椎间盘后缘（箭头所示）。（B）在椎间盘的计算机断层扫描中也可以看到相同情况，高密度造影剂在后部的纤维环裂纹处显影（虚线箭头所示）（From Waldman SD，Campbell，RSD *Imaging of Pain*. Philadelphia，PA：Saunders/Elsevier；2010：124，Fig. 49.2.）

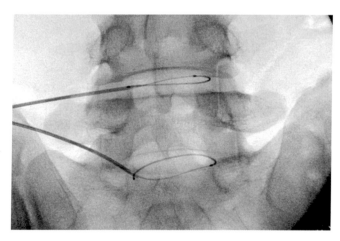

图 149.4 椎间盘电热纤维环成形术中的 X 线影像。电热导丝放置在 L4 ～ L5 和 L5 ～ S1 椎间盘处 [From Derby R，Lee SH，Chen YC. Injection therapies，nerve ablation，and intradiscal electrothermal annuloplasty for degenerative lumbar conditions. *Semin Spine Surg*. 15（4）：393-410，2003.]

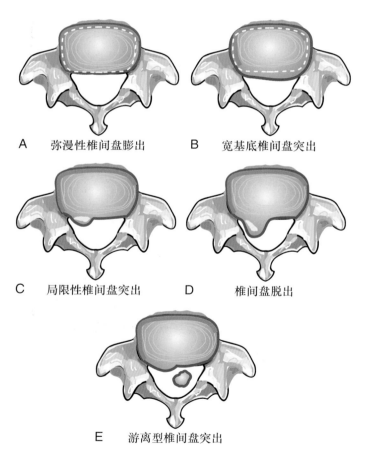

图 149.5 腰椎间盘退行性变的不同类型

A   弥漫性椎间盘膨出   B   宽基底椎间盘突出

C   局限性椎间盘突出   D   椎间盘脱出

E   游离型椎间盘突出

局限性椎间盘突出

椎间盘退化后，纤维环与髓核突出，纤维环无法继续围绕并挤压髓核，而髓核具有不可压缩的特性，使纤维环的纤维层变薄，进而使髓核突出至椎管，刺激痛觉敏感结构（图 149.5C）。MRI 的 T1 加权像和 T2 加权像都可以看到这些自然进程中的局限性椎间盘突出（图 149.7）。如果局部的突起没有侵犯到痛觉敏感结构，这种局限性椎间盘突出可以没有症状。如果局部突起侵犯到神经根管或椎管，可出现明显的临床症状，如单纯的椎间盘源性疼痛或神经根源性疼痛。

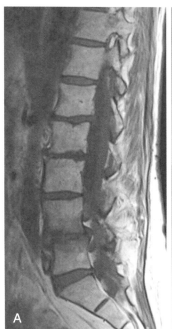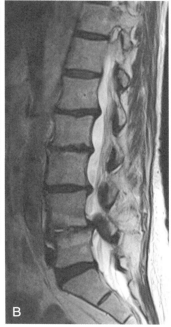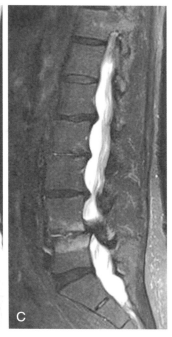

图 149.6　L4～L5 椎间盘严重退行性变患者的矢状位磁共振（**A**）T1 加权序列（T1W）、（**B**）T2 加权序列（T2W）以及短 T1 反转恢复序列（STIR）的图像。（**C**）通过 T2W 和 STIR 中椎间盘的高信号（SI）可以看到椎间盘狭窄和受侵蚀的椎骨。椎骨终板水肿发炎，呈现出的 Modic Ⅰ型表现在 T1W 上为低信号，在 T2W 和 STIR 上为高信号。这些特征性表现近似于椎间隙的炎症，而不是椎旁炎症改变。此外，在其他腰椎水平也存在椎间盘退行性变和椎间盘膨出（From Waldman SD，Campbell，RSD. *Imaging of Pain.* Philadelphia，PA：Saunders/Elsevier；2010：122，Fig. 48.3.）

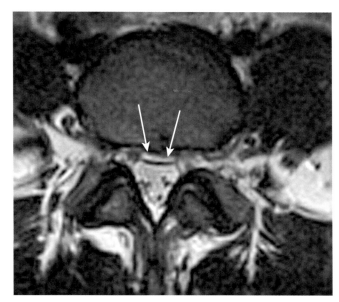

图 149.7　腰椎轴位磁共振 T2 加权像。箭头指的是纤维环裂纹，同时伴有局限性椎间盘突出［From Chou R，Deyo RA，Jarvik JG. Appropriate use of lumbar imaging for evaluation of low back pain. *Radiol Clin North Am.* 2012；50（4）：569-585，Fig. 5.］

局限性椎间盘脱出

局限性椎间盘脱出常常表现出临床症状，因为椎间盘组织常常向头段或尾端移动，刺激神经根，与分出的神经根碰撞产生炎症反应。许多局限性椎间盘脱出的患者会感受到剧烈疼痛，正是这种化学刺激导致的。这些炎症反应在 MRI 的 T2 加权像中表现为高信号（图 149.8）。尽管局限性椎间盘脱出比椎间盘突出症状更明显，椎间盘脱出的椎间盘组织其实仍和原有椎间盘组织相连。

游离型椎间盘突出

游离型椎间盘突出是指部分髓核与原有椎间盘组织分离，游离于原有椎间盘之外（图 149.5E）。游离的椎间盘碎片向头段或尾端移动，挤压下方的神经根和后纵韧带以及椎管。游离的椎间盘碎片会产生剧烈的疼痛症状，需要外科手术介入。在增强 T1 加权像中游离的椎间盘碎片显示为增强信号，而髓核碎片引发的炎症反应在 T2 加权像中表现为周围环状高信号（图 149.9）。如果在辨别和移除游离的椎间盘碎片时出错，则手术疗效不佳。

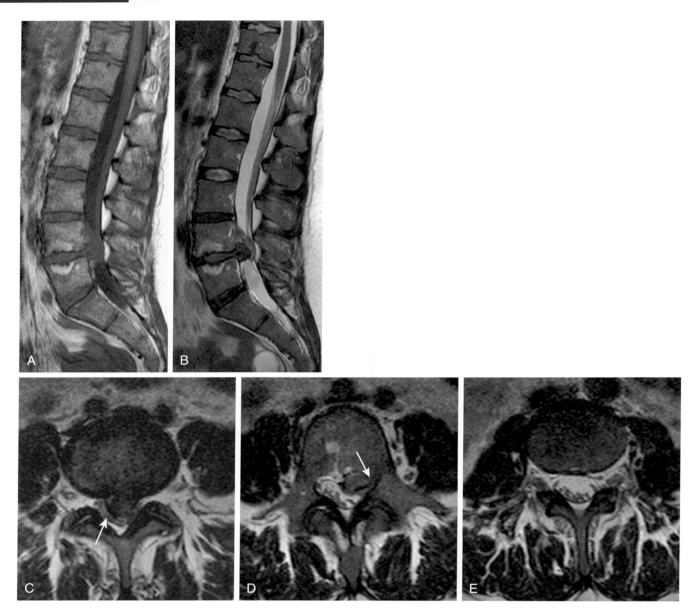

图 149.8   一位患有马尾综合征、左腿神经根性疼痛的年轻女性患者矢状位磁共振（MR）T1 加权序列（T1W）和（**B**）T2 加权序列（T2W）图像。L4 ～ L5 水平存在一个巨大的脱出，在 T1W 和 T2W 中表现为中等信号。（**C**）轴位 T2W 磁共振显示受压的硬脑膜移位至右侧（箭头所示）。（**D**）近端的椎间盘突出挤压了外侧隐窝中穿行的神经根（箭头所示）。（**E**）与正常 L3 ～ L4 水平硬脑膜图像的对比（From Waldman SD，Campbell，RSD. *Imaging of Pain*. Philadelphia，PA：Saunders/Elsevier；2010：127，Fig. 50.1.）

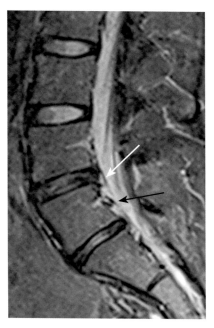

图 149.9　腰椎轴位 T2 加权像。箭头指的是纤维环裂纹，同时伴有局限性椎间盘突出 [From Chou R，Deyo RA，Jarvik JG. Appropriate use of lumbar imaging for evaluation of low back pain. *Radiol Clin North Am*. 2012；50（4）：569-585，Fig. 4.]

（姚发利　顾芳　译　张毅　审校）

第 150 章　腰椎源性疼痛情况概述

对腰椎和腰神经支配区进行初步的全面体格检查，可指导临床医生缩小鉴别诊断范围，并提示哪种体格检查、实验室检查、X 线检查有助于确定患者腰痛和功能障碍的原因。为了帮助医生最大限度地应用腰椎和腰神经支配区全面体格检查获得的信息，将腰椎源性疼痛和功能障碍的常见病因进行分类汇总非常重要。虽然由于各种腰椎病变之间常互有交叉且具有多因素特性，任何一种腰椎源性疼痛和功能障碍分类方法都无法全部包含或者全部排除，但对于面对患者主诉是下腰痛或下肢疼痛和功能障碍的医生，表 150.1 还是有助于其提高诊断的准确率并帮助临床医生避免忽视掉不太常见的诊断。

表 150.1 也绝不是全面的，但它确实有助于临床医生对表现为腰椎源性疼痛和功能障碍的潜在病因进行分析。值得注意的是，最常被忽视的下腰痛和下肢疼痛的分类以及最常导致诊断和治疗出现偏差的分类是表中的最后三项。了解这一潜在的陷阱有助于医生在鉴别诊断中考虑到这些被忽视的下腰背部与下肢疼痛和功能障碍的病因。

表 150.1　下腰背部和（或）下肢疼痛的病因概述

局部骨、椎间盘或关节病变	原发性髋部病变	全身性疾病	交感神经性疼痛	身体其他部位引起的牵涉痛
椎体骨折	滑囊炎	类风湿性关节炎	灼性神经痛	胰腺炎
原发性骨肿瘤	肌腱炎	胶原血管病	反射性交感神经萎缩症	腹膜后恶性肿瘤
关节突关节病变	无菌性坏死	Reiter 综合征	血栓性静脉炎后疼痛	腰丛病变
局限性或全身性退行性关节炎	骨关节炎	痛风	（牛奶腿）	纤维肌痛
骨赘形成	关节不稳	其他结晶性关节病		肌筋膜痛综合征
椎间盘感染	肌肉劳损	Charcot 神经性关节炎		卡压性神经病理痛
椎间盘突出	肌肉拉伤	多发性硬化		腹腔内肿瘤
退行性椎间盘病变	不累及关节腔的关节周围感染	继发于周围血管供血不足的缺血性疼痛		
原发性脊髓和（或）马尾病变		强直性脊柱炎		
骨髓炎				
硬膜外脓肿				
硬膜外出血				

（姚发利　顾芳　译　张毅　审校）

第 151 章　腰椎视诊

腰椎的体格检查应从腰椎前面、侧面和后面的视诊开始，临床医生应当注意患者正常的腰椎前凸曲线是否改变或缺失（图 151.1）。腰椎前凸曲线消失或变直通常提示由于疼痛而引起的椎旁肌肉组织因疼痛而痉挛，这一改变可在脊椎侧位 X 线得到证实。临床医生应该注意到腰椎位置的任何异常，这些异常可能提示肌肉痉挛，如腰椎侧弯（图 151.2）。临床医生还应寻找是否有皮肤损害以及任何提示原发性或转移性肿瘤的异常肿块。

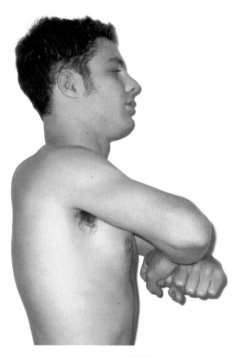

图 151.1　正常腰椎的视诊

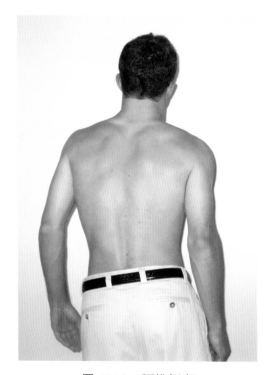

图 151.2　腰椎侧弯

（姚发利　顾芳　译　张毅　审校）

第 152 章　腰椎触诊

腰椎触诊主要是为了确定软组织异常。腰椎背侧的触诊是用来识别明显的骨性异常，可能提示严重的退行性疾病或原发性或继发性肿瘤。临床医生应该时刻注意椎旁肌肉组织是否有异常的肿块，包括肉瘤。创伤后的椎旁肌肉组织通常能够触及腰椎背侧椎旁肌肉紧张。仔细触诊腰椎背侧的棘旁肌肉组织能够发现肌筋膜触发点，这通常提示纤维肌痛（图 152.1）。触诊这些触发点时，应该会出现阳性的"跳跃"征，这是纤维肌痛的特异性表现。弥漫性肌肉压痛提示可能存在胶原血管疾病，如多发性肌炎或狼疮，这一发现提示临床医生应当为患者进行进一步实验室检查以明确诊断。

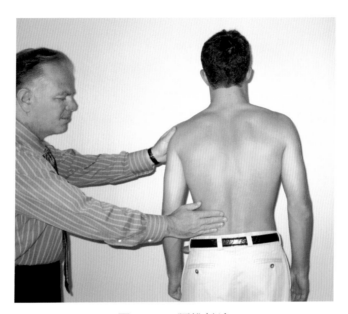

图 152.1　腰椎触诊

（姚发利　顾芳　译　张毅　审校）

第 153 章　腰椎的活动范围

腰椎可以完成屈曲、轻度的背伸以及侧弯运动，这得益于椎间关节的协调运动。健康腰椎的活动要求脊椎所有要素的协调运动，而任何一个环节出问题，都会导致疾病的发生。

屈曲和背伸

为了评估腰椎的活动范围，临床医生让患者将脊柱置于中立位置，嘱患者向前屈曲其腰椎，医生应当观察是否存在活动受限、活动不平稳或运动不协调的状态，这些可提示疼痛或脊柱节段性功能障碍（图153.1）。然后要求患者将腰椎恢复到中立位置，嘱其伸展腰椎，同时临床医生观察是否存在活动受限、活动不平稳或运动不协调的状态，这可能表明疼痛或脊柱节段性功能障碍（图153.2）。对于上述两种操作，临床医生应当确保患者只在腰椎水平上进行运动，而患者没有用胸椎或颈椎以补偿腰椎节段活动范围的限制。

旋转和侧弯

为了评估腰椎旋转的活动范围，临床医生让患者将脊柱置于中立位置，嘱其分别向左右两个方向最大限度地旋转腰椎，同时临床医生观察是否存在活动受限、活动不平稳或运动不协调的状态，这可能表明疼痛或脊柱节段性功能障碍（图153.3）。关节面的结构使得腰椎在相对有限的范围内旋转，尽管由于L5～S1关节更趋向于冠状位，这些关节仍会有一定程度的旋转。

然后要求患者将腰椎恢复到中立位，嘱其向两侧弯腰，同时临床医生观察是否存在活动受限、活动不平稳或运动不协调的状态，这可能表明疼痛或脊柱节段性功能障碍（图153.4）。在做上述两种动作时，临床医生应当确保运动只发生在腰椎水平，而患者没有用胸椎或颈椎以补偿腰椎节段活动范围的限制。

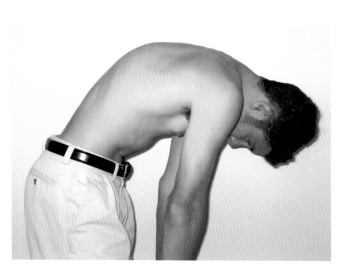

图 153.1　腰椎的屈曲

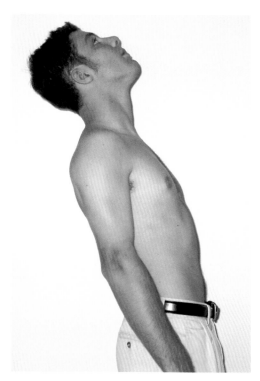

图 153.2　腰椎的背伸

241

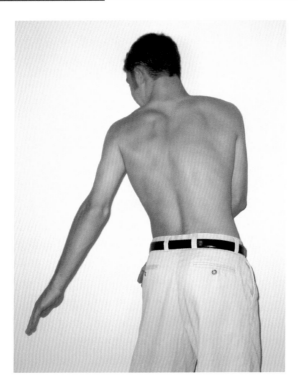

图 153.3　　腰椎的旋转

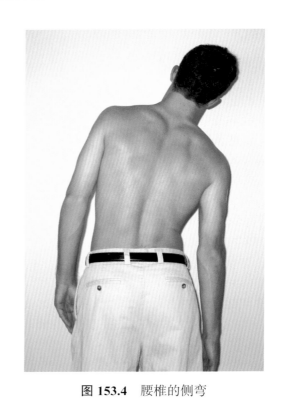

图 153.4　　腰椎的侧弯

（姚发利　顾芳　译　张毅　审校）

第 154 章　腰椎屈曲：Schober 试验

　　Schober 试验于 1937 年首次提出，通过将腰椎屈曲与代偿性髋部屈曲分开，有助于临床医生量化腰椎屈曲的准确幅度，患者可以利用髋部的屈曲来补偿腰椎屈曲。这项试验在鉴别未确诊的强直性脊柱炎患者时尤其有用。

　　要进行 Schober 腰椎屈曲试验，首先让患者取站立位，检查者首先找到骶骨窝，然后确定该水平线的中点并标记（图 154.1）。接下来在该点上方 10 cm 处及该点下方 5 cm 处各做一个标记（图 154.2）。医生嘱患者弯腰触碰其脚趾，以最大限度地弯曲腰椎，医生测量上下标记之间的距离（图 154.3）。如果患者的腰椎屈曲功能正常，则该距离应当增加到 21 cm 以上。

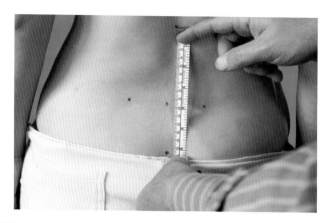

图 154.2　在中点上方 10 cm 处及下方 5 cm 处各做一个标记

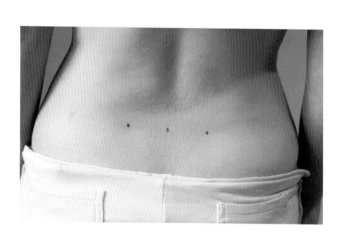

图 154.1　确认骶骨窝及水平线中点

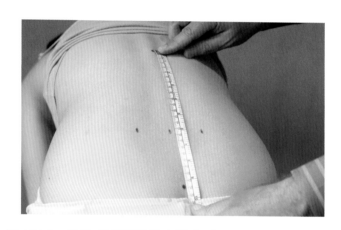

图 154.3　当患者弯腰至最大限度时，上下两个标记之间的距离增加应当超过 21 cm

（姚发利　顾芳　译　张毅　审校）

第 155 章　腰椎小关节痛：Kemp 试验

　　腰椎小关节痛的 Kemp 试验有助于临床医生明确患者下背部疼痛是否来源于小关节，以及确定患者的疼痛是否有神经根损伤。

　　进行 Kemp 试验，患者需要保持直立位，医生首先要确定患者疼痛部位在哪一侧，嘱患者背伸脊柱（图 155.1）。并向健侧做侧弯运动，接下来，医生向健侧肩膀施加一个持续向下的压力，并嘱患者后旋健侧肩部（图 155.2）。若该检查能够诱发患者的疼痛，或者使其原有疼痛加重，则检查结果为阳性。如果患者也能感受到疼痛从下背部放射至膝关节以下，则存在神经根损伤。

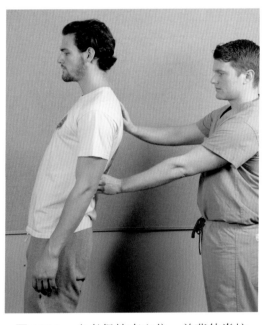

图 155.1　患者保持直立位，并背伸脊柱

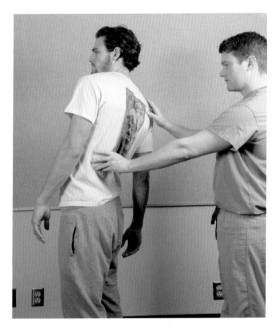

图 155.2　患者后旋健侧肩部，同时检查者向肩膀施加一个持续的向下的压力

（姚发利　顾芳　译　张毅　审校）

第 156 章　腰椎的皮节分布

人类皮肤、肌肉及深部结构的支配是在胚胎发育的早期阶段决定的，而且个体差异性小。脊髓的每一个节段及其相对应的脊神经都保有一致性，因此，临床医生可以根据患者的疼痛状态、肌肉无力和深部腱反射，确定脊髓功能障碍的可能节段。

图 156.1 是腰椎脊神经支配皮节分布示意图，有助于临床医生确认引起患者疼痛的脊髓节段。一般来说，越靠近近端的肌肉，越是由靠近头端的脊髓节段支配，而相较于背侧肌肉，对应的腹侧肌肉是由更高水平的脊髓节段支配。

图 156.2 是腰椎脊神经支配肌节分布示意图，有助于临床医生将肌肉无力与特定的脊髓节段联系起来。需要注意的是，特定肌肉或关节的疼痛并非一定来源于该处肌肉或关节，也许是支配该处肌肉的腰椎脊髓节段的病变引起的。

此外，临床医生需要意识到，当下肢上部深部结构如关节和肌腱疼痛时，皮节与肌节相对一致的情况会发生改变。当疼痛发生于这些部位时，医生应参考图 156.3 中的骨节支配。这对于进行脊神经水平的神经破坏性操作尤为重要，因为引起疼痛的骨节神经支配水平可能高于或低于医生预估的水平。

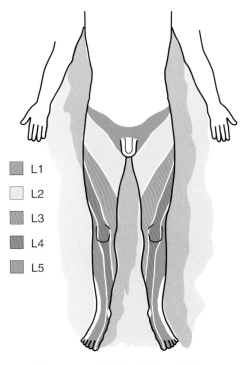

L1
L2
L3
L4
L5

图 156.1　腰神经支配皮节分布

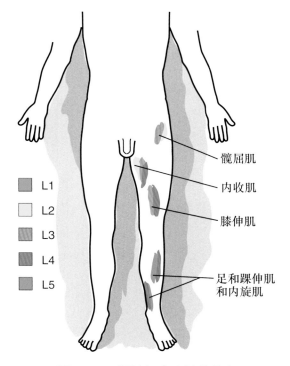

L1
L2
L3
L4
L5

髋屈肌
内收肌
膝伸肌
足和踝伸肌和内旋肌

图 156.2　腰神经支配肌节分布

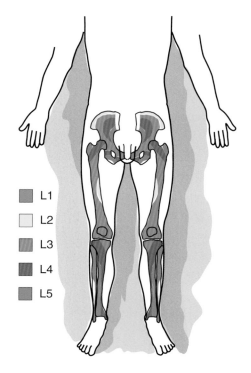

L1
L2
L3
L4
L5

图 156.3　腰神经支配骨节分布

（姚发利　顾芳　译　张毅　审校）

第 157 章　腰 4 神经节段

腰段脊髓或腰神经根层面的病变常常有其相对固定的表现方式，如上肢（注：原文如此，此处应该为下肢）的功能障碍、麻木及皮节分布区疼痛，因此，通过物理检查能够诊断特定神经层面的疾病。尽管并非一定准确，但是对患者的下肢神经系统进行仔细检查，有助于指导临床医生为患者设计一个更有针对性的诊疗方案。通过分析从体格检查中获得的信息以及 MRI 得到的神经解剖信息，并结合肌电图检查得到的神经生理信息，医生能够高度准确地诊断出患者腰椎的病变节段（视频 157.1）。

临床上评估腰 4（L4）皮节通常是通过检查足大趾内侧皮肤的感觉来进行的（图 157.1）。该解剖区域的感觉减退，通常是由脊髓近端及马尾病变导致的，如瘘管或脊髓肿瘤；也可能是 L4 神经根末端损伤，如椎间盘压迫，或是周围神经病变导致的，如腓深神经病变。因此，需要综合评估肌肉检查、深部腱反射、影像学以及肌电图检查结果，来准确确定病变部位。

L4 肌节的评估是通过检查腓骨前肌完成的。多数患者的腓骨前肌主要由 L4 神经支配，一小部分由 L5 神经支配。大多数患者的足内翻是由胫骨前肌功能障碍引起的，主要由 L4 神经支配。进行肌肉检查时，嘱患者取坐位，膝关节屈曲 90°，患肢舒适地悬挂在检查台上，要求患者用力翻转患肢的足部，以对抗医生的阻力（图 157.2）。如果医生无法抵抗患者的足部转动，或无法将足部压至中立位置，则患者的肌肉检查是正常的。

膝腱反射是通过 L4 脊髓节段介导的。当检查膝腱反射时，嘱患者取坐位，膝关节屈曲 90°，患肢舒适地悬挂在检查台上，医生用叩诊锤敲击患者髌骨下肌腱的凹陷处，并评估其反应（图 157.3）。反射减退或消失可能表明 L4 节段的损害，而反射亢进则可能提示存在上位神经元损伤，如脊髓病变。

感觉

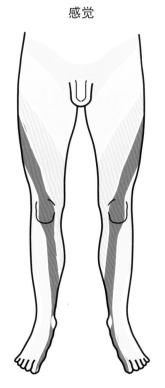

图 157.1　L4 皮节的感觉支配区域

运动

L4

胫骨前肌

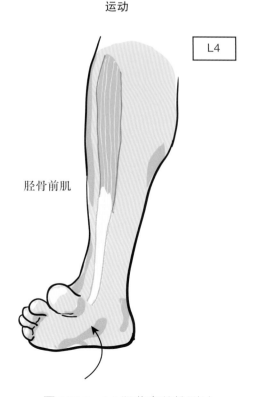

图 157.2　L4 肌节完整性测试

反射

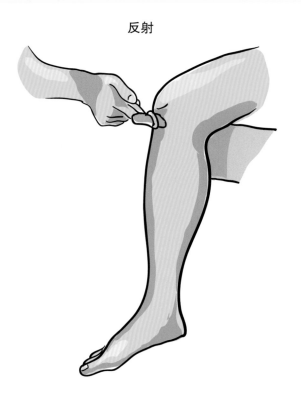

图 157.3　膝腱反射

（姚发利　顾芳　译　张毅　审校）

第 158 章　腰 5 神经节段

临床上，通常是通过检查足背部皮肤的感觉来评估腰 5（L5）皮节（图 158.1）。该解剖区域的感觉减退，通常是由脊髓近端及马尾病变导致的，如瘘管或脊髓肿瘤；也可能是 L5 神经根末端损伤，如椎间盘压迫；还有可能是周围神经病变导致的，如腓深神经病变。因此，临床医生需要综合评估肌肉检查、深部腱反射、影像学以及肌电图检查结果来准确确定病变部位。

L5 肌节的评估是通过检查趾长伸肌完成的，趾长伸肌主要由 L5 神经支配。大多数患者足大趾的伸展运动是由趾长伸肌完成的，主要由 L5 神经支配。进行肌肉检查时，嘱患者取坐位，膝关节屈曲 90°，患肢舒适地悬挂在检查台上，向患者施加一个压力，并嘱其用力伸展患足中趾以对抗阻力（图 158.2）。如果医生无法抵抗脚趾的伸展或迫使脚趾回到中立位置（视频158.1），则患者的肌肉检查是正常的。深部腱反射消失有助于临床诊断 L5 脊髓节段的病变。

感觉

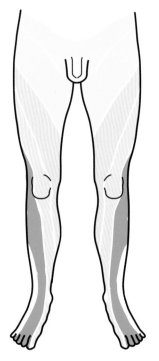

图 158.1　L5 皮节的感觉支配区域

运动

L5

趾长伸肌

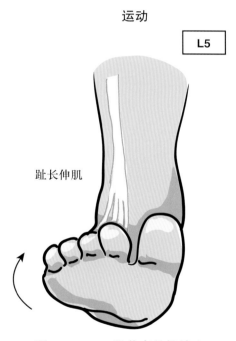

图 158.2　L5 肌节完整性检查

（姚发利　顾芳　译　张毅　审校）

第 159 章　骶 1 神经节段

　　临床上，通常是通过检查小趾外侧皮肤的感觉来评估骶 1 (S1) 皮节 (图 159.1)。该解剖区域的感觉减退，通常是由脊髓近端及马尾病变导致的，如瘘管或脊髓肿瘤；也可能是 S1 神经根末端损伤，如椎间盘压迫；还有可能是周围神经病变导致的，如腓深神经病变。因此，临床医生需要综合评估肌肉检查、深部腱反射、影像学以及肌电图检查结果来准确确定病变部位。

　　S1 肌节的评估是通过检查腓骨短肌和腓骨长肌完成的。腓骨短肌主要由 S1 神经支配，一部分由 L5 神经支配。腓骨长肌由 S1 和 L5 共同支配。在大多数患者中，足外翻是由这部分肌肉完成的，主要由 S1 神经支配。进行肌肉检查时，嘱患者取坐位，膝关节屈曲 90°，患肢舒适地悬挂在检查台上，向患者足部施加一个压力，并嘱其用力外翻患侧足以对抗阻力 (图 159.2)。如果该肌肉检查是正常的，医生则不能抵抗脚外翻或迫使脚向后回到中立位置 (视频 159.1)。

　　跟腱反射是由 S1 脊髓节段介导的。检查跟腱反射时，嘱患者取坐位，屈膝呈 90°，患肢舒适地悬挂在检查台上，医生用叩诊锤敲击患者足跟跟腱处，并评估其反应 (图 159.3)。反射减退或消失可能表明 S1 节段的损害，而反射亢进则可能提示存在上位神经元病变，如脊髓病变。

感觉

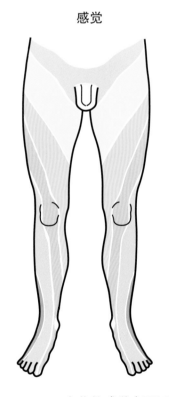

图 159.1　S1 皮节的感觉支配区域

运动

腓骨长肌
腓骨短肌

S1肌节

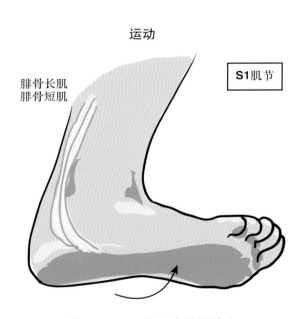

图 159.2　S1 肌节完整性检查

反射

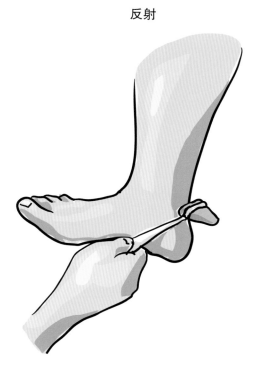

图 159.3　跟腱反射

（姚发利　顾芳　译　张毅　审校）

第 160 章　腰神经根刺激症状：直腿抬高试验

直腿抬高试验（Lasegue test）的理论基础是，坐骨神经的伸展不会引起健康人的疼痛，当神经受到激惹或卡压时，则该试验则会引发疼痛。虽然本试验还不足以诊断腰椎间盘突出，正如许多临床医生所认为的那样，当下位腰神经受激惹或卡压时，直腿抬高试验始终呈阳性。该试验与腰椎和腰神经丛的脊髓造影、MRI 和肌电图检查均有良好的相关性。由于直腿抬高试验简便有效、易于观察，针对患有腰背部疼痛并放射至下肢的患者，该检查通常为物理检查的首选。

进行直腿抬高试验时，嘱患者取仰卧位，健侧下肢屈膝 45°，患侧下肢伸展平放（图 160.1）。嘱患者将患侧下肢屈踝 90°，医生缓慢将患肢抬起，同时保持膝关节完全伸直（图 160.2）。如果患者诉患肢的疼痛或感觉异常与平时的疼痛性质吻合，则该试验为阳性。

如果该试验诱发了患者的疼痛，则可能提示检查结果为阳性，并且需要结合腰椎 MRI、脊髓造影和肌电图检查以明确诊断。其他检查包括坐位直腿抬高试验、Naffziger 试验、后弹试验、膝关节屈曲试验、Spurling 试验、Bragard 试验、Ely 试验和 Fajersztajn 试验等，也可协助诊断（见第 161 ~ 168 章）。

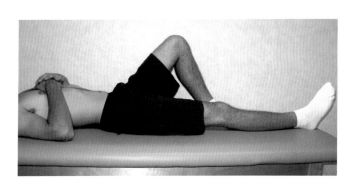

图 160.1　直腿抬高试验：患者取仰卧位，健侧下肢屈膝 45°，患侧下肢伸展平放

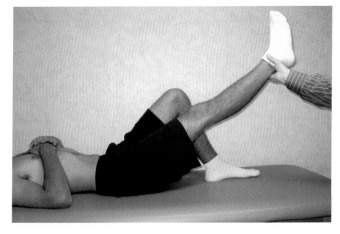

图 160.2　直腿抬高试验：患侧下肢屈踝 90°，医生缓慢将患肢抬起，同时保持膝关节完全伸直

（姚发利　顾芳　译　张毅　审校）

第 161 章 腰神经根刺激症状：坐位直腿抬高试验

一些学者认为，与经典的直腿抬高试验相比，坐位直腿抬高试验可以为医生提供更准确的检查结果（见第 160 章）。

进行坐位直腿抬高试验，嘱患者取坐立位，身体稍向前倾，以增加腰神经根的张力（图 161.1）。嘱患者将患侧踝部屈曲 90°，医生缓慢将患侧下肢抬高，同时保持膝部完全伸展（图 161.2）。若患者诉疼痛或感觉异常，且与平时的疼痛性质相吻合，则本试验结果为阳性。

肌腱紧张可能会干扰检查结果而导致假阳性结果。如果对于检查结果存疑，那么医生应当注意诱发患者疼痛时，所需抬高患肢的高度，然后，将患者的患肢复位，以低于可诱发患者疼痛所需的高度，接下来再次抬高患肢，并在该水平保持 10 s，并将患者的足部背伸。如果该检查同样能够诱发患者的疼痛，则该试验结果为阳性，同时需要进行额外的检查，包括腰椎 MRI、脊髓造影和肌电图检查。其他的验证试验如 Lasegue 直腿抬高试验（见第 160 章）和 Naffziger 试验（见第 162 章）也可协助诊断。

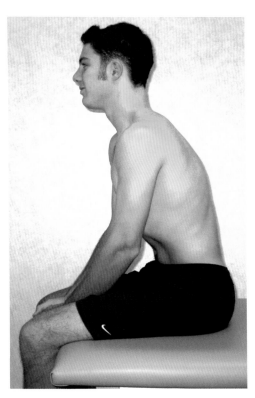

图 161.1 坐位直腿抬高试验：患者取坐位，身体微微向前倾，以增加腰神经根的张力

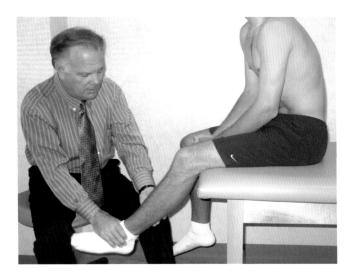

图 161.2 坐位直腿抬高试验：患者将患侧踝部屈曲 90°，医生缓慢将患侧下肢抬高，同时保持膝关节完全伸展

（姚发利　顾芳　译　张毅　审校）

第 162 章　不明确的 Lasegue 试验：Naffziger 颈静脉压迫试验

直腿抬高试验是诊断腰椎神经根激惹症状的主要物理检查，它与腰椎和腰神经丛的 MRI 图像及肌电图检查有良好的正相关性，由于直腿抬高试验简便有效，易于观察，因此针对患有腰部疼痛并放射至下肢的患者，本检查通常为体格检查的首选。但是，该试验结果有时是可疑阳性的，当这种情况发生时，就需要坐位直腿抬高试验（见第 161 章）或 Naffziger 颈静脉压迫试验来提高诊断的准确性。

进行 Naffziger 颈静脉压迫试验，医生首先要进行

经典的 Lasegue 直腿抬高试验：嘱患者取仰卧位，健侧下肢屈膝 45°，患侧下肢伸展平放（见图 160.1），嘱患者患侧下肢屈踝 90°，医生缓慢将患肢抬起，同时保持膝关节完全伸直（见图 160.2）。若此时检查结果不明确，医生可让助手按压患者的双侧颈静脉，通过扩张脊髓静脉丛以增加椎管内压力（图 162.1）。如果患者的疼痛及感觉异常在 15 s 内重现，则 Naffziger 颈静脉压迫试验结果为阳性。

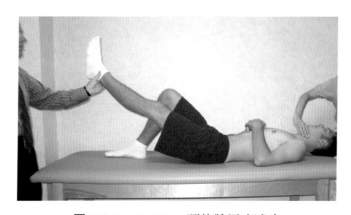

图 162.1　Naffziger 颈静脉压迫试验

（姚发利　顾芳　译　张毅　审校）

第 163 章　腰神经根刺激症状：flip 试验

flip 试验是检查腰神经根刺激症状的一个补充试验，适用于腰部疼痛并放射至下肢的患者，该试验也是直腿抬高试验（第 160 至 162 章）的一个确认试验。

进行 flip 试验时，嘱患者取坐位，双下肢放松地悬挂在诊疗床旁，双手抓住床沿，检查者询问患者患侧膝关节是否有问题以转移其注意力（图 163.1）。然后，检查者抬高患侧的足部并保持膝关节伸直，如果患者存在严重的腰神经根激惹或卡压，患者会向后背伸躯体（"flip"）以减轻腰神经根的张力（图 163.2）。检查者应注意在患者背伸躯体身体时不要伤到其头部。

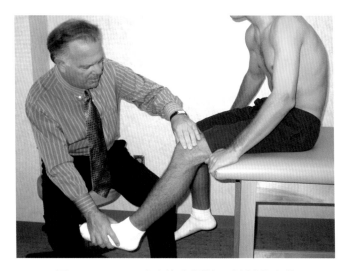

图 163.1　flip 试验检查腰神经根刺激症状

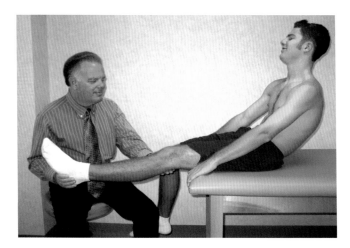

图 163.2　如果患者存在严重的腰神经根激惹或卡压，会向后背伸躯体以减轻腰神经根的张力

（姚发利　张晨煜　译　张毅　审校）

第 164 章 腰神经根刺激症状：屈膝试验

进行屈膝试验，嘱患者取仰卧位，健侧下肢屈膝45°，患侧下肢伸直平放（见图160.1）。嘱患者将患侧踝关节屈曲90°，检查者缓慢将患侧下肢抬高，同时保持膝关节伸直（图164.1）。如果患者诉疼痛或感觉异常，且与平时的疼痛性质吻合，同时不自主地屈曲膝关节以减轻受压神经根的刺激及压力，则本试验结果为阳性（图164.2）。

如果这个试验可以诱发患者的疼痛，腰椎神经根刺激屈曲试验考虑为阳性，需要额外的检查，包括腰椎 MRI 和肌电图等进一步检查。

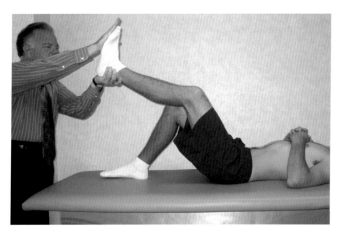

图 164.1 屈膝试验检查腰神经根刺激症状

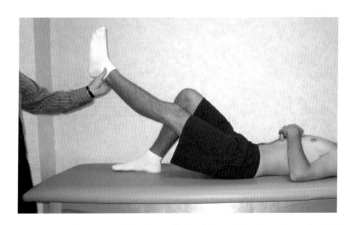

图 164.2 若患者诉疼痛或感觉异常，同时不自主地屈曲膝关节以减轻受压神经根的刺激及压力，则本试验结果为阳性

（姚发利 张晨煜 译 张毅 审校）

进行 Spurling 试验时，嘱患者取仰卧位，健侧下肢屈膝 45°，患侧下肢伸展平放（见图 160.1），嘱患者将健侧（译者注：原文如此，此处应为患侧）踝关节屈曲 90°，医生缓慢将患侧下肢抬高，同时保持膝关节完全伸直。如果患者诉患肢疼痛或感觉异常，且与平时的疼痛性质相吻合，则该试验结果为阳性。医生记录患者出现疼痛时患肢抬高的角度，将患肢放回到诊床上，待患者疼痛逐渐消退后，医生再次缓慢上抬患肢至刚好未诱发疼痛的角度，在这个角度上，医生强制背屈患者的踝关节（图 165.1）。如果该试验能够诱发出与患者之前性质相同的疼痛，那么 Spurling 试验就被认为是阳性的（视频 165.1）。这一试验的改良手法为 Sicard 试验，其中包括对患肢足大趾的强制背屈检查（图 165.2）。

如果该试验能够诱发与患者之前性质相同的疼痛，则考虑该试验结果为阳性，并且需要额外的检查，包括腰椎 MRI 和肌电图等进一步检查。

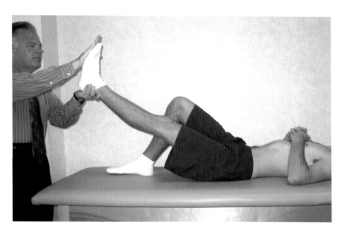

图 165.1　Spurling 试验检查腰神经根刺激症状

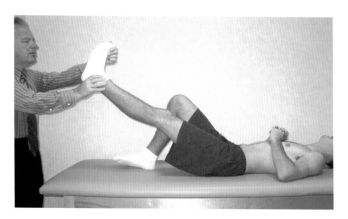

图 165.2　Sicard 试验检查腰神经根刺激症状

（姚发利　张晨煜　译　张毅　审校）

进行 Bragard 试验，嘱患者取仰卧位，健侧下肢屈膝 45°，健侧下肢伸展平放（见图 160.1）（译者注：图 160.1 为检查 Lasegue 征示意图，健侧下肢屈膝，患肢伸直，而根据本章内容及图 166.1，此处应为患侧下肢屈曲），然后将患侧下肢向患者的腹部屈曲（图 166.1）。医生缓慢伸展膝关节，直至下肢伸直或诱发患者疼痛或感觉异常（图 166.2）。此时，医生强制背屈患肢的足部（图 166.3）。

如果该试验能够复制患者与之前性质相同的疼痛，那么考虑该试验结果为阳性，提示可以为患者进行腰椎 MRI 和肌电图等进一步检查。

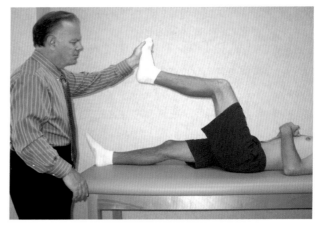

图 166.2　Bragard 试验：医生缓慢伸展膝关节，直至下肢伸直或诱发患者疼痛或感觉异常

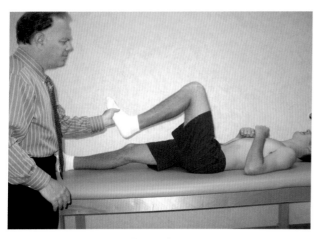

图 166.1　Bragard 试验：患侧下肢向患者的腹部屈曲

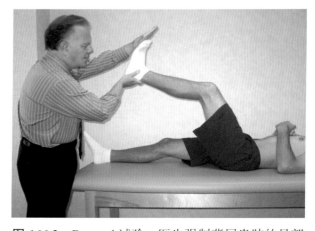

图 166.3　Bragard 试验：医生强制背屈患肢的足部

（姚发利　张晨煜　译　张毅　审校）

第 167 章　腰神经根刺激症状：Ely 试验

进行腰神经根刺激症状的 Ely 试验，嘱患者取俯卧位，嘱其屈曲小腿并尽量贴近臀部（图 167.1），然后让患者上抬胸部以脱离检查台，并伸展背部（图 167.2）。如果该试验能够诱发患者与之前性质相同的疼痛，则考虑该试验结果为阳性，并需要进行额外的检查，包括腰椎 MRI 和肌电图等进一步检查（视频 167.1）。

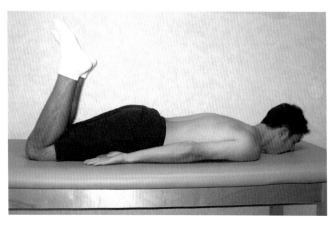

图 167.1　Ely 试验检查腰神经根刺激症状：嘱患者取俯卧位，屈曲小腿并尽量贴近臀部

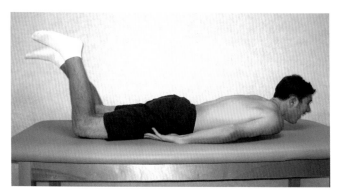

图 167.2　Ely 试验检查腰神经根刺激症状：嘱患者上抬胸部并伸展背部

（姚发利　张晨煜　译　张毅　审校）

第 168 章 腰神经根刺激症状：Fajersztajn 试验

进行 Fajersztajn 试验，嘱患者取仰卧位，患侧膝关节屈曲 45°，使患侧足部平置在诊床上（图 168.1）。医生缓慢上抬健侧下肢，保持健侧踝部屈曲 90°，同时膝关节完全伸直（图 168.2）。如果该试验能够诱发与患者之前性质相同的疼痛，则该试验呈阳性。需要进行额外的检查，包括腰椎 MRI 和肌电图等进一步检查。

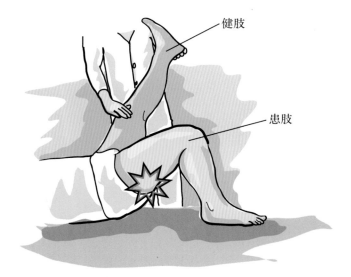

健肢

患肢

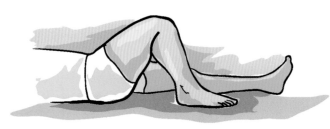

图 168.1 Fajersztajn 试验的体位

图 168.2 医生缓慢上抬健侧下肢，保持健侧踝部屈曲 90°，同时膝关节保持伸直（健肢、患肢）

（姚发利 张晨煜 译 张毅 审校）

第 169 章　腰椎管狭窄：俯身试验

腰椎管狭窄的患者在行走或跑步时通常会出现一系列临床症状，包括肌肉痉挛、疲劳、肌肉无力以及麻木，被称为间歇性跛行或神经源性跛行。只有当患者达到被称为阈值距离的最大距离时，这些症状才会出现。一旦患者的行走距离大于阈值时，上述症状会逐渐加重，直至患者被迫俯身。当患者开始出现间歇性跛行的症状时，他们会呈现出类似猿猴的姿势，躯干前伸，膝盖轻微弯曲（图 169.1）。这种姿势能够增加椎管的容积，并改善神经根的血运，因为神经根已经出现缺血，并且无法满足行走时不断增加的代谢需求。俯身试验的理论基础正是基于上述假说，而患者行走距离的阈值在上山时更长（前屈体位），相反，下山时更短（后伸体位），进一步证实了这一学说。

进行俯身试验，嘱患者快速行走 2 ～ 3 min，直到确定阈值距离后，再继续行走 30 s，然后端坐于直背靠椅上（图 169.2A）。嘱患者在椅子上向前俯身（图 169.2B），如果患者诉通过俯身前倾可以缓解疼痛，那么此试验结果呈阳性，该试验结果为诊断椎管狭窄提供依据。俯身试验阳性的患者应当接受 MRI、CT 以及肌电图检查，也可考虑行可疑狭窄区域的椎管造影检查。

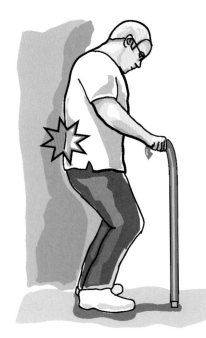

图 169.1 当患者开始出现间歇性跛行的症状时，他们会呈现出类似猿猴的姿势，躯干前伸，膝盖轻微弯曲

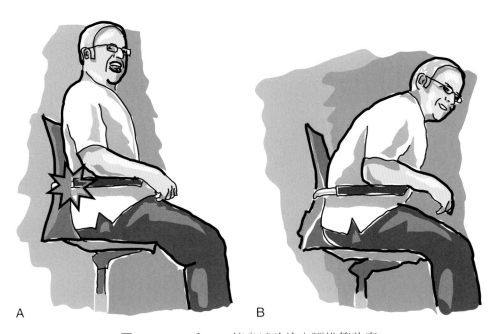

图 169.2 **A** 和 **B**，俯身试验检查腰椎管狭窄

（姚发利　张晨煜　译　张毅　审校）

第170章 皮质脊髓系统疾病：Babinski 征

在健康人身上，刺激足底皮肤会引起相同的反应：足趾跖屈，并且足小趾跖屈幅度大于足大趾。当患有皮质脊髓系统疾病时，这种正常的反应被逆转：针对足底皮肤的刺激会引起足趾背屈，并且足大趾背屈的幅度大于足小趾。Babinski 将这一病理反射描述为 *phènoméne des orteils*，或足趾背屈。此外，他还描述了皮质脊髓系统疾病患者的另一种有共性的足趾背伸，称为 *signe de l'éventail*，或足趾扇形展开。以上这些典型的症状就是 Babinski 征，并明确指向皮质脊髓系统疾病。

检查 Babinski 征时，嘱患者取舒适的体位并暴露足底皮肤，医生用钝的物体，如压舌板，在足底外侧从后向前快速轻滑至足小趾根部，再转向大趾侧（图170.1A）。该刺激应当较轻，否则较大的刺激压力可能会使患者感到疼痛而躲闪并产生假阳性结果。如出现足大趾快速背伸，并伴随其余四趾呈扇形展开，称为 Babinski 征阳性，并高度提示皮质脊髓束病变（图170.1B，视频170.1）。足趾的跖屈是正常的生理反射。Babinski 征阳性是重要的物理检查，提示医生应当立即开始对皮质脊髓系统进行评估。

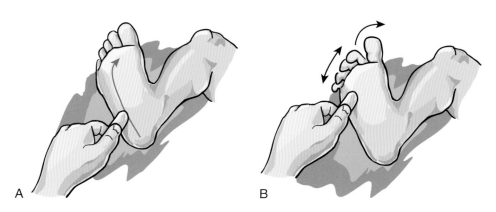

图 170.1 （A 和 B）Babinski 征的引出（From Ambesh P，Paliwal VK，Shetty V，Kamholz S. The Babinski sign：a comprehensive review. *J Neurol Sci.* 2017；372：477-481.）

（姚发利 张晨煜 译 张毅 审校）

第171章　皮质脊髓系统疾病：Chaddock 征

　　尽管 Chaddock 征不如 Babinski 征敏感，但是对于怀疑有皮质脊髓束病变而 Babinski 征不明确的患者，Chaddock 征是有效的确证性检查。当患者有足底皮肤角化病或开放性伤口时，很难引出 Babinski 征，这种情况下，进行 Chaddock 征的检查会很有帮助。

　　检查 Chaddock 征时，嘱患者取舒适的体位并暴露足底皮肤，医生用钝的物体、如压舌板，在足背外侧从后向前快速轻滑至足小趾根部（图 171.1A）。该刺激应当较轻，否则较大的刺激压力可能会使患者感到疼痛而躲闪，并产生假阳性结果。如出现大趾快速背屈，并伴随其余四趾呈扇形张开，称为 Chaddock 征阳性，这高度提示皮质脊髓束病变（图 171.1B）。足趾的跖屈是正常的生理反射。Chaddock 征阳性是重要的物理检查，提示医生应当立即开始对皮质脊髓系统进行评估。

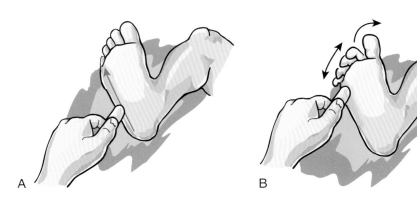

图 171.1 （A 和 B）Chaddock 征的引出

（姚发利　张晨煜　译　张毅　审校）

第 172 章　皮质脊髓系统疾病：Oppenheim 征

　　虽然 Oppenheim 征不如 Babinski 征和 Chaddock 征敏感，但是对于可疑皮质脊髓束病变而 Babinski 征可疑阳性的患者，Oppenheim 征是有效的确证性检查。当患者有足底或足外侧的皮肤角化病或开放性伤口时，很难引出 Babinski 征或 Chaddock 征，这种情况下，进行 Oppenheim 征的检查会很有帮助。

　　要引出 Oppenheim 征，嘱患者取舒适体位以暴露胫骨前的皮肤和足部，医生沿胫骨前缘用力由膝至踝部快速滑压（图 172.1A）。

　　此摩擦刺激应当用力，但又不至于引起疼痛，以免使患者感到疼痛而躲闪从而出现假阳性结果。若出现大趾快速背屈，并伴随其余四趾呈扇形展开，称为 Oppenheim 征阳性，这高度提示皮质脊髓束病变（图 172.1B）。足趾的跖屈是正常的生理反射。Oppenheim 征阳性是重要的物理检查，提示医生应当立即开始对皮质脊髓系统进行评估。

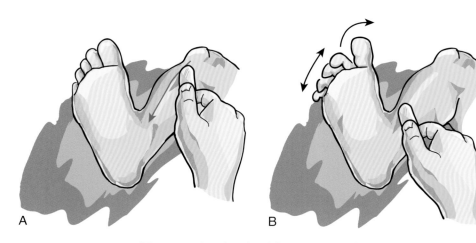

图 172.1　（A 和 B）引出 Oppenheim 征

（姚发利　张晨煜　译　张毅　审校）

第 173 章　皮质脊髓系统疾病：Gordon 征

自从 1896 年 Babinski 教授描述了用自己的名字命名的 Babinski 征，许多临床医生开始描述其他可能提示皮质脊髓系统疾病的体征，Gorden 征就是其中一种。对可能患有皮质脊髓系统疾病的患者进行 Gordon 征检查时，检查者用力挤压患者的腓肠肌，观察患者同侧的足大趾（图 173.1）。如果足大趾扇形张开或背伸，则 Gordon 征为阳性，提示存在皮质脊髓系统疾病。

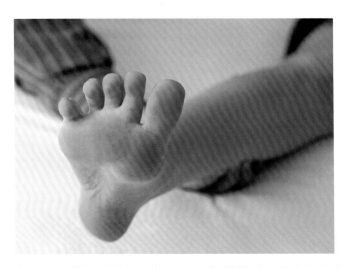

图 173.1　用于检查皮质脊髓系统疾病的 Gordon 征指的是，当临床医生挤压患者腓肠肌时，足大趾出现背伸（译者注：原文为屈曲，有误）

（姚发利　张晨煜　译　张毅　审校）

第八部分

腹壁和骨盆

第174章 前皮神经卡压综合征：仰卧起坐征

前皮神经卡压综合征是一系列症状，包括与受累前皮神经压痛点相关的前腹壁剧烈的刀割样疼痛。该疼痛向内侧放射至腹白线，但在一般情况下都不超过中线。本病好发于年轻女性。患者通常能够相当准确地指出痛点，即受累肋间神经的前皮支在腹直肌外缘穿过腹壁筋膜处。正是在此处，肋间神经的前皮支直接转向前侧以支配前腹壁（图174.1和图174.2）。神经通过一个紧致的纤维环结构穿过筋膜，并且神经正是在这里受到了卡压。神经由腹壁动静脉伴行而穿过筋膜。少量的腹壁脂肪可能嵌入这个筋膜纤维环，从而引起进一步嵌顿。腹肌的收缩会对神经施加额外的压力，并可能

会诱发前皮神经支配区域产生突然尖锐的刺痛感。

体格检查时会发现，患者试图通过保持胸腰椎微微前屈的体位，以固定受累神经，从而避免增加腹肌的张力。对受累肋间神经的前皮支在腹直肌外缘穿过腹壁筋膜处施加一定压力，则能诱发患者出现与之前性质相同的疼痛。前皮神经卡压综合征的患者会表现出阳性的仰卧起坐征。要引出仰卧起坐征，嘱患者取仰卧位，膝关节屈曲，足部平放在检查台上，嘱患者深吸气并屏住呼吸，然后进行仰卧起坐，如果在仰卧起坐过程中诱发了患者的疼痛，则仰卧起坐征被认为是阳性的。

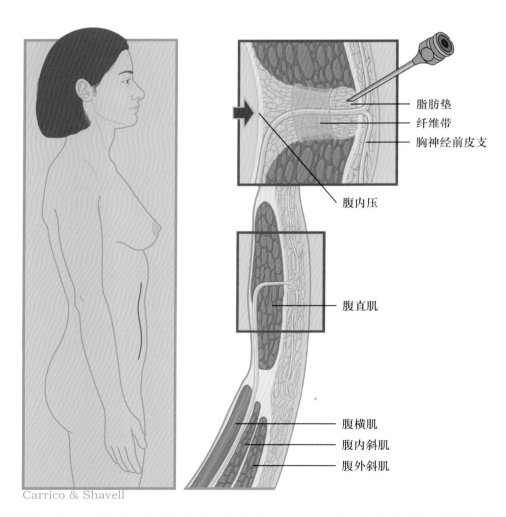

脂肪垫
纤维带
胸神经前皮支
腹内压
腹直肌
腹横肌
腹内斜肌
腹外斜肌

Carrico & Shavell

图174.1 前皮神经卡压综合征的痛点，通常位于受累肋间神经的前皮支在腹直肌外缘穿过腹壁筋膜处（From Waldman SD. *Atlas of Pain Management Injection Techniques*. Philadelphia：Saunders；2000：193.）

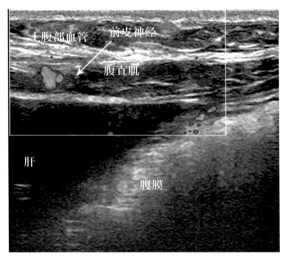

图 174.2　前皮神经与腹直肌关系的超声示意图

（闫清华　张晨煜　译　毛鹏　审校）

第175章　耻骨骨炎综合征：蹒跚步态征

耻骨骨炎综合征是一系列临床症状，包括耻骨联合处的局部压痛、大腿内侧放射痛和蹒跚步态。耻骨联合破坏、硬化和变宽是耻骨骨炎的特征性的影像学改变（图175.1）。本病该病的好发年龄为 20 ～ 40 岁，女性的发病率大于男性。耻骨骨炎综合征多见于膀胱、腹股沟或前列腺术后，被认为是由血行感染传播到相对血管较少的耻骨联合引起的，耻骨骨炎可以在没有明显的诱因或感染的情况下出现。类风湿关节炎和强直性脊柱炎的患者在临床上可以表现出与本病相似的疼痛症状，但没有耻骨骨炎的特征性影像学变化。

在体格检查时，患者的耻骨联合上有压痛点，也可能表现为骨盆前部的疼痛，并且在触诊耻骨联合时，疼痛可能会放射至大腿内侧。耻骨骨炎的患者一般会表现为蹒跚步态。步态功能障碍可能导致下肢滑囊炎和肌腱炎，从而混淆临床表现，进一步增加患者的疼痛和功能障碍。对于可疑耻骨骨炎的患者，要检查蹒跚步态征，嘱其快速向检查者走去。阳性体征的患者将采取蹒跚步态，无法快速行走，这是因为患者为了缓解疼痛而尽量减少存在炎症的耻骨联合的运动（图175.2 和图 175.3）。

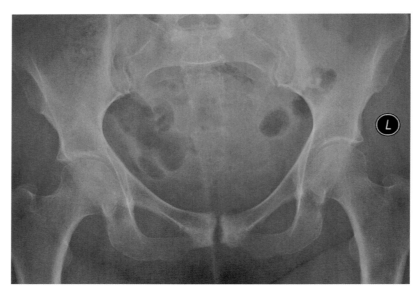

图 175.1　耻骨骨炎。骨盆正位 X 线片显示：耻骨联合处发生慢性的、与压力相关的非感染性改变，出现了骨质硬化及骨质边缘破坏（From Waldman SD，Campbell，RSD. *Imaging of Pain*. Philadelphia：Saunders/Elsevier；2010：208，Fig. 82.1.）

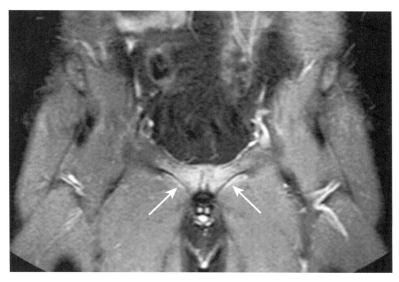

图 175.2　耻骨骨炎冠状 MRI 的 T1 反转恢复成像显示：两侧耻骨都表现为高强度信号的骨髓水肿（From Waldman SD，Campbell，RSD. *Imaging of Pain*. Philadelphia：Saunders/Elsevier；2010：208，Fig. 82.2.）

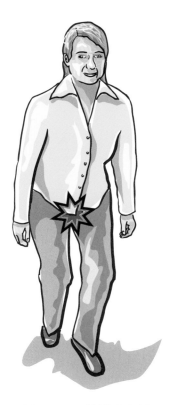

图 175.3　蹒跚步态征

（闫清华　张晨煜　译　毛鹏　审校）

对耻骨骨炎综合征患者进行直压弹簧试验时，患者采仰卧位，嘱患者将拇指放在耻骨支上，检查者将拇指放在患者的拇指上，紧接着直接按压患者的拇指，然后传递到患者的耻骨支上（图 176.1）。当检查者迅速释放耻骨上支的压力并使其"反弹"时，疼痛可能会增加（图 176.2）。如果患者患有耻骨骨炎综合征，则会感到耻骨联合上的疼痛。如果患者感觉到疼痛在其他部位（例如，耻骨下支），应考虑诊断为应力性骨折或撕脱性骨折。

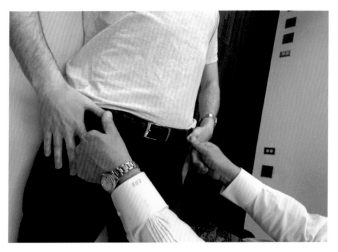

图 176.1　检查者将拇指放在患者的拇指上，直接对患者的拇指施加压力，压力传递到患者的耻骨分支

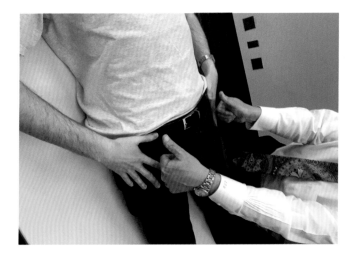

图 176.2　当检查者迅速释放耻骨上支的压力，让它们"反弹"回来时，疼痛可能会增加

（闫清华　张晨煜　译　毛鹏　审校）

Yeoman 试验是明确患者是否患有骶髂关节炎的体格检查。患者取俯卧位，医生用一只手旋转髂骨，并伸展髋关节，同时保持膝关节伸展。若引起患者同侧骶髂后关节区疼痛则提示存在骶髂关节炎。

要进行 Yeoman 试验，以明确患者的疼痛是否来源于骶髂关节。患者取俯卧位，嘱患者将受累膝关节向后屈曲至 90°（图 177.1），接下来医生向同侧髂骨施加一个持续的垂直向下的压力（图 177.2），然后医生伸展其同侧髋关节。如果疼痛位于骶髂关节区域，则该试验结果为阳性（图 177.3）。

如果上述检查能够诱发出与患者之前性质相同的疼痛，那么该试验可能被认为是阳性的。并需要进行额外的检查，包括骶髂关节的 X 线平片、CT 和 MRI 等进一步检查。

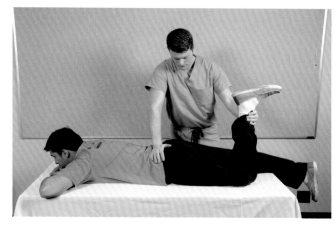

图 177.2　Yeoman 试验：医生向同侧髂骨施加一个持续的垂直向下的压力

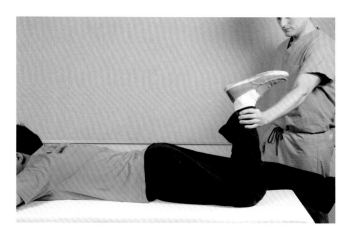

图 177.1　Yeoman 试验：患者取俯卧位，受累膝关节向后屈曲至 90°

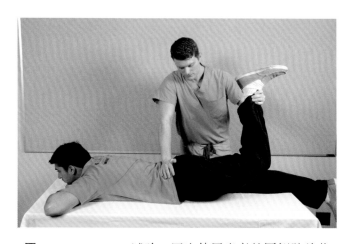

图 177.3　Yeoman 试验：医生伸展患者的同侧髋关节

（闫清华　张晨煜　译　毛鹏　审校）

第178章 骶髂关节痛：Van Durson 直立俯身试验

要进行 Van Durson 直立俯身试验，以明确患者的疼痛是否来源于骶髂关节。嘱患者取站立位，医生站在患者身后，检查骨盆是否不对称，然后，医生将大拇指置于患者后背下部的髂后上棘处（图178.1），嘱患者低头收下巴并缓慢向前弯腰（图178.2）。如果存在骶髂关节功能障碍，伴有骶髂关节疼痛的一侧会抬高，以减轻对受累骶髂关节施加的压力。这会使得医生置于痛侧的大拇指上移（图178.3）。

如果该试验能够诱发患者的疼痛，且此疼痛性质与之前相同，那么该试验的结果可能被认为是阳性的，并需要进行额外的检查，包括骶髂关节的 X 线平片、CT 和 MRI 等检查。

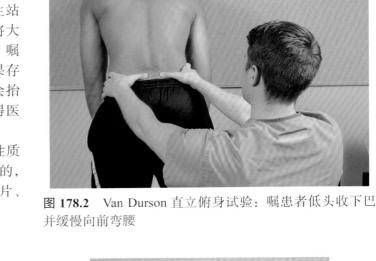

图 178.2 Van Durson 直立俯身试验：嘱患者低头收下巴并缓慢向前弯腰

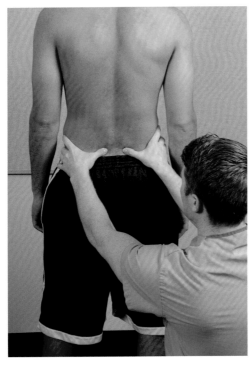

图 178.1 Van Durson 直立俯身试验：患者取站立位，医生在患者身后，检查骨盆是否不对称，将大拇指置于患者后背下部的髂后上棘处

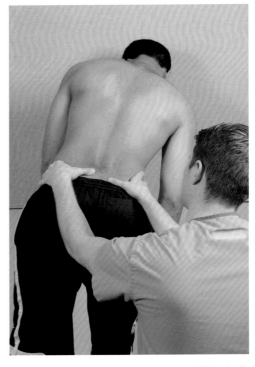

图 178.3 Van Durson 直立俯身试验：随着患者向前俯身，骶髂关节压力会增高。患者会抬起疼痛侧的骶髂关节，以减轻对受累骶髂关节施加的压力，这会使得医生置于痛侧的大拇指上移

（闫清华　张晨煜　译　毛鹏　审校）

第179章 骶髂关节痛：Piedallu 坐位俯身试验

要进行 Piedallu 坐位俯身试验，以明确患者的疼痛是否来源于骶髂关节。患者取坐位，双下肢自然置于地面上，医生坐在患者后面，检查骨盆是否不对称，并将其大拇指置于患者后背下部的髂后上棘处（图 179.1）。嘱患者低头收下巴并缓慢向前弯腰（图179.2）。如果存在骶髂关节功能障碍，伴有骶髂关节疼痛的一侧会抬高，以减少对受累骶髂关节施加的压力。这使得医生置于痛侧的大拇指上移（图 179.3）。

如果上述检查能够诱发患者的疼痛，且此疼痛性质与之前相同，那么该试验的结果考虑为阳性，并需要进行额外的检查，包括骶髂关节的 X 线平片、CT 和 MRI 等检查。

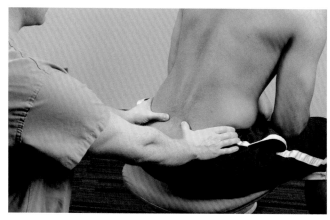

图 179.2 Piedallu 坐位俯身试验：嘱患者低头收下巴并缓慢向前弯腰

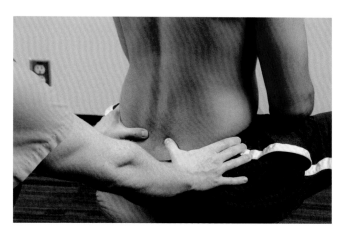

图 179.1 Piedallu 坐位俯身试验：患者取坐位，双下肢自然置于地面上，医生坐在患者后面，检查骨盆是否不对称，并将其大拇指置于患者后背下部的髂后上棘处

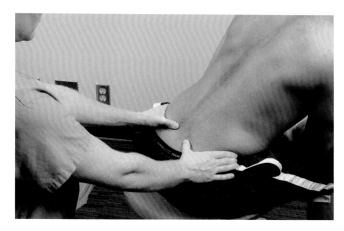

图 179.3 Piedallu 坐位俯身试验：随着患者向前俯身，骶髂关节压力会增高。患者会抬起疼痛侧的骶髂关节，以减少对受累骶髂关节施加的压力，这使得医生置于痛侧的大拇指上移

（闫清华 张晨煜 译 毛鹏 审校）

第 180 章 骶髂关节功能障碍：Stork 试验

进行 Stork 试验，以明确患者的骶髂关节是否存在功能障碍。嘱患者取站立位，医生坐在患者背后，检查骨盆是否不对称，将一个拇指放在患者的髂后上棘处，另一个拇指放在骶骨的底部（图 180.1），然后要求患者用痛侧的单腿直立，将不痛侧髋关节和膝关节屈曲至少 90°（图 180.2）。如果没有骶髂功能障碍，当患者屈曲其髋关节和膝关节时，医生置于髂后上棘的大拇指会下移，这是因为髂骨向背尾端方向旋转以支撑骨盆，从而协助另一条腿承受上半身的重量（图 180.3）。如果痛侧骶髂关节活动减退，医生置于髂后上棘的大拇指不会下移，因为髂骨不能向背尾端方向旋转以支撑骨盆。

如果该试验能够诱发患者的疼痛，且此疼痛性质与平时相同，那么该试验的结果考虑为阳性，并需要进行额外的检查，包括骶髂关节的 X 线平片、CT 和 MRI 等检查。

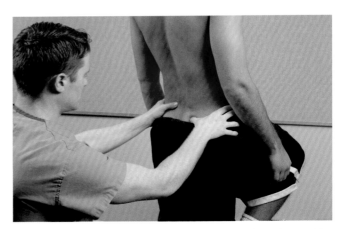

图 180.2 Stork 试验：要求患者用痛侧的单腿直立，将不痛侧髋关节和膝关节屈曲至少 90°

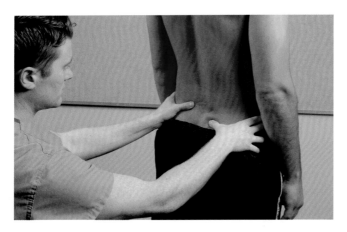

图 180.1 Stork 试验：嘱患者取站立位，医生坐在患者背后，检查骨盆是否不对称，将一个拇指放在患者的髂后上棘处，另一个拇指放在骶骨的底部

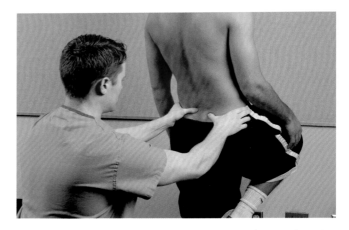

图 180.3 Stork 试验：如果没有骶髂功能障碍，当患者屈曲其髋关节和膝关节时，医生置于髂后上棘的拇指会下移，这是因为髂骨向背尾端方向旋转以支撑骨盆，从而协助另一条腿承受上半身的重量

（闫清华 张晨煜 译 毛鹏 审校）

　　嘱患者取仰卧位，将感到疼痛的下肢悬于诊床边缘，医生将患者健侧髋关节沿矢状位屈曲，保持膝关节屈曲（至 90°）。接下来，医生固定骨盆并向患肢施加向下的压力，使髋关节保持过伸的状态，同时患者用双手扶住健侧下肢。医生一只手向患肢施加向下的压力以使髋关节过伸，另一只手向健侧下肢施加反作用力，以使其向头侧屈曲并引起骨盆扭转。

　　如果本试验能够诱发患者与平时相同的疼痛，那么试验结果考虑为阳性，提示骶髂关节损伤、髋关节病变、耻骨联合处不稳或 L4 神经根损伤。除此之外，本试验也可能牵拉到股神经。

　　要实施 Gaenslen 试验，以明确患者的骶髂关节是否有功能障碍，嘱患者取仰卧位，将痛侧髋关节和下肢置于诊床边缘，然后要求患者将痛侧下肢移动，并使之部分悬于诊床下面（图 181.1）。接下来，医生屈曲患者的健侧髋关节和膝关节，直至患者的腰椎出现生理性脊柱前凸（图 181.2）。医生固定骨盆并向患肢施加向下的压力，以使髋关节保持过伸的状态，同时患者双手抱住健侧下肢。然后医生向患肢施加坚定的向下压力以使下肢过伸，对痛侧骶髂关节施加压力（图 181.3 和图 181.4）。如果向下的压力能够再现或导致患者疼痛加重，则试验结果为阳性。

　　如果该试验能够诱发患者的疼痛，且此疼痛性质与平时相同，那么该试验的结果考虑为阳性，并需要进行额外的检查，包括骶髂关节的 X 线平片、CT 和 MRI 等检查。

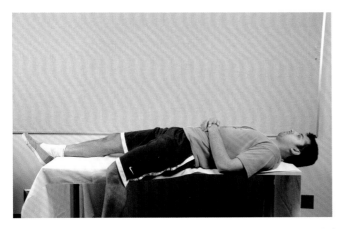

图 181.1 Gaenslen 试验：要实施 Gaenslen 试验，以明确患者的骶髂关节是否有功能障碍，嘱患者取仰卧位，将痛侧髋关节和下肢置于诊床边缘，然后要求患者将痛侧下肢移动，并使之部分悬于诊床下面

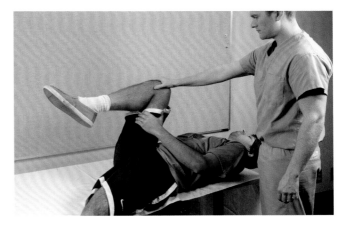

图 181.2 Gaenslen 试验：嘱患者屈曲其健侧髋关节和膝关节至少 90°，并且双手抱腿以保持该姿势

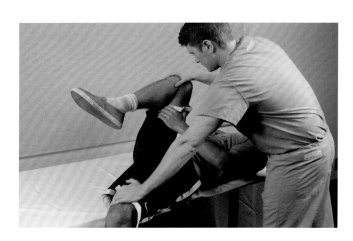

图 **181.3** Gaenslen 试验。医生固定骨盆并向患肢施加向下的压力，以使髋关节保持过伸的状态，同时患者双手抱住健侧下肢。然后医生向患肢施加坚定的向下压力以使下肢过伸，从而使痛侧骶髂关节受到牵拉

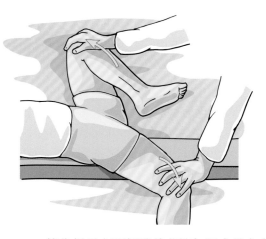

图 **181.4** 箭头提示向两侧髋关节施加压力的方向

（闫清华 张晨煜 译 毛鹏 审校）

第 182 章　骶髂关节功能障碍：Fortin 手指试验

　　为了进行骶髂关节功能障碍的 Fortin 手指试验，嘱患者采取站立体位，检查者站在患者身后。然后，要求患者使用示指来指出他们感到疼痛最严重的确切位置（图 182.1）。然后要求患者将手放回中立位，进行重复测试。如果患者这两次确认的疼痛区域位于髂后上棘内侧下方 1 cm 范围内，则认为该试验为阳性。骶髂关节功能障碍患者的疼痛定位于该区域的原因是，长后骶髂韧带和短后骶髂韧带均附着于髂后上棘，并且由于与骶髂关节功能障碍相关的骨盆带不对称排列，往往会导致这些韧带发炎（图 182.2）。

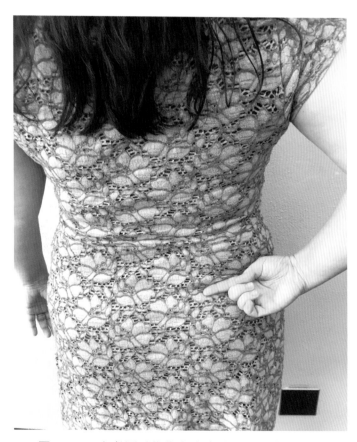

图 182.1　患者用示指指向疼痛最严重的确切部位

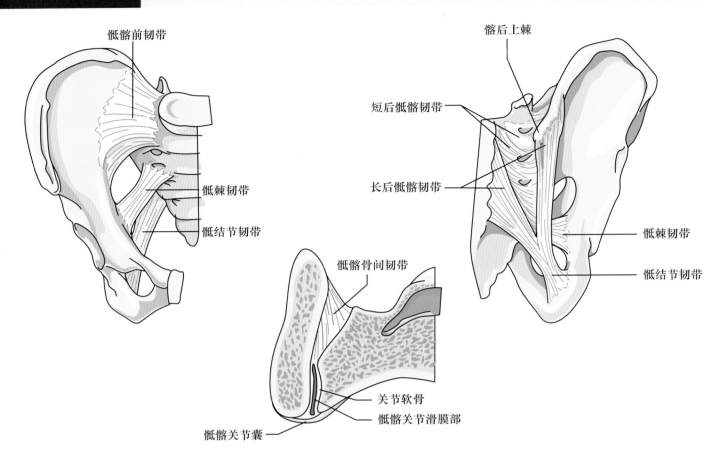

图 182.2　骶髂关节功能障碍患者的疼痛定位于该区域的原因是，长后骶髂韧带和短后骶髂韧带均附着于髂后上棘，并且由于与骶髂关节功能障碍相关的骨盆带不对称排列，往往会导致这些韧带发炎

（闫清华　张晨煜　译　毛鹏　审校）

第 183 章　骨盆骨折：骶髂关节挤压和分离试验

为了进行骨盆骨折的骶髂关节挤压和分离试验，嘱患者取仰卧位，双手轻轻地抱着腹部。检查者站在患侧，找到髂前上棘（图 183.1）。然后，检查者将双手掌放在先前确定的髂前上棘上，使用四到五次中等速度的外侧推力，并逐渐增加压力（图 183.2）。如果该试验再次诱发了患者的疼痛，则该试验结果为阳性。

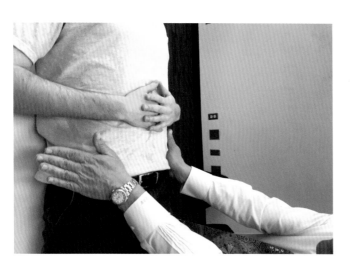

图 183.1　检查者站在患侧，找到髂前上棘

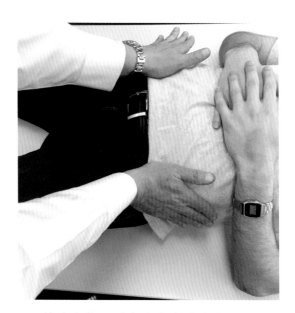

图 183.2　检查者将双手掌放在先前确定的髂前上棘上，使用四到五次中等速度的外侧推力，并逐渐增加压力

（闫清华　张晨煜　译　毛鹏　审校）

第 184 章　闭孔神经卡压综合征：大腿内侧麻木征

闭孔神经卡压综合征是由闭孔神经穿过闭孔管上部时受到压迫引起的（图 184.1）。闭孔神经受压的最常见原因包括该解剖位置的外伤，包括枪伤、骨盆骨折、全髋关节置换术后黏合剂的疝出，以及很少发生的分娩损伤。闭孔神经卡压表现为大腿内侧的感觉异常和疼痛。疼痛很少放射至膝关节以下，而下肢的伸展或外展运动会加重疼痛，因为这会进一步牵拉神经。如果不接受治疗，进行性的髋内收肌功能不全可导致髋关节不稳，进而导致严重的功能障碍，髋关节不稳使得患者的髋关节处于外展状态，患者表现为宽大步态。

患有闭孔神经卡压综合征的患者会表现为大腿内侧麻木征阳性。要引出该体征，嘱患者取仰卧位，医生要用无菌针从患者的大腿根部开始，进行连续的感觉测试（图 184.2A），并沿着大腿内侧进行（图 184.2B），记录患者最早感受到感觉减退时的检查位置。应当注意的是，外伤、血肿、肿瘤、糖尿病性神经病变及炎症引起的腰丛病变是导致大腿内侧疼痛和髋关节内收肌无力最常见的诱因，而单纯的闭孔神经损伤相对来说较少见。肌电图检查有助于区分闭孔神经卡压与腰丛神经病变、腰椎病变和糖尿病性神经病变。所有出现闭孔神经卡压综合征的患者均需要完善髋关节和骨盆平片，以排除隐匿性骨病。根据患者的临床表现，还应当进行实验室检查，包括全血细胞分析、尿酸、红细胞沉降率和抗核抗体等。如果怀疑有肿瘤或血肿，需要行腰椎 MRI 检查。超声检查有助于诊断闭孔神经的异常（图 184.3）。

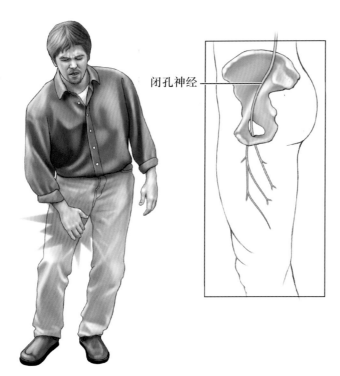

闭孔神经

图 184.1　患有闭孔神经卡压综合征的患者会表现为大腿内侧麻木征（From Waldman SD. *Atlas of Uncommon Pain Syndromes*. Philadelphia：Saunders；2003：198.）

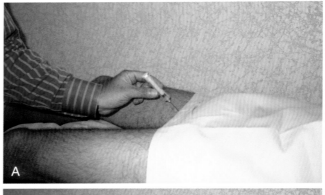

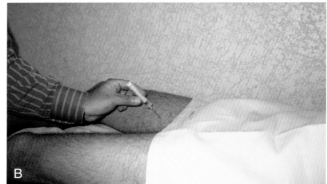

图 184.2　（A 和 B）大腿内侧麻木征

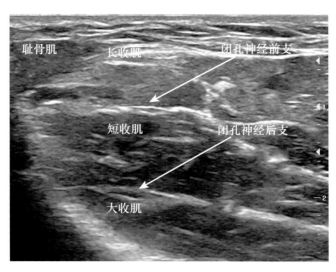

图 184.3 超声图像显示闭孔神经的分支

（闫清华　张晨煜　译　毛鹏　审校）

第185章 髂腹股沟神经卡压综合征：弯腰征（滑雪新手征）

髂腹股沟神经卡压综合征是由髂腹股沟神经经过髂前上棘水平的腹横肌时受到压迫引起的。髂腹股沟神经受到压迫最常见原因是发生在该解剖位置的创伤，包括对神经的直接钝性损伤、腹股沟疝修补术和盆腔手术中的损伤。髂腹股沟神经卡压综合征很少自发发生。临床表现通常为下腹部的感觉异常、烧灼痛或麻木，放射至阴囊或阴唇，偶尔也放射到大腿内上侧，通常疼痛不会放射到膝关节以下。髂腹股沟神经卡压综合征的疼痛随腰椎的伸展而加重，因为这会增加对神经的牵拉。患有髂腹股沟神经卡压综合征的患者常常采取向前弯腰的类似于新手滑雪的姿势（图185.1A）。如果不及时治疗，会导致进展性功能障碍，进而造成前腹壁肌肉膨出，此肌肉膨出易与腹股沟疝相混淆。体格检查会发现，髂腹股沟神经支配区域，包括大腿内侧、阴囊或阴唇部位存在感觉减退。此外还会伴有前腹壁肌肉无力。敲击髂腹股沟神经穿过腹横肌的点，可能会引出 Tinel 征。

有髂腹股沟神经卡压综合征的患者会表现为弯腰征（又叫滑雪新手征，患者为了避免疼痛而表现为类似滑雪新手一样弯腰前行）。要引出该体征，嘱患者采取站立的姿势，并向医生走去，如果患者呈现出弯腰征，那么嘱其背伸腰椎（图185.1B）。如果再现了患者的疼痛，那么弯腰征表现为阳性。应当注意的是，外伤、血肿、肿瘤、糖尿病性神经病变或炎症引起的腰丛损伤，可能会与髂腹股沟神经病变的疼痛、麻木和无力相混淆，这就需要医生进行鉴别诊断。

肌电图检查有助于区分髂腹股沟神经卡压与腰丛神经病变、腰椎病变和糖尿病性神经病变。所有出现髂腹股沟神经卡压综合征的患者均需要完善髋关节和骨盆平片，以排除隐匿性骨病。超声检查有助于发现神经卡压的病因及其解剖学位置（图185.2）。根据患者的临床表现，还应当进行实验室检查，包括全血细胞分析、尿酸、红细胞沉降率以及抗核抗体等。如果怀疑有肿瘤或血肿，需要行腰椎 MRI 检查。

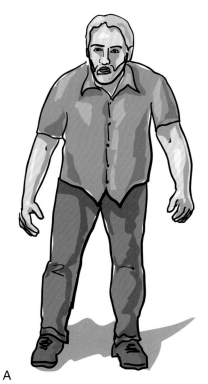
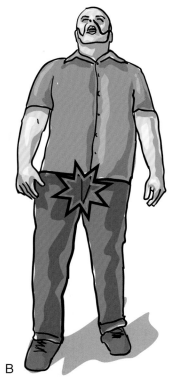

A   B

图 185.1 （A 和 B）弯腰征

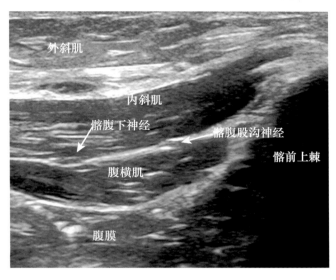

外斜肌

内斜肌

髂腹下神经

髂腹股沟神经

腹横肌

髂前上棘

腹膜

图 185.2　超声检查有助于发现神经卡压的病因及其解剖学位置

（闫清华　张晨煜　译　毛鹏　审校）

第 186 章　股神经牵拉试验

股神经牵拉试验有助于检查者在表现为根性痛的患者中区分疼痛是否来源于股神经受到刺激。在进行股神经牵拉试验时，嘱患者取俯卧位，检查者将患者的膝关节尽可能地向后屈曲（图 186.1）。如果患者主诉同侧大腿疼痛，且疼痛未放射至膝关节以下，则认为该试验为阳性（视频 186.1）。

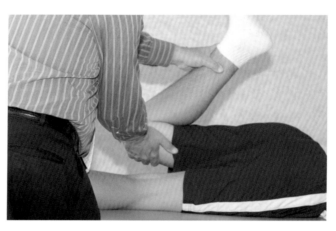

图 186.1　嘱患者取俯卧位，检查者将患者的膝关节尽可能地向后屈曲，阳性表现为患者感受到同侧大腿前部的疼痛（即股神经的支配范围）。此外，髋关节的伸展也可能会加重疼痛

（闫清华　张晨煜　译　毛鹏　审校）

第 187 章　感觉异常性股痛：大腿外侧烧灼征

感觉异常性股痛是由腹股沟韧带压迫股外侧皮神经所导致的（图 187.1）。本病的临床表现为股外侧皮神经支配区域的疼痛、麻木和感觉异常，这些症状通常开始于大腿外侧的烧灼样疼痛，并伴随皮肤敏感性增高。当患者坐、下蹲或佩戴宽腰带压迫股外侧皮神经时会加重疼痛。虽然外伤性股外侧皮神经损伤与感觉异常性股痛的发病有关，但是大多数患者并无明显的外伤史。体格检查会发现在患者股外侧皮神经与腹股沟韧带的交点处有压痛，即髂前上棘的位置。在股外侧皮神经穿过腹股沟韧带下方时，可出现 Tinel 征阳性。

感觉异常性股痛的患者通常表现为大腿外侧烧灼征阳性。引出该体征，医生需要用一无菌针对患者进行仔细的感觉测试，从大腿根部开始沿着大腿外侧进行（图 187.2A）。同时记录患者最开始出现感觉异常的位置（图 187.2B）。如果患者的股外侧皮神经支配区域感觉减弱，则认为大腿外侧烧灼征为阳性。患者一般

不存在运动功能障碍。

感觉异常性股痛常被误诊为腰神经根病变、大转子滑囊炎或原发性髋关节病变，股外侧皮神经和髋关节的 X 线检查、超声检查以及肌电图检查，有助于区分神经根病变或髋关节病变导致的疼痛（图 187.3 和图 187.4）。大多数患有腰神经根病变的患者有背部疼痛，并伴有反射、运动、感觉的异常以及下肢疼痛，而感觉异常性股痛的患者没有上述这些变化，并且该病的感觉异常仅限于股外侧皮神经的支配区域，一般不应该延伸到膝关节以下。应当注意的是，腰神经根病变和股外侧皮神经卡压可能同时存在，即所谓的双卡压综合征。有时糖尿病导致的股神经病变也会引起大腿前部疼痛，易与本病相混淆。

肌电图检查有助于鉴别本病与腰神经根病变和糖尿病性股神经病变。所有表现为大腿外侧烧灼征的患者均需要进行背部、髋部和骨盆的 X 线平片，以排除

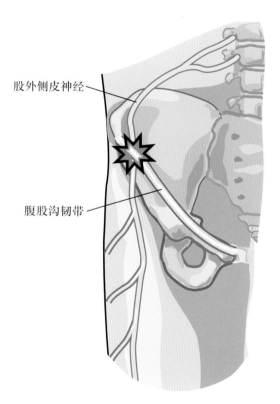

图 187.1　感觉异常性股痛是由腹股沟韧带压迫股外侧皮神经所导致的

股外侧皮神经

腹股沟韧带

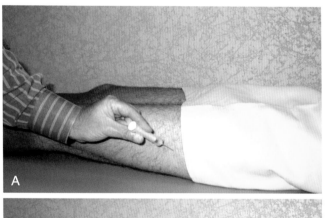
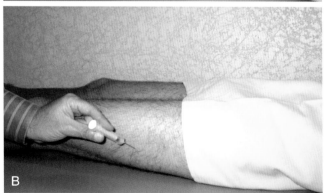

图 187.2　（**A** 和 **B**）大腿外侧烧灼征

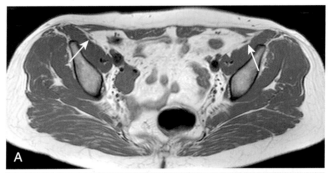

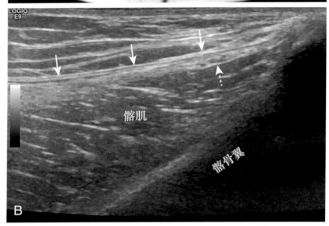

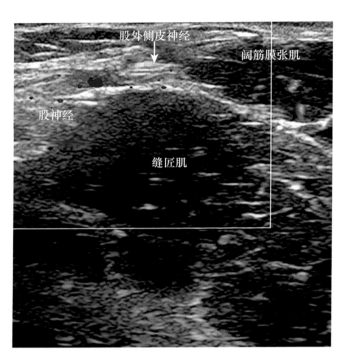

图 187.3 （A）轴位 MRI 检查的 T1W 图像显示，双侧股外侧皮神经（箭头所示），位于髂肌表面，刚好接近腹股沟韧带的水平。（B）另一名受试者的斜向超声图像显示，圆弧形的神经位于髂肌表面（虚线箭头所示），陡然深入高回声的腹股沟韧带处（箭头所示）

图 187.4 超声检查能协助诊断，并且还能精确引导局麻下的股外侧皮神经阻滞，是一项诊断和治疗的手段

隐匿性骨病。根据患者的临床表现，还需要进行额外的实验室检查，包括全血细胞分析、尿酸、红细胞沉降率以及抗核抗体等。如果怀疑是椎间盘突出、椎管狭窄或占位性病变，则需要进行脊柱和骨盆的 MRI 检查以明确神经卡压的原因。超声检查也能协助诊断，并且还能精确引导局麻下的股外侧皮神经阻滞，可作为诊断和治疗的手段。

（闫清华　张晨煜　译　毛鹏　审校）

第 188 章　髋关节的功能解剖

髋关节由股骨头与杯状髋臼构成，属于球窝关节（图 188.1）。股骨头几乎完全被关节透明软骨覆盖，除了中央区域的股骨头凹，该点为圆韧带附着点。肩关节肩臼（肩盂）比较表浅，而由髂骨、坐骨、耻骨组成的髋臼比较深，两者截然不同。与稳定性主要靠韧带及盂唇的肩关节相比，髋臼的这种深的、杯状的构造使髋关节的稳定性更好。这种杯状的髋臼内被马蹄形的关节软骨覆盖，其马蹄形的开放区域有圆韧带通过（图 188.2）。圆韧带内有闭孔动脉中央支走行，为股骨头凹供血。该动脉很容易因外伤损伤，一旦受损有可能导致股骨头缺血性坏死（图 188.3）。

股骨头通过股骨颈与股骨干相连，正常情况下股

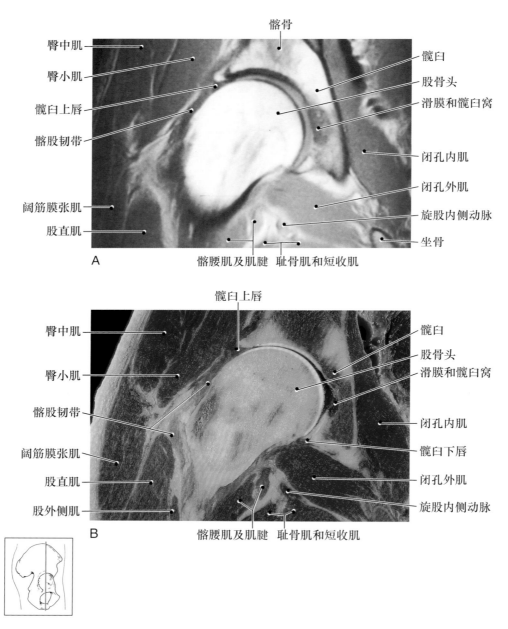

图 188.1　（**A** 和 **B**）髋关节，冠状位（From Kang HS，Ahn JM，Resnick D. *MRI of the Extremities*. 2nd ed. Philadelphia，PA：Saunders；2002：226.）

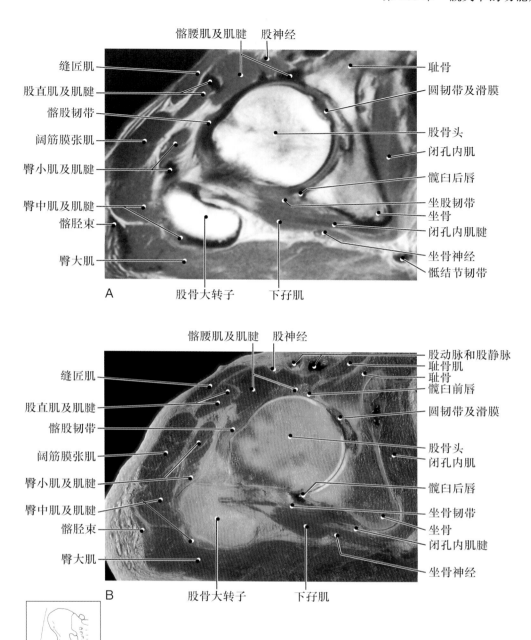

髂腰肌及肌腱　股神经

缝匠肌

股直肌及肌腱

髂股韧带

阔筋膜张肌

臀小肌及肌腱

臀中肌及肌腱

髂胫束

臀大肌

耻骨

圆韧带及滑膜

股骨头

闭孔内肌

髋臼后唇

坐股韧带

坐骨

闭孔内肌腱

坐骨神经

骶结节韧带

A　　股骨大转子　　下孖肌

髂腰肌及肌腱　股神经

缝匠肌

股直肌及肌腱

髂股韧带

阔筋膜张肌

臀小肌及肌腱

臀中肌及肌腱

髂胫束

臀大肌

股动脉和股静脉

耻骨肌

耻骨

髋臼前唇

圆韧带及滑膜

股骨头

闭孔内肌

髋臼后唇

坐股韧带

坐骨

闭孔内肌腱

坐骨神经

B　　股骨大转子　　下孖肌

图 188.2 （A 和 B）髋关节，横断面（From Kang HS，Ahn JM，Resnick D. 2002. *MRI of the Extremities*. 2nd ed. Philadelphia，PA：Saunders；2002：240.）

骨颈与股骨干成 125°～ 140°，这使成人站立位时在冠状位股骨头与股骨髁在一条线上。股骨颈与股骨干连接处有两个主要的骨性隆起：股骨大转子与股骨小转子。股骨大转子位于股骨颈外侧为臀肌附着点，位于股骨颈内侧的股骨小转子为内收肌的附着点（见图 188.3 ）。

髋关节稳定性因纤维关节囊及三条韧带进一步加强，其中这三条韧带为髂股韧带、坐股韧带、耻股韧带。髂股韧带提供前方支撑，坐股韧带及耻股韧带提供大部分的后方支撑。

髋部肌肉群可使髋关节进行 3 个轴面的运动：①前屈和后伸，②内收和外展，③内旋和外旋。髂腰肌是

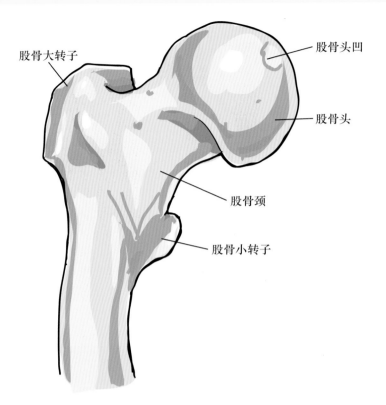

股骨大转子

股骨头凹

股骨头

股骨颈

股骨小转子

图 188.3   闭孔动脉中央支为股骨头凹提供血供。这支动脉易因外伤受损，一旦受损可能导致股骨头缺血性坏死

髋关节前屈的主要肌肉，臀大肌及腘绳肌是髋关节后伸的肌肉。臀中肌及臀小肌是髋关节外展的主要肌肉，长收肌及短收肌是髋关节内收的主要肌肉。闭孔外肌，上、下孖肌及股方肌是髋关节外旋的主要肌肉，阔肌膜张肌、臀中肌及臀小肌是髋关节内旋的肌肉。髋关节周围的关节滑囊有利于这些肌肉的运动，同时这些关节滑囊出现炎症可以是髋关节功能障碍及疼痛的病灶所在。

（李玉琴   姚发利   译   毛鹏   审校）

第 189 章 髋关节视诊

髋关节体格检查从髋关节及周围结构的视诊开始。询问患者穿内衣或裤子是否有困难，可以为检查者提供存在髋关节功能障碍及原因的有用线索。

髋关节视诊必须让患者脱去衣物，以避免衣物掩盖一些体征。应该从髋关节前面、侧面、后面观察肌肉萎缩、肿胀、红斑或瘀斑，这些改变提示存在急性或慢性髋关节病变（图 189.1）。仔细观察髋关节的对称性，若存在不对称提示要进一步排除慢性髋关节脱位或者股骨头坏死。然后检查者要评估髋关节相对骨盆的位置，以明确有无保护性"夹板征"，这可能提示关节存在疼痛或者不稳。也要注意骨盆是否倾斜，若骨盆倾斜提示髋关节病变或长短腿。腿长一侧的臀纹（臀部皮肤褶皱）更高。

初步的髋关节视诊阳性结果可指导进一步的体格检查，也可指导特殊平面的 X 线检查、超声检查及 MRI 检查的选择，以进一步明确髋关节疼痛和功能障碍的原因（图 189.2 和图 189.3）。

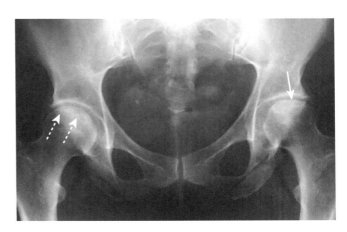

图 189.2 骨盆前后位片显示股骨头缺血性坏死（AVN）。左侧出现软骨下硬化新月征及软骨下塌陷，处于股骨头坏死 IV 期（实线箭头所指）。右侧出现软骨下硬化新月征，但无软骨下塌陷，处于股骨头坏死 III 期（虚线箭头所指）

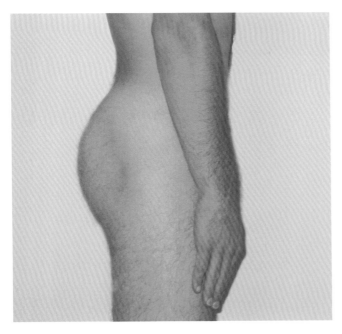

图 189.1 髋关节视诊

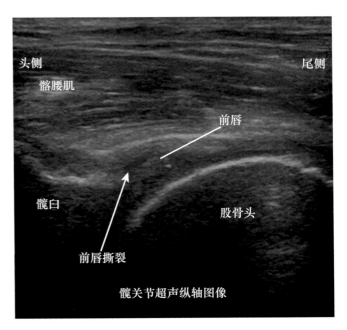

图 189.3 滑冰事故后髋关节疼痛患者的纵轴超声图像显示：髋臼前唇撕裂

（李玉琴 姚发利 译 毛鹏 审校）

293

第 190 章　髋关节触诊

对髋关节疼痛及功能障碍的患者进行视诊之后，下一步应认真对髋关节及周围组织触诊。由于髋关节被肌肉及软组织覆盖，即使对瘦人直接触诊也是非常困难的。

髋关节触诊必须让患者脱去衣物，以避免衣物掩盖一些体征，比如局部皮温增高。从髋关节前面、侧面、后面及腹股沟区触诊异常肿块、肿胀、局部皮温增高、关节积液及骨异常。

检查者对髋关节关节滑囊进行针对性触诊，尤其是坐骨及转子关节滑囊的触诊，有助于检查者发现炎症疼痛性关节滑囊，这可能是造成髋关节疼痛及功能障碍的原因（图 190.1）。检查者针对性触诊腹股沟区可发现是否存在腹股沟疝。腹股沟疝也可能引起髋关节疼痛及功能障碍。检查者也要评估关节不稳及骨擦音，这提示可能是肌腱炎、粘连性关节滑囊炎或者关节炎。

髋关节触诊阳性结果可指导进一步的体格检查，也可指导特殊平面的 X 检查、超声检查及 MRI 检查的选择，以进一步明确髋关节疼痛和功能障碍的原因。

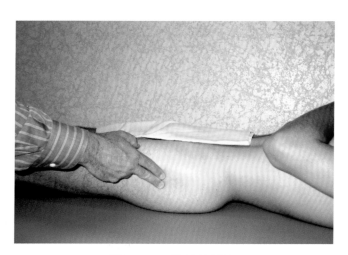

图 190.1　髋关节触诊

（李玉琴　姚发利　译　毛鹏　审校）

第 191 章　髋关节屈曲

评估髋关节屈曲时，患者仰卧位，将膝关节屈曲至 90°（图 191.1）。然后要求患者最大限度地屈曲髋关节（图 191.2）。正常情况下，将膝关节屈曲 90° 时，髋关节可屈曲约 135°。将膝关节完全伸直，髋关节可屈曲约 90°。慢性疼痛性髋关节患者中屈曲畸形很常见。Thomas 屈曲畸形试验（托马斯屈曲畸形试验）可帮助临床医生发现隐匿性髋关节屈曲畸形（参见第 198 章）。

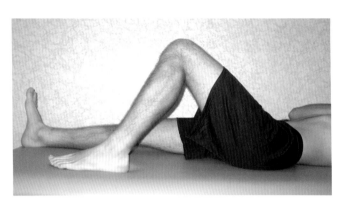

图 191.1　评估髋关节屈曲时患者的体位

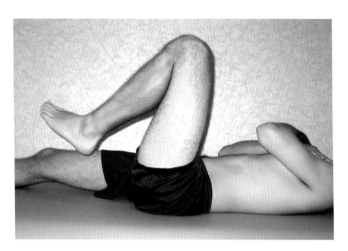

图 191.2　髋关节最大限度屈曲

（李玉琴　姚发利　译　毛鹏　审校）

第 192 章　髋关节伸展

评估髋关节伸展，患者取俯卧位。然后要求患者最大限度地后伸髋关节（图 192.1）。正常髋关节可伸展约 25°。

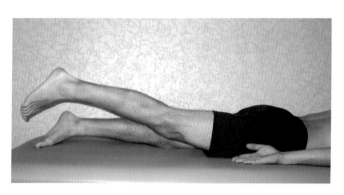

图 192.1　髋关节伸展侧视图

（李玉琴　姚发利　译　毛鹏　审校）

第 193 章　髋关节外展

正常髋关节可以外展约 45°～50°。评估髋关节外展时，患者取仰卧位，并要求双腿并拢。然后检查者按压患者骨盆，同时要求患者缓慢外展髋关节（图 193.1）。当髋关节运动到最大外展点时，骨盆会出现明显的移动（图 193.2）。

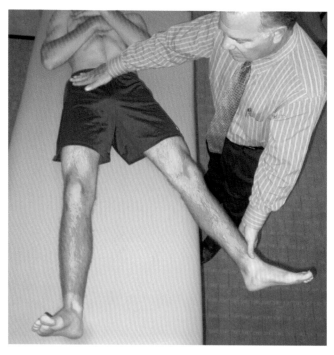

图 193.1　评估髋关节外展患者体位

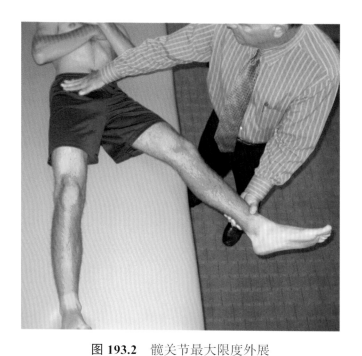

图 193.2　髋关节最大限度外展

（李玉琴　姚发利　译　毛鹏　审校）

第 194 章　髋关节内收

正常髋关节内收约 30°。评估髋关节内收时，患者取仰卧位，并要求双腿并拢。然后要求检查者按压患者骨盆，同时患者缓慢内收髋关节（图 194.1）。当髋关节运动到最大内收点时，骨盆会出现明显的移动（图 194.2）。

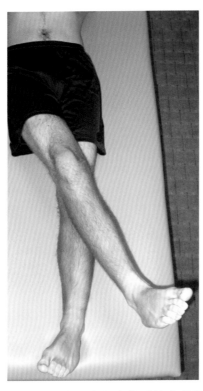

图 194.1　评估髋关节内收时的患者体位

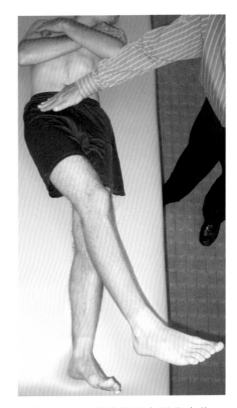

图 194.2　髋关节最大限度内收

（李玉琴　姚发利　译　毛鹏　审校）

第 195 章　髋关节内旋

正常髋关节内旋约 35°。评估髋关节内旋时，患者取俯卧位，双膝并拢并屈曲 90°（图 195.1）。然后要求患者缓慢分开双脚。如果患者髋关节内旋受限，则患侧髋关节会停止运动，而健侧髋关节继续内旋。

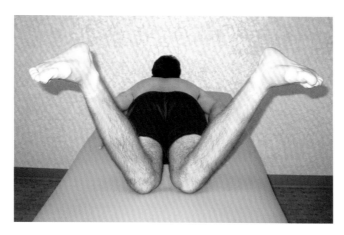

图 195.1　髋关节内旋

（李玉琴　姚发利　译　毛鹏　审校）

第 196 章　髋关节外旋

　　正常髋关节外旋约 45°。评估髋关节外旋时，患者俯卧位，双膝并拢并屈曲 90°，双小腿交叉（图 196.1）。然后要求患者缓慢将双脚并拢。如果患者髋关节外旋受限，则患者髋关节停止运动，而健侧髋关节将继续外旋。

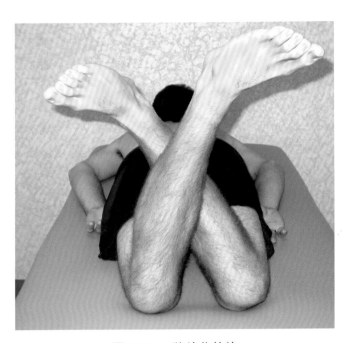

图 196.1　髋关节外旋

（李玉琴　姚发利　译　毛鹏　审校）

第 197 章　髋关节疼痛

如前所述，髋关节初步体格检查可以指导临床医生缩小鉴别诊断的范围，同时进行有针对性的体格检查、实验室检查和放射学检查，以进一步明确髋关节疼痛及功能障碍的原因。临床医生充分利用从髋关节体格检查中获得的初始资料，可极大地帮助他们对髋关节疼痛及功能障碍的原因进行归类。由于髋关节病变经常重叠和多因素的性质，没有一种分类可完全包括或者排除髋关节疼痛及功能障碍的原因。表 197.1 可帮助临床医生提高髋关节疼痛及功能障碍患者诊断的精确性和避免漏诊一些不常见疾病。

表 197.1 中的内容并不全面，但仍可帮助临床医生找到髋关节疼痛及功能障碍病变的可能原因。值得注意的是，该表中最后 3 种髋关节疼痛类型最容易漏诊及误诊误治。这些知识点可以帮助临床医生在鉴别诊断时想到一些常常被忽略的病因。

表 197.1　髋关节疼痛及功能障碍的原因

局部骨质或关节腔病变	关节周围病变	系统性疾病	交感神经介导的疼痛	身体其他部位累及的病变	血管疾病
骨折	滑膜炎	类风湿性关节炎	灼性神经痛	腰神经丛病	腹主动脉与髂动脉粥样硬化 *
原发性骨肿瘤	肌腱炎	结缔组织病	反射性交感神经营养不良	腰神经根病	髂内动脉闭塞
原发性滑膜组织肿瘤	粘连性关节囊炎	莱特尔综合征		腰椎病	
关节不稳	关节不稳	痛风		纤维肌痛	
局部关节炎	肌肉劳损	其他晶体性关节病		肌筋膜疼痛综合征	
骨赘形成	肌肉损伤	Charcot 神经性关节炎		腹股沟疝	
股骨头坏死	未累及关节腔的关节周围感染			卡压性神经病	
关节腔感染				盆腔内肿瘤	
关节血肿				腹膜后肿瘤	
绒毛结节性滑膜炎					
关节内异物					
股骨头骨骺滑脱症（Legg-Perthes 病）					
慢性髋关节脱位					

* 译者注：原文 Aortoiliac atherosclerosis，这个词由 aorta iliac 两个词根构成，翻译成主髂动脉的或者髂主动脉都不符合解剖学——髂总动脉英文 common iliac artery，腹主动脉英文 ventral/abdominal aorta，故暂时翻译成了腹主动脉与髂动脉

（李玉琴　姚发利　译　毛鹏　审校）

第198章 髋关节屈曲畸形：Thomas 试验

　　慢性髋关节疼痛和功能障碍的患者中，髋关节屈曲挛缩并不罕见。Thomas 屈曲畸形试验可帮助临床医生发现平时未发现的髋关节屈曲挛缩。

　　进行髋关节 Thomas 屈曲畸形试验时，患者仰卧位平躺于检查台上。然后要求患者将非检查侧大腿完全屈曲贴向腹部（图 198.1A）。这种体位可消除任何代偿性腰椎过度前凸。之后要求患者将被检查侧的腿贴向检查台。患者不能将检查侧腿完全平放于检查台，表明患者存在髋关节屈曲挛缩（图 198.1B）。这种情况发生，就是 Thomas 试验阳性（图 198.2）。

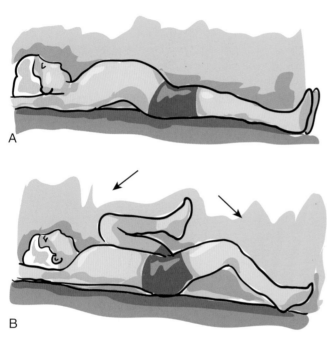

图 198.1 （A 和 B）髋关节屈曲畸形的 Thomas 试验

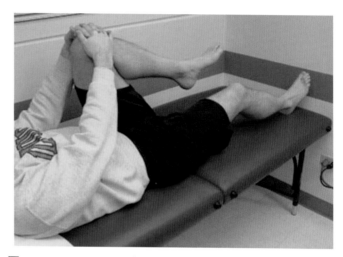

图 198.2 Thomas 试验阳性。显示如何通过屈曲非疼痛侧髋关节使腰椎贴向检查台。由于髋关节屈曲挛缩，患者无法将患侧腿完全伸直贴向检查台［From Benjamin A. Hasan. The presenting symptoms, differential diagnosis, and physical examination of patients presenting with hip pain. *Dis Mon*. 2012；58（9）：477-491，Fig. 6.］

（李玉琴　姚发利　译　毛鹏　审校）

第 199 章 髋关节外展肌无力：Trendelenburg 试验

临床医生通过特伦德伦堡（Trendelenburg）试验，可以发现髋关节外展肌无力，髋关节外展肌无力是造成或促成髋关节疼痛及功能障碍的原因。髋关节外展肌无力进行特伦德伦堡试验时，要求患者站立位并用健侧腿保持单腿平衡。然后要求患者缓慢屈曲另外一侧的膝关节至45°，同时临床医生仔细观察患者骨盆。如果膝关节抬起侧骨盆上移，则特伦德伦堡试验阴性，骨盆上移表明髋关节外展肌力量足够（图 199.1A）。如果膝关节抬起侧骨盆下降，则特伦德伦堡试验阳性，表明该侧髋关节外展肌无力（图 199.1B 和图 199.2）。

特伦德伦堡试验阳性的患者会有异常的步态，临床表现为跛行，即患者向肌无力侧摆动身体以保持身体平衡状态。这种异常的步态被称为特伦德伦堡（Trendelenburg）步态或外展步态。如果患者伴有疼痛，则也可能表现出止痛步态，这会进一步混淆其临床表现（见第 200 章）。

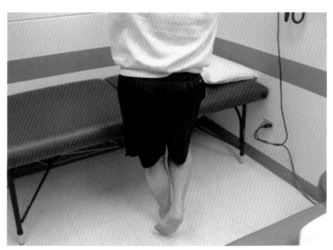

图 199.2 特伦德伦堡（Trendelenburg）试验阳性。显示由于左侧外展肌无力，而出现左侧髋关节下降［From Hasan BA. The presenting symptoms，differential diagnosis，and physical examination of patients presenting with hip pain. *Dis Mon*. 2012；58（9）：477-491，Fig. 4.］

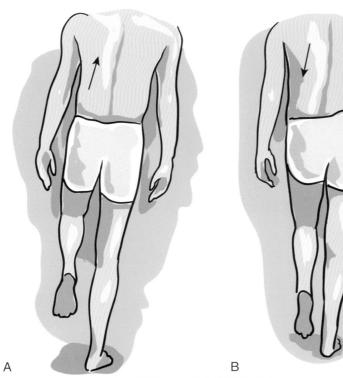

A   B

图 199.1 （A 和 B）髋关节外展肌无力的特伦德伦堡（Trendelenburg）试验

（李玉琴 姚发利 译 毛鹏 审校）

第 200 章　减痛步态：Hopalong Cassidy 征

对患者进行异常步态评估，可为临床医生提供关于髋关节疼痛及功能障碍性质有价值的信息。虽然理论上进行步态评估相对简单，但是在临床实际工作中，体格检查结果有重叠，因此步态评估还是挺困难的。在对异常步态评估时，常见的混淆因素之一是减痛步态或疼痛步态相互叠加。

为了理解步态评估，临床医生必须了解正常步态的两个组成部分：站立期和摆动期。站立期开始于脚后跟着地，结束于脚趾离地（图 200.1A）。摆动期开始于脚趾离地，结束于脚后跟着地（图 200.1B）。

髋关节疼痛的患者通常会表现出 Hopalong Cassidy 征阳性，也就是减痛步态。这是很多书籍、电影及电视节目中的英雄人物 Hopalong 的名字命名的，因为他腿部中枪后出现了这种特殊的步态（图 200.2）。为了引出减痛步态的 Hopalong Cassidy 征，要求患者站立位并双腿共同负重，然后离开检查者。如果患者髋关节疼痛，将无意识地尝试缩短站立期，以尽可能缩短疼痛的髋关节承受上半身重量的时间（图 200.3）。由于这种典型的减痛步态（图 200.4），患者企图快速结束疼痛的髋关节负重的过程即出现 Hopalong Cassidy 征阳性。

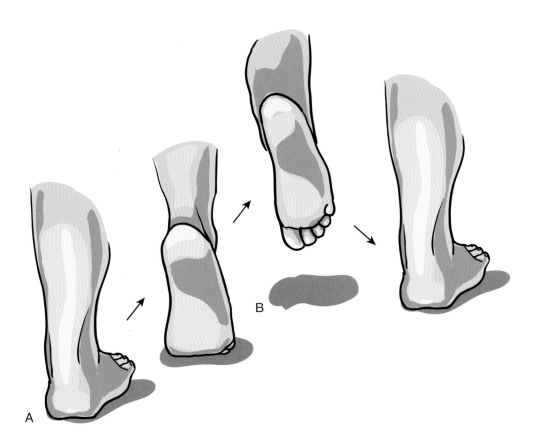

图 200.1　正常步态的两个组成部分：（**A**）站立期，（**B**）摆动期

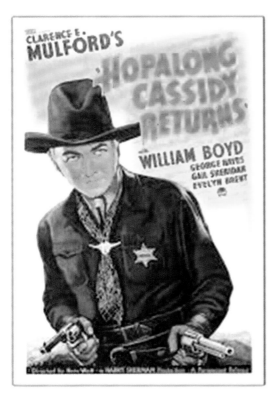

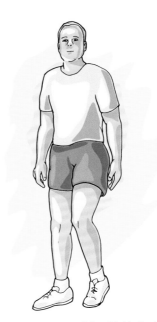

图 200.3　Hopalong Cassidy 征。髋关节疼痛时，步态的站立期会缩短。保持关节轻微的屈曲状态，可以避免髋关节伸展。这种轻微的屈曲会导致双腿长度出现功能性差异，患侧变短，表现出蹒跚步态

图 200.2　1936 年描绘 Hopalong Cassidy 的电影海报。他盯着一个不法分子时，缩短了站立期，而表现出减痛步态

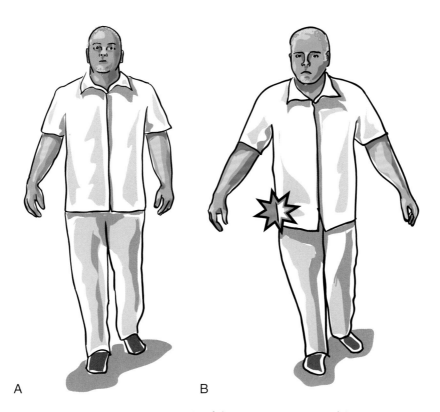

图 200.4　（A 和 B）诱发 Hopalong Cassidy 征

（李玉琴　姚发利　译　毛鹏　审校）

第 201 章　髋关节病变："4" 字试验 （Patrick/FABER 试验）

检查者可以通过 "4" 字试验（Patrick/FABER 试验）快速鉴别出髋关节内部病变。FABER 是一个首字母缩写词（Flexion，ABduction，External Rotation），意在提醒检查者对患者髋关节屈曲、外展和外旋时的疼痛受限进行检查。进行 "4" 字试验时，患者取仰卧位，被检查侧的髋关节和膝关节均屈曲 90°（图 201.1A）。然后检查者将患者检查侧的脚放到对侧的膝盖上。之后将其检查侧大腿缓慢外展、外旋贴近检查床（图 201.1B）。如果患者出现腹股沟区疼痛或者痉挛，或者检查者发现髋关节活动范围受限，则 "4" 字试验阳性（视频 201.1）。

"4" 字试验阳性的患者应该行髋关节和骨盆的 X 线平片检查，以排除隐匿性骨性病变。根据患者的临床表现，可能还需要进行其他检查，包括全血细胞计数、尿酸、红细胞沉降率和抗核抗体检查。如果怀疑股骨头坏死或占位性病变，则要进行髋关节和骨盆 MRI 或者超声检查。局部麻醉下对闭孔神经进行阻滞也可以作为诊断和治疗的一种手段。

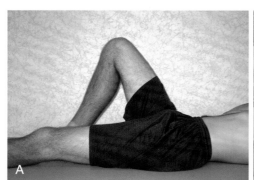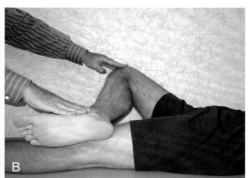

图 201.1　（A 和 B）"4" 字试验（Patrick/FABER 试验）

（李玉琴　姚发利　译　毛鹏　审校）

第 202 章　内收肌腱炎：Waldman 膝部挤压试验

负责髋关节内收的肌腱由于过度使用或者拉伸损伤而引起肌腱炎。影响因素可能包括使用运动器材强化下身力量、长时间骑马或跨骑时造成的急性损伤。内收肌腱炎的疼痛是剧烈、持续且严重的，报道常伴有睡眠障碍。患者可能尝试内收肌蹒跚步态来夹住发炎的肌腱，即在行走时将身体的躯干移动到受影响的肢体上。内收肌腱炎的疼痛主要局限于腹股沟褶皱处的大腿内侧，与髂腰肌滑囊炎的疼痛相反，髂腰肌滑囊炎时的疼痛因拮抗内收肌而加重，但疼痛局限于腹股沟褶皱下方的腹股沟前方（参见 207 章）。

查体时患者会出现内收肌腱起点的触痛。主动拮抗内收和被动外展时会复制出疼痛。内收肌腱炎患者进行 Waldman 膝部挤压试验时也会表现为阳性。行 Waldman 膝部挤压试验时，患者取坐位，双腿悬于检查床的边缘，患者双膝之间放一个网球（图 202.1）。然后让患者尽可能快速用力地在膝盖之间挤压网球。内收肌腱炎患者会因强迫内收引起的突然疼痛而反射性伸展患肢，这样导致膝盖打卡网球掉下（图 202.2）。网球掉落认为内收肌腱炎的 Waldman 膝部挤压试验阳性。

临床医生知道髋部肌腱的炎症合并髋关节滑囊炎会引起额外的疼痛和功能障碍，这一点很重要。除了疼痛之外，内收肌腱炎的患者通常随着髋关节运动范围减少而逐渐出现功能减退，比如进出汽车这样简单的日常活动变得非常困难。随着功能的失用，可能出现肌肉萎缩和髋关节粘连性关节囊炎。

有髋关节疼痛的患者均应行 X 线平片检查。根据患者的临床表现，可能还需要行全血细胞计数、红细胞沉降率和抗核抗体检查。如果怀疑有髋部无菌性坏死、隐匿性肿块或内收肌撕裂时，则需对髋关节和近端内收肌行 MRI 和超声检查（图 202.3）。

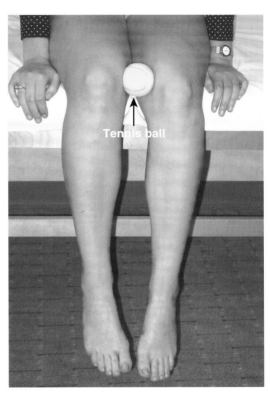

Tennis ball

图 202.1　行 Waldman 膝部挤压试验时，让患者快速挤压双腿之间的球

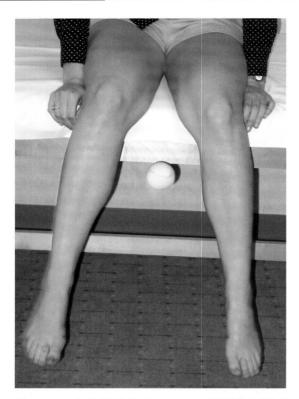

图 202.2　内收肌腱炎的 Waldman 膝部挤压试验

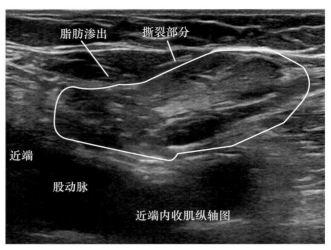

图 202.3　纵向超声图像显示近端内收肌的撕裂

（李玉琴　顾芳　译　毛鹏　审校）

第 203 章　坐骨滑囊炎：抗阻伸髋试验

坐骨滑囊位于臀大肌和坐骨结节之间，可以为单一滑囊，在一些患者中也可表现多腔为特征的滑囊群。坐骨滑囊易受急性创伤及反复微损伤的影响。急性创伤常见于跌落使臀部着地造成直接的坐骨滑囊损伤，及坐骨滑囊过度使用，如长时间骑马或骑自行车。在不平坦或像沙滩这样柔软的地面跑步也会造成坐骨滑囊炎。坐骨滑囊的炎症慢性化，则可能造成滑囊钙化。

坐骨滑囊炎患者主诉常有行走时臀底部疼痛。疼痛区域位于坐骨结节上方，并有腘绳肌牵涉痛，可能合并有肌腱炎。患者不能患侧卧位睡觉，在屈髋及伸髋时有剧烈的卡顿感，特别是在晨间醒来时。查体坐骨结节处有触痛。被动抬高患者下肢会诱发出疼痛。坐骨滑囊炎患者抗阻伸髋试验阳性。行坐骨滑囊炎的抗阻伸髋试验时，患者俯卧于检查台边缘。检查者牢牢抓住患侧大腿，要求患者用力后伸髋关节以对抗检查者给的阻力（图 203.1）。在操作中，如果诱发出患者臀部疼痛，则为抗阻伸髋试验阳性。在操作中如果突然增加阻力而疼痛也加重，则进一步证实坐骨滑囊炎的临床诊断（视频 203.1）。

髋关节平片可以显示关节囊钙化和慢性炎症。如需明确诊断坐骨滑囊炎或怀疑腘绳肌肌肉、肌腱损伤，则需行 MRI 和超声检查（图 203.2）。

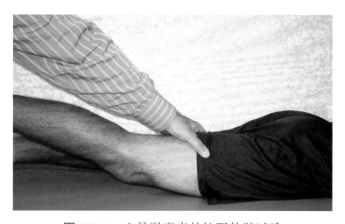

图 203.1　坐骨滑囊炎的抗阻伸髋试验

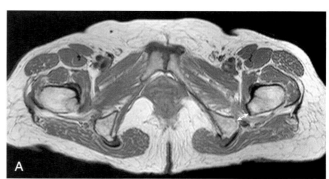

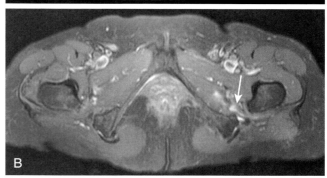

图 203.2　（A）MRI 轴位 T1 加权像，一名中年妇女由于坐股韧带损伤后出现定位不清的髋关节疼痛，左侧股骨小转子与坐骨之间空间减小（双头白色箭头）。（B）MRI 轴位 T2 加权像，股方肌与相邻的坐骨滑囊高信号水肿（白色箭头）（From Waldman SD，Campbell RSD. *Imaging of Pain*. Philadelphia：Saunders/Elsevier；2010：350，Fig. 173.3.）

（李玉琴　顾芳　译　毛鹏　审校）

第 204 章　臀部滑囊炎：抗阻髋外展试验

臀部滑囊位于臀大肌、臀中肌及臀小肌之间及这些肌肉与其下方的骨之间，为单一滑囊，在一些患者中也可表现多腔为特征的滑囊群。

臀部滑囊易受急性创伤及反复微损伤的影响。急性创伤常见于跌落使臀部着地造成的直接滑囊损伤、反复肌内注射或滑囊过度使用，尤其是长距离在柔软或不平的地面跑步。臀部滑囊的炎症慢性化，则可能造成滑囊钙化。

臀部滑囊炎患者常主诉臀部外上方疼痛。疼痛局限于臀部外上方且可牵扯至坐骨切迹。患者不能患侧卧位睡觉，在伸展及外展髋部时有剧烈的卡顿感，特别是在晨间醒来时。查体臀部外上方有压痛点。被动屈曲和内收髋关节可诱发出疼痛。

臀部滑囊炎的患者抗阻髋外展试验阳性。行抗阻髋外展试验时，患者取侧卧位，将健侧腿至于下方。检查者牢牢抓住患侧大腿外侧，嘱患者用力外展患者大腿以对抗检查者给的阻力（图 204.1）。在操作中，如果诱发出患者臀部疼痛，则为抗阻髋外展试验阳性。在操作中如果突然增加阻力而臀部疼痛也加重，则进一步证实臀部滑囊炎的临床诊断（视频 204.1）。

髋关节平片可以显示关节囊钙化和慢性炎症。如需明确诊断臀部滑囊炎或怀疑隐匿性肿块或肿瘤，则需行 MRI 和超声检查。

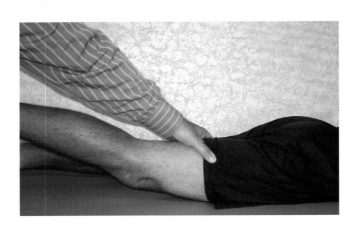

图 204.1　臀部滑囊炎的抗阻髋外展试验（译者注：该试验应该是侧卧位完成，但原著配图与图 203.1 基本一致，与文字表述不符）

（李玉琴　顾芳　译　毛鹏　审校）

第 205 章　臀肌肌腱病：外旋试验

在进行臀肌腱炎的外旋试验时，患者取仰卧位，检查者站于患者待检一侧。患者髋关节屈曲 90°，然后充分外旋（图 205.1）。然后要求患者主动将腿恢复到中线位置（图 205.2）。如果患者在将腿还原到中线位置的过程中疼痛加剧，则该试验阳性。

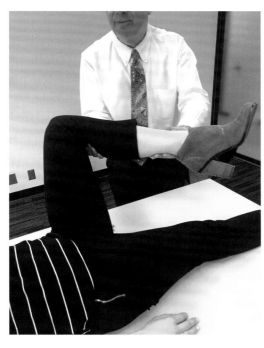

图 205.1　患者髋关节屈曲 90°，然后充分外旋

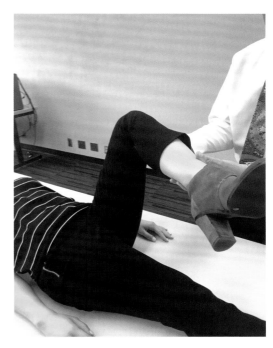

图 205.2　髋关节和膝关节保持屈曲 90°，然后要求患者将腿恢复到中线位置

（李玉琴　顾芳　译　毛鹏　审校）

　　在进行检查臀中肌撕裂的髋关节滞后试验时，患者取患侧在上的侧卧位，双膝屈曲 45°。检查者站在患者后面用其髋部靠在患者背部，以固定患者（图 206.1）。然后要求患者放松患侧腿，检查者将其髋关节和腿外展 20°、后伸 10° 并完全内旋（图 206.2）。膝关节屈曲 45°，检查者要求患者保持这个姿势并松开患者腿（图 206.3）。如果患者不能保持这个姿势，脚下落超过 10 cm，则该试验为阳性。

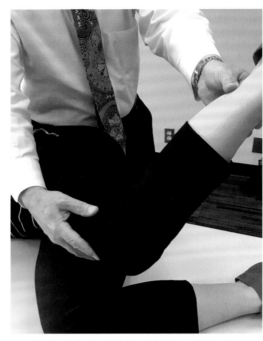

图 206.2　然后要求患者放松患侧腿，检查者将其髋关节和腿外展 20°、后伸 10° 并完全内旋

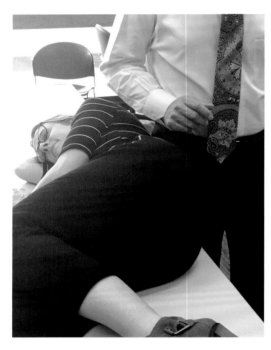

图 206.1　患者取患侧在上的侧卧位，双膝屈曲 45°。检查者站在患者后面用其髋部靠在患者背部，以固定患者

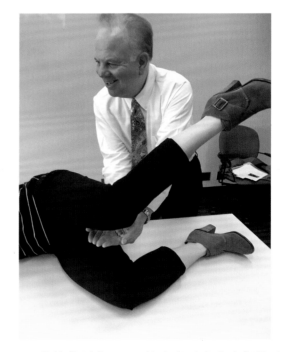

图 206.3　膝关节屈曲 45°，检查者要求患者保持这个姿势并松开患者腿

（李玉琴　顾芳　译　毛鹏　审校）

第 207 章　髂腰肌滑囊炎：抗阻髋内收试验

髂腰肌滑囊位于腰大肌腱与股骨颈前方之间的骨三角内（图207.1）。髂腰肌滑囊可为单一滑囊，在一些患者中也可表现多腔为特征的滑囊群。

髂腰肌滑囊易受急性创伤及反复微损伤的影响。急性创伤常见于安全带对髂腰肌滑囊的直接损伤和需要反复屈曲髋关节的过度损伤，如投掷标枪和跳芭蕾舞。髂腰肌滑囊的炎症慢性化，则可能造成滑囊钙化。

髂腰肌滑囊炎患者常主诉腹股沟区疼痛。疼痛区域位于腹股沟区前方褶皱正下方，可牵扯至髋关节。这与内收肌腱炎的疼痛相反，后者疼痛局限于腹股沟褶皱处的大腿内侧（参见第202章）。通常，髂腰肌滑囊炎患者不能患侧卧位睡觉，在髋关节活动时有剧烈的卡顿感。

查体时可见腹股沟褶皱下方大腿根部有压痛点。

被动屈曲、内收、外展或主动抗阻屈曲患侧下肢时，可诱发出疼痛，即髂腰肌滑囊炎的抗阻髋内收试验阳性。行髂腰肌滑囊抗阻髋内收试验时，患者取坐位，双腿悬于检查台边，双膝稍分开。检查者紧握患者患侧大腿内侧，嘱患者用力内收髋关节以对抗检查者给的阻力（图207.2）。如果在操作过程中诱发出腹股沟前方的疼痛，则该试验阳性。在操作中如果突然增加阻力而腹股沟前方的疼痛也加重，则进一步证实髂腰肌滑囊炎的临床诊断。如果患者出现腹股沟内侧疼痛，则应考虑内收肌腱炎（视频207.1）。

髋关节平片可以显示关节囊钙化和慢性炎症。如需明确诊断臀部滑囊炎或怀疑髋部或腹股沟区肿块或肿瘤，则需行 MRI 和超声检查。

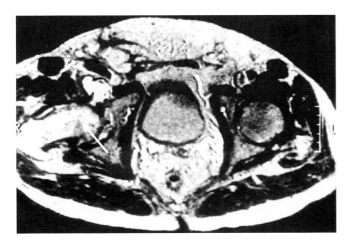

图207.1　髂腰肌滑囊炎。MRI 轴位 T2 加权像，67 岁女性，类风湿关节炎和右侧髋关节疼痛。髂腰肌附近可见高信号肿块（箭头），提示髂腰肌滑囊炎（From Kaplan PA，Helms CA，Dussault R，et al. *Musculoskeletal MRI*. Philadelphia：Saunders；2001：350.）

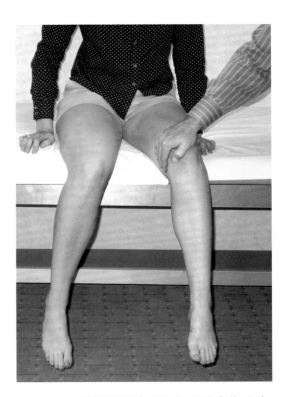

图207.2　髂腰肌滑囊炎的抗阻髋内收试验

（李玉琴　顾芳　译　毛鹏　审校）

第 208 章 梨状肌综合征：梨状肌试验

梨状肌综合征由坐骨神经在坐骨切迹水平受梨状肌压迫引起，是坐骨神经痛较少见的原因之一（图208.1）。梨状肌综合征患者常主诉疼痛起始于臀部，并沿患肢放射到足部。同时伴有坐骨神经支配区域麻木、感觉迟钝及无力。行梨状肌综合征的梨状肌试验时，患者取仰卧位，患肢屈髋90°（图208.2）。然后检查者将患膝向内向上推向对侧肩部（图208.3）。如果操作过程中出现疼痛，则梨状肌试验阳性，需要骶髂关节其他的辅助检查，包括 X 线片、CT 扫描、超声检查和 MRI。

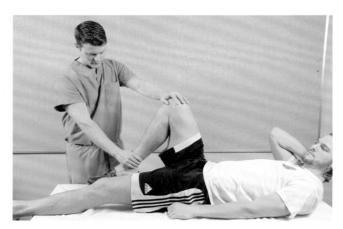

图 208.2 患者仰卧位，患肢屈髋 90°

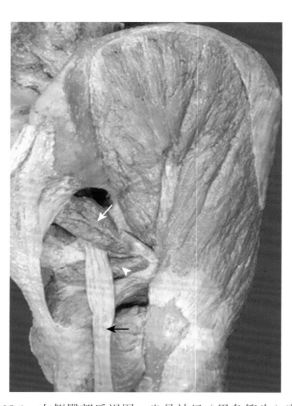

图 208.1 右侧臀部后视图。坐骨神经（黑色箭头）穿过梨状肌下孔，上界为梨状肌（白色箭头），下界为闭孔肌出骨盆部分（箭头）

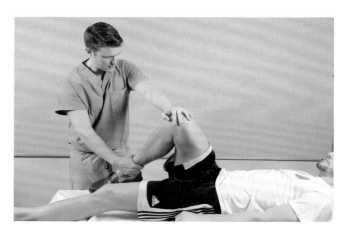

图 208.3 然后检查者将患膝向内向上推向对侧肩部

（李玉琴 顾芳 译 毛鹏 审校）

第 209 章　梨状肌综合征：Freiberg 用力内旋试验

患者取坐位，双腿自由地悬吊于检查台外。检查者分别将手置于双膝内侧，嘱患者用力内旋内收膝关节来对抗检查者给的阻力（图 209.1）。如果操作过程中诱发出患者疼痛，则该试验为阳性。

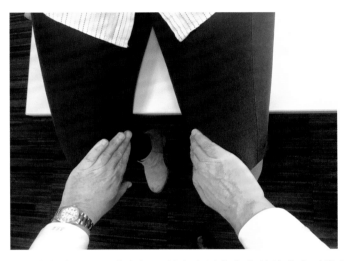

图 209.1　检查者分别将手置于双膝内侧，嘱患者用力内收膝关节来对抗检查者给的阻力

（李玉琴　顾芳　译　毛鹏　审校）

第 210 章　梨状肌综合征：Pace Nagel 抗阻收缩试验

在进行判断梨状肌综合征的 Pace Nagel 抗阻收缩试验时，患者患侧朝上侧卧于检查台的边缘。然后让患者患侧髋关节屈曲 60°，膝关节屈曲并贴到检查台上。小腿完全伸展（图 210.1）。检查者用另外一只手固定住患者骨盆以让患者保持住已摆好的姿势，然后检查者抓住患者患侧膝关节并使之抬高，高度距离检查台数英寸（图 210.2）。检查者抓住患侧膝关节离开检查台 15 秒后，患者出现臀部深部疼痛，则该试验阳性。

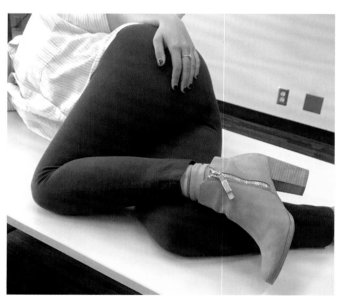

图 210.1　然后让患者患侧髋关节屈曲 60°，膝关节屈曲并贴到检查台上。小腿完全伸展（图 210.1）

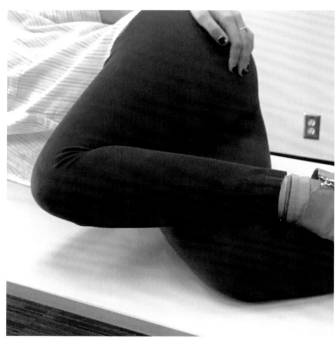

图 210.2　检查者抓住患者患侧膝关节并使之抬高离开检查台几英寸（译者注：文中与图注描写不一致）

（李玉琴　顾芳　译　毛鹏　审校）

第 211 章 梨状肌综合征：屈曲、内收、内旋（FAIR）试验

在进行判断梨状肌综合征的屈曲、内收、内旋（flexion，adduction，internal rotation，FAIR）试验时，患者取患肢在上的侧卧位。然后将患侧髋关节屈曲 90° 并完全内收（图 211.1）。之后将患侧髋关节完全内旋（图 211.2）。如果在操作过程中患者出现臀部疼痛，则该试验阳性。

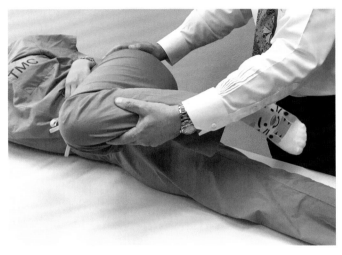

图 211.1 患侧髋关节屈曲 90° 并内收

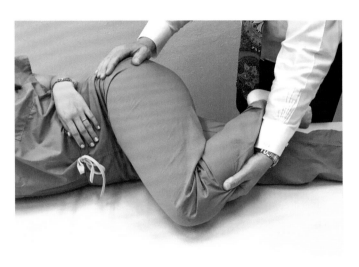

图 211.2 患侧髋关节完全内旋

（李玉琴　顾芳　译　毛鹏　审校）

第 212 章　梨状肌综合征：Beatty 试验

在进行判断梨状肌综合征的 Beatty 试验时，患者取患肢在上的侧卧位。检查者站在患者前面，并将手放于患者膝关节外侧。然后要求患者用力外展患侧腿以对抗检查者给的阻力（图 212.1）。在操作过程中如果诱发出患者疼痛，则该试验阳性。

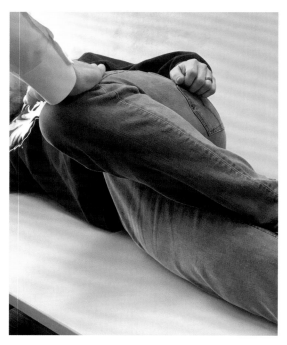

图 212.1　要求患者用力外展患侧腿以对抗阻力

（李玉琴　顾芳　译　毛鹏　审校）

第 213 章　梨状肌综合征的体征

为了发现梨状肌综合征的体征，患者取仰卧位。然后要求患者完全放松下肢。然后询问一些与患者临床主诉无关的问题以分散患者注意力（如：你的出生地，你在哪里上的高中）。提问时，检查者观察患者患侧下肢脚的位置。如果患者罹患梨状肌综合征，会无意识地外旋患侧髋关节（图 213.1）。如果将患者的脚移到中线位置会诱发出疼痛。

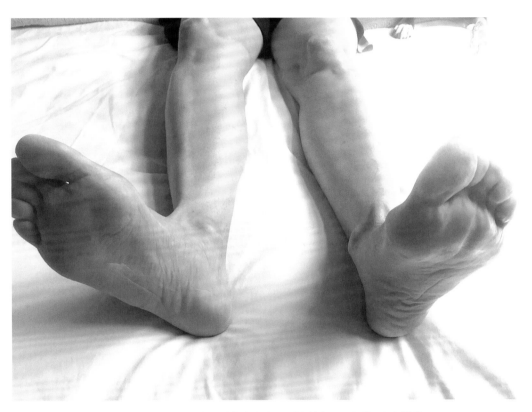

图 213.1　梨状肌综合征的阳性体征。患者下肢外旋

（李玉琴　顾芳　译　毛鹏　审校）

第214章 梨状肌综合征：足跟对侧膝（HCLK）试验

在进行判断梨状肌综合征的足跟对侧膝（heel contralateral knee，HCLK）试验时，患者取仰卧位，并要求患者将疼痛侧的足跟放在对侧膝关节上（图214.1）。这使患侧髋关节处于极度外旋屈曲状态。然后检查者尽可能使患侧下肢伸直放在对侧膝关节上（图214.2）。如果在操作过程中诱发出患者臀部疼痛，则该试验阳性。

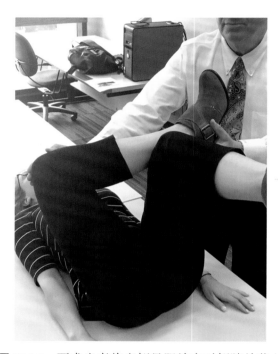

图214.1　要求患者将患侧足跟放在对侧膝关节上

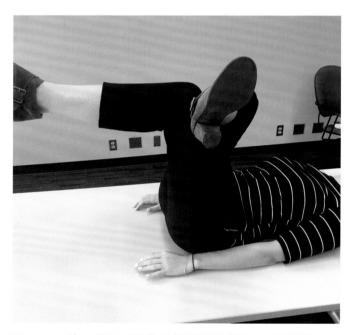

图214.2　检查者尽可能使患侧下肢伸直放在对侧膝关节上

（李玉琴　顾芳　译　毛鹏　审校）

第215章 大转子滑囊炎：抗阻外展释放试验

大转子滑囊炎发生于股骨大转子与臀中肌腱和髂胫束肌腱之间（图215.1）。大转子滑囊可为单一滑囊，在一些患者中也可表现多腔为特征的滑囊群。

大转子滑囊易受急性创伤及反复微损伤的影响。急性创伤常见于股骨大转子撞击造成的直接滑囊损伤，或既往髋关节手术，及包括在柔软或者不平的地面跑步等造成的过度使用。转子滑囊的炎症慢性化，则可能造成滑囊钙化。

大转子滑囊炎的患者常主诉髋部外侧疼痛，可放射至下肢，这种疼痛与坐骨神经痛相似。疼痛区域位于股骨大转子上方。患者不能患侧卧位睡觉，可能在髋关节运动范围内有剧烈的卡顿感，特别是在晨间醒来时。患者可能会上楼越来越困难。转子滑囊炎常合并由髋关节炎、背部肌骶髂关节炎，常有步态紊乱。

体格检查时可发现股骨大转子上方的大腿外侧有压痛点。患侧下肢被动内收、外展，及主动抗阻外展时可诱发出疼痛。大转子滑囊炎患者的抗阻外展释放试验阳性。进行抗阻外展释放试验时，患者取健腿在下的侧卧位。检查者紧握患者大腿外侧，要求患者外展髋关节以对抗检查者给的阻力（图215.2A）。然后，检查者突然不再施加对抗患者主动外展的力量。如果患者患有转子滑囊炎，在操作过程中突然释放的阻力会使大腿外侧的疼痛加剧（图215.2B），即抗阻外展释放试验阳性。

与大转子滑囊炎不同，感觉异常性股痛患者股外侧皮神经分布感觉缺陷，临床医生应了解二者的区别，以免混淆。

髋关节X线平片可以显示关节囊钙化和慢性炎症。若怀疑有髋部或腹股沟隐匿性肿块或肿瘤，则应进行MRI和超声检查。肌电图有助于鉴别大转子滑囊炎与感觉异常性股痛或坐骨神经痛。

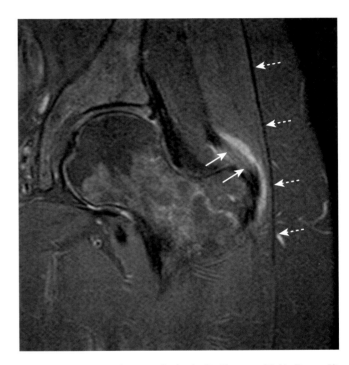

图215.1 1例大转子滑囊炎患者的MRI冠状位T2像。图中可见，位于髂胫束（虚线箭头）和臀小肌腱（实线箭头）之间的高信号液体（From Waldman SD, Campbell, RSD. *Imaging of Pain*. Philadelphia：Saunders/Elsevier；2010：362，Fig. 142.2.）

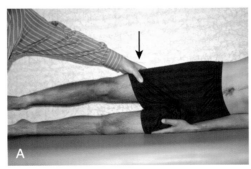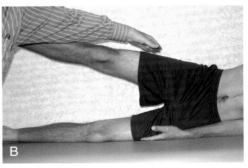

图215.2 （A 和 B）抗阻外展释放试验

（李玉琴　顾芳　译　毛鹏　审校）

321

　　股骨应力性骨折较为常见，常见于腿部疼痛的跑步者、新兵及骨质疏松患者中。由于股骨平片多显示正常，这些骨折初期常被误诊（图 216.1）。支点试验在鉴别股骨应力性骨折方面具有较高的敏感性。行支点试验时，患者取座位，检查者将一侧手臂置于患者患肢下方并抓住对侧大腿（图 216.2）。检查者的手起支点作用。然后，检查者用另一只手抓住患者患侧大腿并下压，以此增加股骨干上的压力（图 216.3）。如果存在应力性骨折，随着下压患者大腿将出现疼痛或疼痛加剧，并且常呈现痛苦表情。为进一步确定骨折部位，可将手臂向近端移动，重复上述试验。

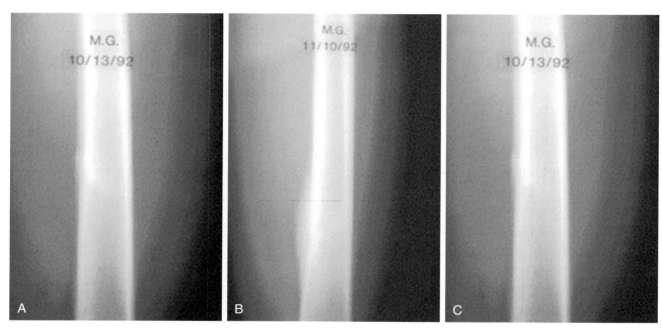

图 216.1　股骨应力性骨折的经典骨折线在早期的 X 线片检查中不明显而常被误诊。（**A**）疑似远端股骨应力性骨折运动员的早期 X 线片。（**B 和 C**）X 线片显示继早期平片检查后股骨远端皮质应力性骨折愈合的进展阶段〔From DeFranco MJ，Recht M，Schils J，Parker RD. Stress fractures of the femur in athletes，*Clin Sports Med.* 2006；25（1）：890-103，Fig. 5.〕

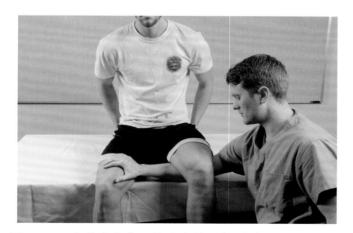

图 216.2　患者取座位，检查者将一侧手臂置于患者患肢下方并抓住对侧大腿

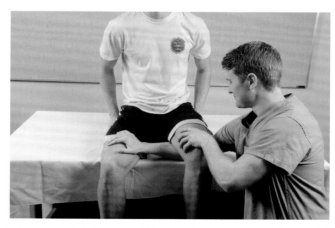

图 216.3　检查者用手抓住患者患侧大腿并下压，以此增加股骨干上的压力

（李玉琴　顾芳　译　毛鹏　审校）

第 217 章　髂胫束挛缩：Ober 试验

　　髂胫束，是大腿深筋膜的延伸。髂胫束痉挛常发生于创伤引起的髂胫束急性炎症之后（图 217.1）。髂胫束挛缩可导致患者髋关节内收困难，并可导致患者上下车极其困难。进行判断髂胫束挛缩的奥伯（Ober）试验时，患者取侧卧位，健侧在下，髋关节和膝关节屈曲以消除腰椎前凸。然后让患肢伸直外展（图217.2A）。检查者之后让患者慢慢被动内收患肢，同时检查者轻轻支撑患肢以对抗重力。如果存在髂胫束挛缩，患肢将不会完全向检查床回落，当检查者移开支撑手，患者会保持部分的外展（图 217.2B）。

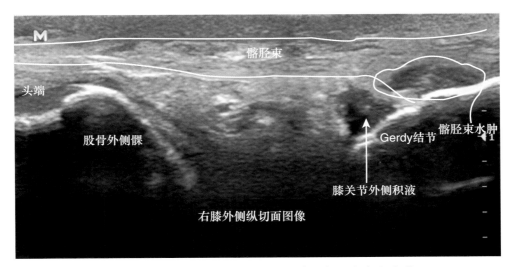

图 217.1　纵向超声图像显示远端髂胫束的炎症和水肿

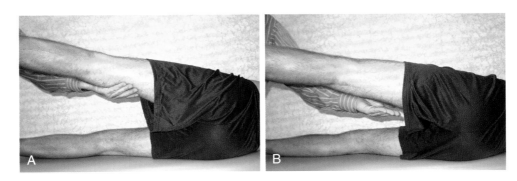

图 217.2　（A 和 B）髂胫束挛缩的奥伯（Ober）试验

（李玉琴　顾芳　译　毛鹏　审校）

第 218 章　弹响髋综合征：弹响征

弹响髋综合征包含一系列临床症状，如：髋关节外侧的弹响及股骨大转子区域突然剧烈的疼痛。弹响和疼痛是由于髂腰肌腱在骨大转子或髂耻隆起上方半脱位的结果。弹响髋综合征的症状常出现于患者由坐姿到站姿或快速行走时。大转子滑囊炎常与弹响髋综合征并存，这会进一步加重患者疼痛和功能障碍。

体格检查时可发现患者由坐姿到站姿或髋关节内收时，可引发出髋关节弹响和疼痛。也可发现大转子滑囊处压痛，该处压痛常表明有滑囊炎。弹响髋综合征患者弹响试验阳性。进行判断弹响髋综合征的弹响试验时，患者取蹲姿，如果患者无法下蹲，则可以坐在直背椅子上。然后，检查者将手放在患者股骨大转子上，让患者快速从蹲姿或坐姿移动到站立位（图 218.1A）。如果检查者能够感觉到弹响感，则弹响髋综合征的弹响试验阳性（图 218.1B）。在一些严重的情况下，检查者可听到咔嚓咔嚓的弹响声。

所有疼痛来源于髋部的患者都应行 X 线平片检查，以排除隐匿性骨病或肿瘤。根据患者的临床表现，可能需要行全血细胞计数、前列腺特异性抗原、红细胞沉降率和抗核抗体等检查。如果怀疑隐匿性肿瘤或股骨头无菌性坏死，则需行 MRI、荧光透视（图 218.2）和患侧髋关节超声检查，以进一步明确诊断。

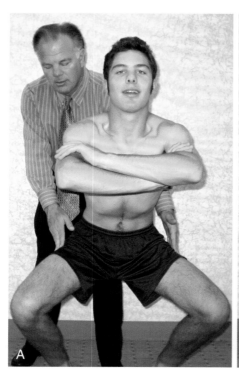
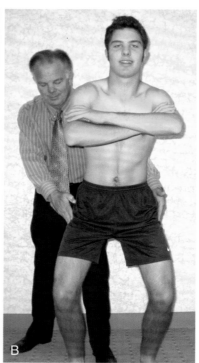

图 218.1 （A 和 B）引发弹响征

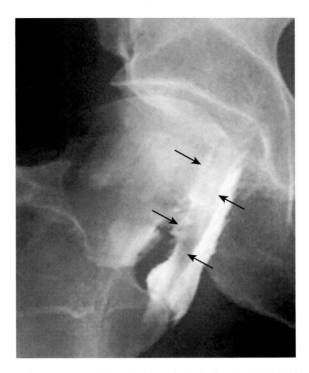

图 218.2　弹响髋综合征。在评估肌腱位置异常之前，将荧光剂注入肌腱鞘以勾勒出肌腱边缘（箭头）〔 From Lazarus ML. Imaging of femoroacetabular impingement and acetabular labral tears of the hip. *Dis Mon*. 2012；58（9）：495-542，Fig. 26. 〕

（李玉琴　顾芳　译　毛鹏　审校）

第 219 章 弹响髋综合征：髋关节 Dislocator 试验

进行判断弹响髋综合征的髋关节 Dislocator 试验时，患者取站立位（图 219.1A）。然后要求患者屈曲患侧膝关节，以使骨盆向外倾斜，髂嵴最高点向上旋转（图 219.1B）。如果患者及检查者能感觉到股骨大转子区域的弹响感或类似于"咯噔"的感觉，则该试验阳性。

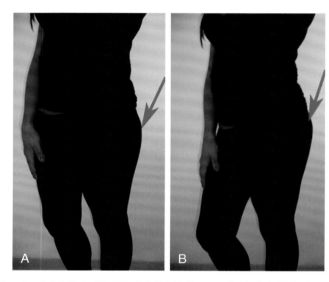

图 219.1 （A）患者取站立位。（B）要求患者屈曲患侧膝关节，以使骨盆向外倾斜，髂嵴最高点向上旋转（箭头）

（李玉琴　顾芳　译　毛鹏　审校）

第 220 章　弹响髋综合征：风扇试验

在进行判断弹响髋综合征的风扇试验（Fan 试验）时，患者取患肢在上的侧卧位，检查者站在患者背侧。然后要求患者以环状旋转的方式活动髋关节（图220.1）。如果患者和检查者能感觉到股骨大转子区域的弹响感或类似于"咯噔"的感觉，则该试验阳性。

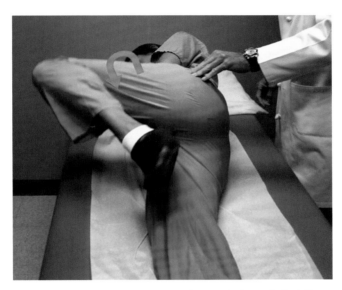

图 220.1　要求患者以环状旋转的方式活动髋关节

（李玉琴　顾芳　译　毛鹏　审校）

第 221 章　外侧弹响髋综合征：外侧弹响髋试验

在进行判断外侧弹响髋综合征的外侧弹响髋试验时，患者取患肢在上的侧卧位，检查者站在患者背侧。然后要求患者完全伸直患肢（图 221.1A）。检查者使患侧髋关节完全屈曲（图 221.1B）。如果患者和检查者可感觉到股骨大转子区域的弹响感或类似于"咯噔"的感觉，则该试验阳性。

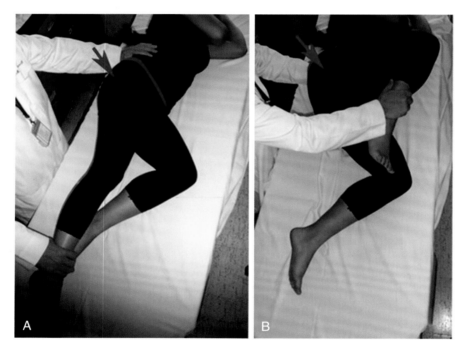

图 221.1 （A）患者取患肢在上的侧卧位，检查者站在患者背侧。然后要求患者完全伸直患肢。（B）检查者使患侧髋关节完全屈曲

（李玉琴　顾芳　译　毛鹏　审校）

第 222 章　内侧弹响髋综合征：内侧弹响髋试验

　　在进行判断内侧弹响髋综合征的内侧弹响髋试验时，患者取仰卧位。检查者站在患者患侧，将一只手放在患侧髋关节上方的腹股沟处。然后，检查者将患者的髋关节屈曲、外展及完全外旋（图 222.1A）。之后检查者将患肢移回中立位，同时触诊的手感觉是否有弹响感或类似于"咯噔"的感觉（图 222.1B）。

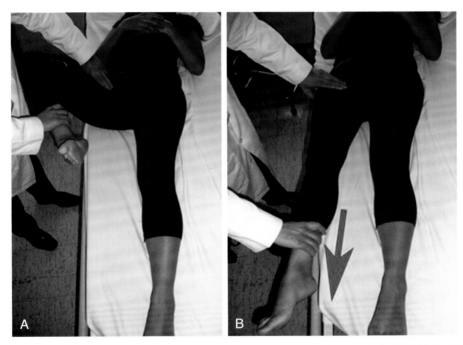

图 222.1　（**A**）检查者将一只手放在患侧髋关节上方的腹股沟处。然后，检查者将患者的髋关节屈曲、外展及完全外旋。（**B**）检查者将患肢移回中立位，同时触诊的手感觉是否有弹响感

（陈桂英　顾芳　译　毛鹏　审校）

第 223 章　内侧弹响髋综合征：主动髂腰肌弹响试验

在进行判断内侧弹响髋综合征的主动髂腰肌弹响试验时，检查者一只手放在髋关节前部，然后让患者主动屈曲、外展、外旋患侧髋关节（图 223.1）。之后检查者让患者完全伸直患侧髋关节，缓慢让下肢下降直到整条腿放在检查床上（图 223.2）。在髋关节伸直到中立位时可明显感觉到弹响声或听到类似于"咯噔"的声音。

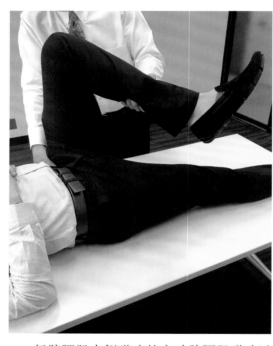

图 223.1　行髂腰肌内侧弹响的主动髂腰肌弹响试验时，检查者一只手放在髋关节前部，然后让患者主动屈曲、外展、外旋患侧髋关节

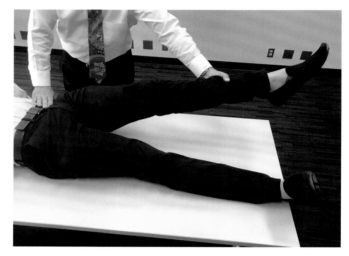

图 223.2　之后检查者让患者完全伸直患侧髋关节，缓慢让下肢下降指导整条腿放在检查床上

（陈桂英　顾芳　译　毛鹏　审校）

第 224 章　膝关节的功能解剖

许多临床医生认为，膝关节是一个做屈伸运动的、相对简单的屈戍关节（滑车关节）。这种认知虽说没什么大问题，但依旧不够准确。从关节面和关节体积的角度来看，膝关节是人体最大的关节，能够进行许多不可思议的复杂运动，其中包括高度协调的屈伸。我们不妨认为，膝关节是一个"被锁定在固定位置上的凸轮装置"。即便最简单的膝关节运动也是由于股骨在胫骨上进行滚动翻转和滑动等一系列优雅而协调的动作而产生。由于其运动的复杂性，膝关节的解剖结构极易在患关节炎或遭受其他诸如软骨、韧带的损伤等情况下发生细微改变，从而导致功能异常。

尽管临床医生和外行常常将膝关节看作是一个单一的关节，但为理解关节的功能解剖学，我们不妨将膝关节看作两个独立但相互联系的关节：股-胫关节和股-髌关节（图 224.1）。这两个关节共处一个关节腔，其中一个关节的功能障碍也容易影响另一个关节的功能。

股-胫关节是由股骨和胫骨间的骨连结组成。两骨之间夹有两片纤维软骨，称为内、外侧半月板（图 224.2）。其有助于将施加在股骨上的力通过关节传递到胫骨。半月板具有可塑性，即其拥有复杂的形变范围，可以通过改变其形状来应对施加在关节上的可变力。内侧和外侧半月板血管分布缺乏，大部分营养由关节囊内的滑液供给，这意味着，当这些重要结构受到创伤时，愈合的潜力很小。

股-髌关节的主要功能是利用髌骨，即嵌在股四头肌腱中的一块大型籽骨，以改善股四头肌的力学优势。髌骨内外侧关节面与股骨关节沟相连接（图 224.3）。在膝关节伸展时，只有髌骨上极与股骨关节面接触；当膝关节屈曲时，髌骨被向上拉入股骨滑车沟。

膝关节的稳定性主要由韧带和周围的肌肉来维持，骨性因素的作用很小。膝关节的主要韧带是前交叉韧带和后交叉韧带，它们是膝关节保持前后稳定的主要原因；以及内侧和外侧副韧带，它们提供了大部分外翻和内翻稳定性（图 224.4）。这些韧带也有助于防止胫骨向任一方向过度旋转。而一些次级韧带进一步稳固了这个原本仍不算稳定的关节。

膝关节的主要伸肌是股四头肌，其通过股四头肌腱附着在髌骨上。股内肌和股外肌的纤维腱膨大嵌入髌骨两侧，是拉伤、扭伤的易发部位。腘绳肌是髋关节的主要屈肌，另有腓肠肌、缝匠肌和股薄肌协助。屈膝时，膝关节旋内通过内侧腘绳肌实现，旋外由股二头肌控制。

膝关节处有多种滑囊，便于运动。滑囊由滑液囊组成，其目的是使肌肉和肌腱在做重复运动的区域容易、少摩擦地相互滑动（图 224.5）。关节囊内衬有滑膜，滑膜上分布有分泌滑液的血管网。滑囊的炎症导致滑液分泌增加、滑液囊膨胀。过度使用或错误使用可能会导致滑囊的炎症、增大，少数情况下甚至会感染。由于膝关节共用同一关节腔，所以一个滑囊的炎症可能会导致整个膝关节的严重功能障碍、疼痛。

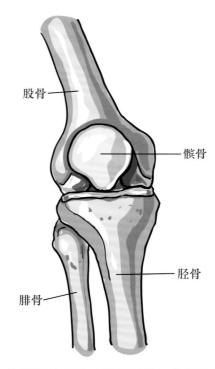

股骨

髌骨

胫骨

腓骨

图 224.1　为理解关节的功能解剖学，我们不妨将膝关节看作两个独立但相互联系的关节：股-胫关节和股-髌关节

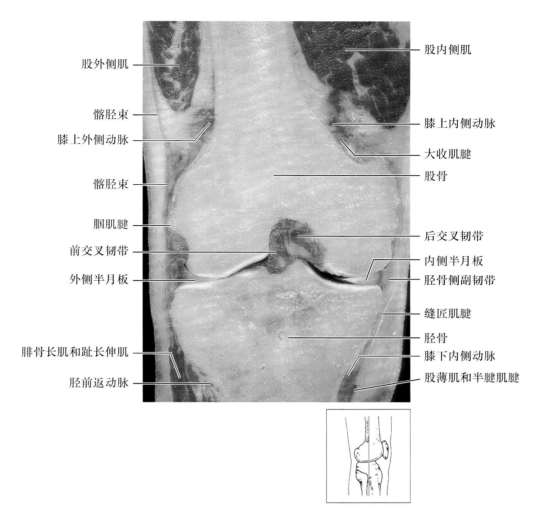

股外侧肌

髂胫束

膝上外侧动脉

髂胫束

腘肌腱

前交叉韧带

外侧半月板

腓骨长肌和趾长伸肌

胫前返动脉

股内侧肌

膝上内侧动脉

大收肌腱

股骨

后交叉韧带

内侧半月板

胫骨侧副韧带

缝匠肌腱

胫骨

膝下内侧动脉

股薄肌和半腱肌腱

图 224.2　膝关节冠状位视图（From Kang HS，Ahn JM，Resnick D. *MRI of the Extremities.* Philadelphia：Saunders；2002：301.）

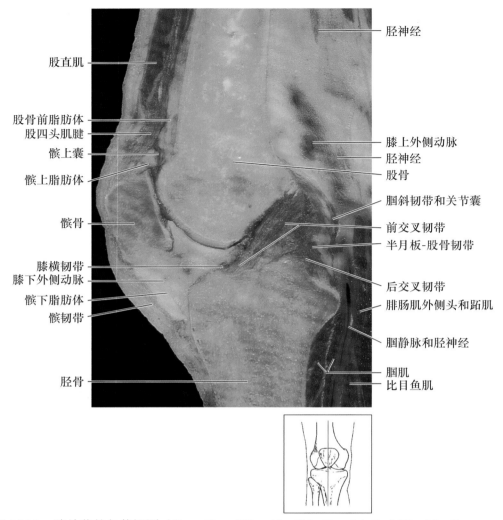

图 224.3 膝关节的矢状视图（From Kang HS，Ahn JM，Resnick D. *MRI of the Extremities*. Philadelphia：Saunders；2002：341.）

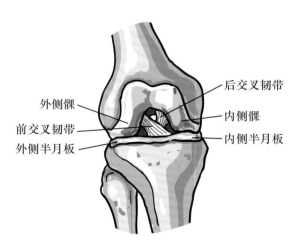

图 224.4 膝关节的主要韧带

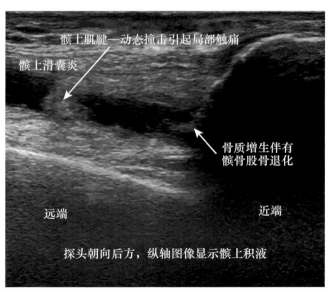

图 224.5 纵向超声图像显示髌上滑囊炎。注意髌上肌腱的位置

（陈桂英 李玉琴 译 苗羽 审校）

第 225 章　膝关节视诊

视诊可以为临床医生提供膝关节上覆软组织缺乏导致的膝关节疼痛及功能障碍的重要线索。视诊膝关节的第一步是观察患者的站立及行走情况。应注意膝关节负重时外翻或内翻的程度，另外若有任何其他明显的骨性畸形也应注意（图 225.1）。临床医生应该观察股四头肌是否萎缩，若确定萎缩，则可在膝关节完全伸展的情况下，于髌骨上缘 12 cm 处仔细测量，量化股四头肌萎缩程度。髌骨上、下或旁侧的摩擦，可能意味着感染、肿胀或炎症存在（包括滑囊炎和肌腱炎），故也应注意。之后检查后膝腘窝处是否存在肿块，若有，则可能为贝克（Baker）囊肿（图 225.2）。

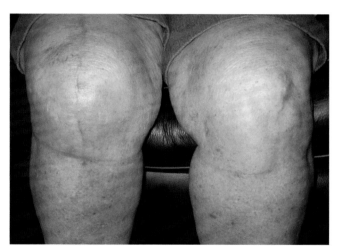

图 225.1　膝关节视诊

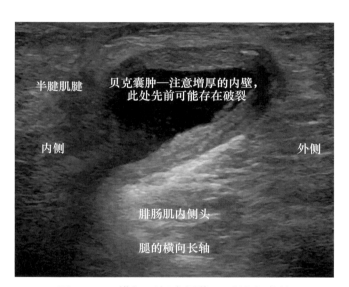

图 225.2　横切面超声图像显示贝克囊肿

（陈桂英　李玉琴　译　苗羽　审校）

第 226 章　膝关节触诊

仔细的膝关节触诊通常会为检查者提供了解患者膝关节疼痛和功能障碍原因的珍贵线索。检查者触诊双膝温度，因为局部温度的升高可能表明有炎症或感染。髌上、髌前或髌下区域若出现肿胀，则表明以上区域可能存在滑囊炎。全身关节积液可通过膨胀试验确定（参见第 231 章）。

之后触诊膝关节的骨性部分，包括内外侧股骨髁、髌骨和胫骨结节；触诊髌骨肌腱以确定是否有髌骨肌腱炎或跳跃膝（图 226.1）；触诊腘窝确认是否有肿块或贝克囊肿；通过对患者的膝关节进行屈伸、内外旋以确定是否有骨擦音或活动范围受限与否。

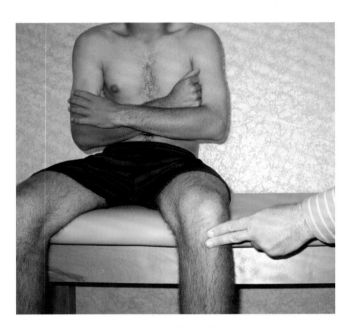

图 226.1　膝关节触诊

（陈桂英　李玉琴　译　苗羽　审校）

第 227 章　膝关节屈曲

检查者安排患者俯卧位于检查台上。检查膝关节后部是否有肿块或肿胀。然后要求患者主动屈膝，并使其尽可能弯曲（图 227.1）。将其屈曲度与另一条腿的屈曲度进行比较。正常膝关节的屈曲程度受大腿、小腿和臀部软组织的限制。

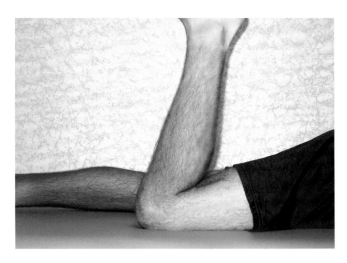

图 227.1　膝关节屈曲

（陈桂英　李玉琴　译　苗羽　审校）

第 228 章　膝关节伸展

检查者安排患者坐在检查台的边缘，然后检查患者膝关节前部是否有肿块或肿胀。要求患者主动将膝关节伸展至能伸展的最大范围（图 228.1），然后将其伸展程度与另一条腿的伸展程度进行比较。患者应能将膝盖伸至 0 度屈曲。

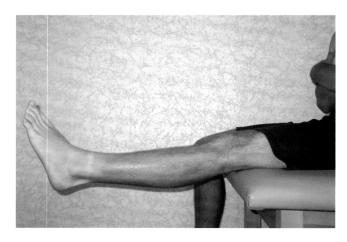

图 228.1　膝关节伸展

（陈桂英　李玉琴　译　苗羽　审校）

第 229 章　膝关节旋转

检查者安排患者坐在检查台边缘，检查膝关节前部是否有肿块或肿胀。要求患者主动尽可能内旋膝关节（图 229.1）。将内旋度与对侧腿的内旋度进行比较。

之后患者向外旋转膝关节，重复以上过程。旋转时的疼痛可能意味着膝关节内侧或副韧带拉伤或扭伤、内侧半月板撕裂或存在滑囊炎（图 229.2）。

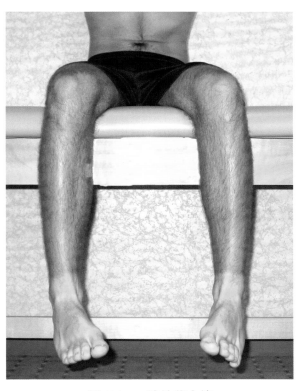

图 229.1　膝关节内旋

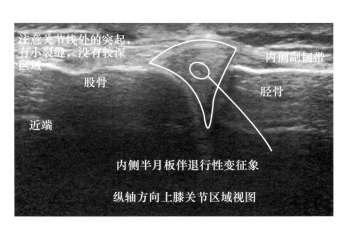

图 229.2　膝关节纵向超声图像显示内侧半月板退行性改变。注意半月板的膨起和内侧副韧带（MCL）的移位

（陈桂英　李玉琴　译　苗羽　审校）

第 230 章　膝关节疼痛概述

膝关节首诊体格检查指导临床医生缩小其鉴别诊断范围，并帮助临床医生确定哪些专业的体检操作、实验室检查和影像学检查会有助于确定患者膝关节疼痛及功能障碍的原因。对于临床医生而言，为了利用好从膝关节体格检查中收集到的初始信息，对膝关节疼痛及功能障碍的常见原因进行分组是非常有用的。虽然由于膝关节病理经常重叠并受多种因素影响，故膝关节疼痛和功能障碍的分类不是绝对的，但表 230.1 有助于提高临床医生在面对患者诉膝关节疼痛、功能障碍时的诊断准确性，并有助于临床医生避免忽视一些不常见的诊断。

表 230.1 并不全面，但着实有助于临床医生总结以膝关节疼痛和功能障碍为表现的潜在病理来源。我们应该注意的是几个最常导致误诊的、易被忽视的导致膝关节疼痛及功能异常的原因，如全身性疾病、交感神经介导疼痛以及身体其他部位的疼痛。了解这些潜在"陷阱"有助于临床医生在鉴别诊断中能够清醒考虑到这些有时被忽视的导致膝关节疼痛及功能障碍的原因。

表 230.1　导致膝关节痛的常见原因

局部骨或关节腔病变	关节周围病变	全身性疾病	交感神经介导的疼痛	身体其他部位相关性疼痛
骨折	滑囊炎	类风湿性关节炎	灼痛	腰丛病变
原发性骨肿瘤	肌腱炎	胶原血管病	反射性交感营养不良	腰椎神经根病
原发性滑膜组织肿瘤	粘连性关节囊炎	Reiter 综合征		腰椎病
关节不稳定	关节不稳定	痛风		纤维肌痛
局限性关节炎	肌肉拉伤	其他晶体关节病		肌筋膜疼痛综合征
骨赘形成	肌肉扭伤	Charcot 神经病性关节炎		腹股沟疝
关节间隙感染	关节周围感染未累及关节空间			卡压性神经痛
关节血肿				盆腔内肿瘤
绒毛结节性滑膜炎				腹膜后肿瘤
Osgood-Schlatter 病				
髌骨慢性脱位				
髌-股关节疼痛综合征				
高位髌骨				

（陈桂英　李玉琴　译　苗羽　审校）

第 231 章　膝关节少量关节积液：膨胀征

膨胀征对于提示膝关节积液非常有帮助。为了诱发这一体征，嘱患者仰卧位于检查床上，使患侧膝关节充分伸展并放松。检查者一手沿髌骨内侧缘向上移动轻轻将积液挤压至髌骨上方（图 231.1），随后另一手将髌骨上方的积液沿着髌骨外侧缘向下挤压。若此时关节积液在髌骨内侧缘形成肿块，则具有临床意义。

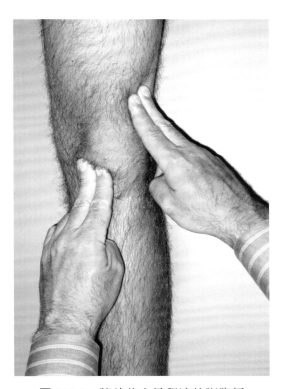

图 231.1　膝关节少量积液的膨胀征

（陈桂英　李玉琴　译　苗羽　审校）

浮髌试验是一项检查膝关节积液比较有效的方法。该检查具体操作方法如下：嘱患者仰卧位于检查床，膝关节充分伸直放松，检查者一手虎口卡于患膝髌骨上极，并加压压迫髌上囊，使关节液集中于髌骨低面，这样可以使髌骨在股骨髁间浮起来（图 232.1A，图 232.2A 和图 232.3）。随后检查者另一手示指和中指垂直按压髌骨并迅速抬起（图 232.1B 和图 232.2B），按压时髌骨与关节面有碰触感，松手时髌骨浮起，即为浮髌试验阳性（视频 232.1）。

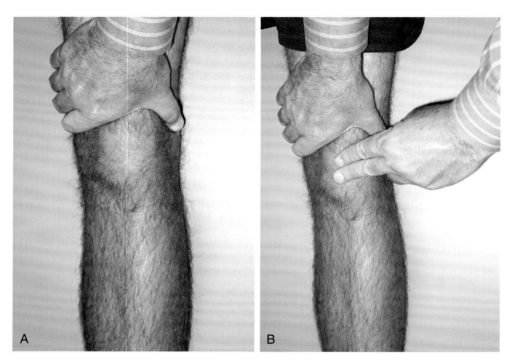

图 232.1 （A 和 B）浮髌试验用于检查大量关节积液

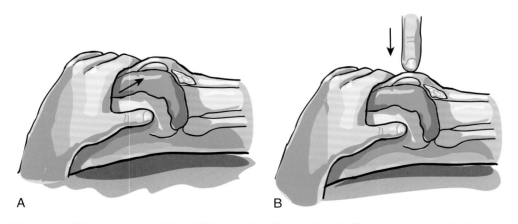

图 232.2 叩击试验。（A）检查者将髌上囊内的积液挤入关节内。（B）检查者触动髌骨

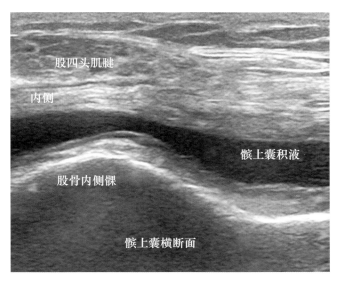

图 232.3　大量髌上囊积液的横断面超声

（陈桂英　李玉琴　译　苗羽　审校）

临床医生在判断膝内侧副韧带的完整性时，可以采用膝外翻应力试验（图 233.1）。具体操作方法如下：嘱患者仰卧位于检查床上，同时膝关节屈曲 35°，患膝肢体放松即可。检查者一手放于膝关节上方以固定大腿，另一只手将患侧小腿向远离人体中线的方向水平用力，同时观察患者内侧膝关节间隙是否扩大以及是否诱发疼痛（图 233.2）。在对侧下肢重复上述手法以用于对比。

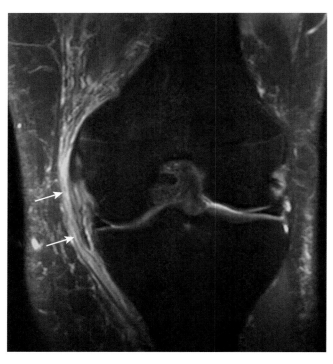

图 233.1　该图为一位内侧副韧带急性 2 度撕裂患者的冠状位 T2 脂肪抑制 MRI，图中韧带纤维组织已经很难辨认出来，韧带周围的软组织水肿明显（From Waldman SD, Campbell RSD. *Imaging of Pain*. Philadelphia：Saunders；Elsevier；2010：382，Fig. 149.3. ）

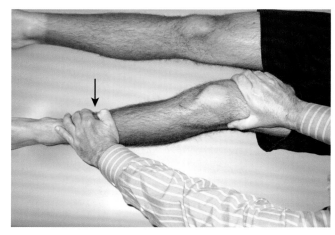

图 233.2　膝关节外翻应力试验用于检查内侧副韧带的完整性。沿着图中箭头方向用力

（陈桂英　李玉琴　译　苗羽　审校）

第234章 内侧膝关节不稳定：Swain 旋转稳定性试验

判断膝关节内侧不稳定时，可以采用 Swain 旋转稳定性试验，具体操作方法如下：嘱患者坐位于检查台一侧，检查者坐在患者前面，一只手抓住患膝侧大腿来稳定膝盖（图234.1），然后另一只手抓住患膝侧的脚踝，然后完全外旋胫骨（图234.2）。如果上述操作引起患者膝关节内侧疼痛，则该试验为阳性。

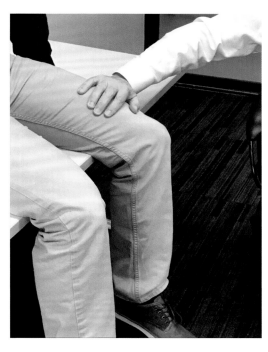

图234.1 检查者坐在患者前面，一只手抓住患膝侧大腿来稳定膝盖

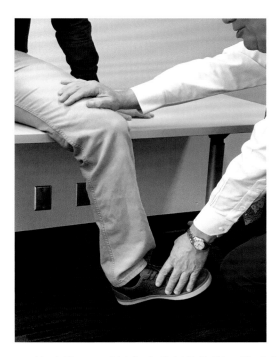

图234.2 然后另一只手抓住患膝侧的脚踝，然后完全外旋胫骨

（陈桂英 李玉琴 译 苗羽 审校）

第 235 章　外侧副韧带完整性：内翻应力试验

　　临床医生在判断膝外侧副韧带完整性时，可以采用膝内翻应力试验这一较为有效的方法检查（图 235.1）。具体操作方法如下：嘱患者仰卧位于检查床上，膝关节屈曲 35°，整个患侧肢体放松。检查者一只手放于膝关节上方以固定大腿，另一只手使小腿向人体中线方向用力，同时观察外侧膝关节间隙以及是否诱发疼痛（图 235.2）。健侧下肢重复上述操作，以便于观察对比。

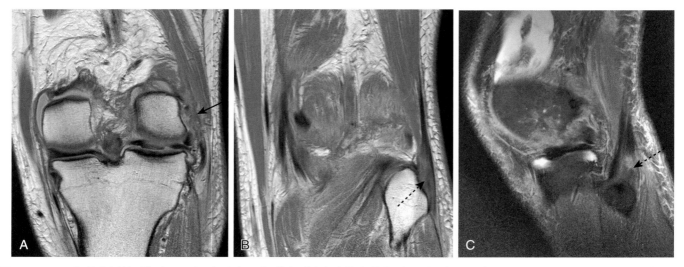

图 235.1　一位外侧副韧带（LCL）及后交叉韧带损伤同时伴有外侧半月板撕裂患者的 MRI。（**A**）由于韧带的完全损伤（箭头处），在膝关节冠状位蛋白质密度（PD）核磁成像上，外侧副韧带附近未见明显的组织显影。由于相连韧带的完全撕裂（箭头处），在冠状位 PD 核磁成像（**B**）以及 T2 加权抑脂 MRI 成像上（**C**），可见相连的肌腱信号明显增强。同时要注意包绕的软组织水肿以及关节积液（From Waldman SD，Campbell RSD. *Imaging of Pain*. Philadelphia：Elsevier；2010：386，Fig. 150.2. ）

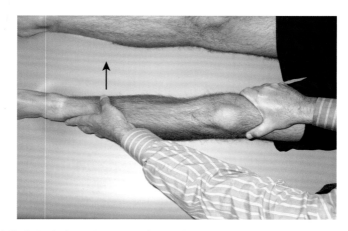

图 235.2　膝关节内翻应力试验，用于检查外侧副韧带的完整性。沿着图中箭头方向用力

（陈桂英　李玉琴　译　苗羽　审校）

第 236 章　前交叉韧带完整性：前抽屉试验

　　前抽屉试验可以有效地帮助临床医生评估前交叉韧带的完整性。具体操作方法如下：嘱患者仰卧位于检查床上，颈部垫枕以放松腿后肌群。然后将患者髋关节屈曲45°，同时趾尖向前，足底紧贴检查床。检查者双手拇指放于胫骨结节上抓住小腿，使其稳定，确认腘绳肌腱处于放松状态后，向检查者方向沿垂直小腿的一方用力牵拉（始终保持脚部固定）（图236.1）。如果小腿前移超过 5 mm，则称前抽屉试验阳性。

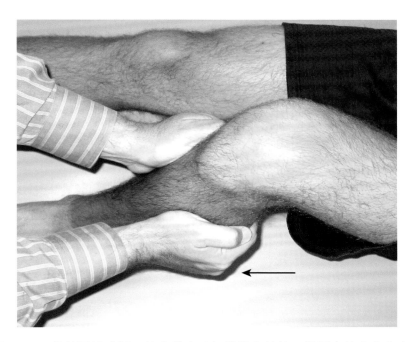

图 236.1　前抽屉试验用于检查前交叉韧带的完整性。沿图中箭头方向牵拉

（陈桂英　李玉琴　译　苗羽　审校）

第 237 章 前交叉韧带不稳定：屈曲－旋转位前抽屉试验

就用于检查前交叉韧带完整性的两种方法来说，一些研究者认为屈曲－旋转位前抽屉试验的准确性要明显优于传统的前抽屉试验。具体操作手法如下：检查者抬起患者患侧小腿，注意避免过度伸展膝关节（图237.1）。如果前交叉韧带不稳定，这个体位可以使股骨在胫骨前外侧半脱位时后移和外旋。然后，检查者轻轻在患侧小腿处用力，使膝关节内翻，此时膝关节会被动屈曲以减小膝关节间隙（图237.2）。当轻微用力即可使膝关节间隙减小时，即称屈曲－旋转位前抽屉试验阳性，此时膝关节 MRI 也可以看到相应的结构变化。

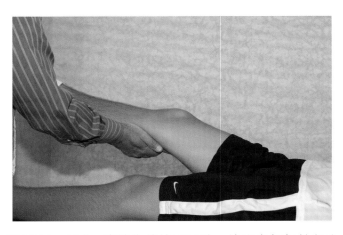

图 237.1 屈曲－旋转位前抽屉试验：检查者轻轻抬起患肢，注意不要过度伸展膝关节

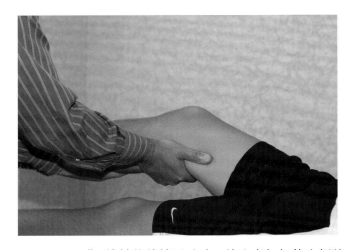

图 237.2 屈曲－旋转位前抽屉试验：检查者轻轻使患侧膝关节内翻，若出现膝关节被动屈曲使关节间隙变小，则该试验阳性

（陈桂英　李玉琴　译　苗羽　审校）

第 238 章　前交叉韧带完整性：Lachman 试验

Lachman 试验亦有助于临床医生评估前交叉韧带的完整性。具体操作方法如下：嘱患者仰卧位于检查床上，同时颈部垫枕以放松腿后肌群。检查者用一只手稳定患者股骨，使患者髋关节被动屈曲 30°。另一只手固定患侧胫骨，从胫骨后内侧对胫骨向前施加力量（图 238.1）。如果患侧下肢前移超过 5 mm，则 Lachman 试验阳性。

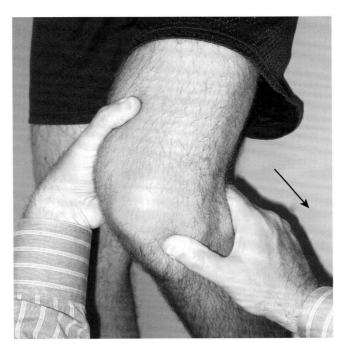

图 238.1　Lachman 试验用于检查前交叉韧带的完整性。沿图中箭头方向施加推力

（陈桂英　李玉琴　译　苗羽　审校）

后抽屉试验有助于临床医生评估后交叉韧带的损伤程度及完整性（图 239.1）。具体操作方法如下：检查者安排患者仰卧位于检查床上，同时颈部垫枕以放松腿后肌群。检查者使患者髋关节被动屈曲 45°，双手抓住患者患侧膝关节下方，并向后轻推小腿。整个过程中患侧足底始终紧贴于检查床上（图 239.2）。如果小腿后移距离超过 5 mm，则称后抽屉试验阳性。

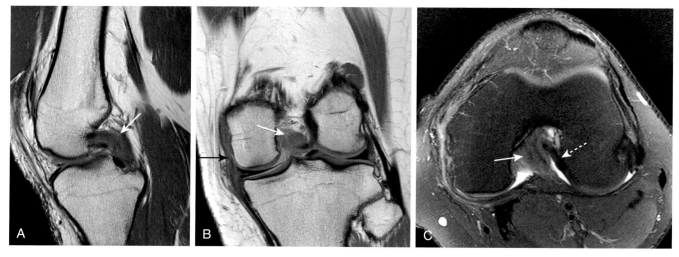

图 239.1　（A）亚急性后交叉韧带（PCL）撕裂的患者可以在其矢状位蛋白质密度（PD）MRI 上观察到，韧带组织（箭头）呈现分散的高信号影。（B）在冠状位 PD 核磁成像上，亦可以看到异常的后交叉韧带（白色箭头），同时，与其相连的内侧副韧带（黑色箭头）存在 2 度撕裂。（C）在横断面 T2 加权脂肪抑制 MRI 成像上（FST2W）可以看到，与正常的呈低信号的前交叉韧带（间断箭头）相比，髁间窝内后交叉韧带呈增高的高信号影（箭头）（From Waldman SD, Campbell RSD. *Imaging of Pain*. Philadelphia：Saunders/Elsevier；2010：380，Fig. 148.2.）

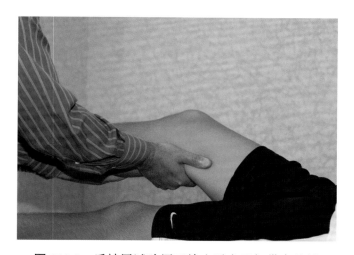

图 239.2　后抽屉试验用于检查后交叉韧带完整性

（陈桂英　曹新宇　译　苗羽　审校）

第 240 章　后交叉韧带不稳定：Hughston 外旋反屈试验

Hughston 外旋反屈试验可以用于检查后交叉韧带的稳定性。操作时，嘱患者仰卧位于检查床上。检查者详细检查静止位与胫骨相连的部位。随后，检查者抓住患者的两个踇趾，将患者下肢抬离检查床（图 240.1），同时观察两侧膝关节反屈的程度以及胫骨是否外旋。

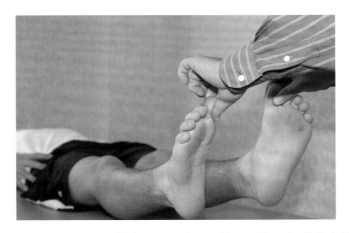

图 240.1　Hughston 外旋反屈试验用于检查后交叉韧带稳定性

（陈桂英　曹新宇　译　苗羽　审校）

第 241 章　后交叉韧带完整性：股四头肌运动试验

股四头肌运动试验用于检查后交叉韧带的完整性。具体操作方法为：嘱患者仰卧位于检查床上，检查者一只手扶患者大腿，保持膝关节放松，另一只手辅助患者屈膝 90°（图 241.1）。然后指导患者在膝关节维持屈曲状态下，通过股四头肌收缩使患侧胫骨移动。如果患者后交叉韧带断裂，则胫骨会下坠呈半脱位状态，同时，髌韧带会从正常稍偏后的位置前移。

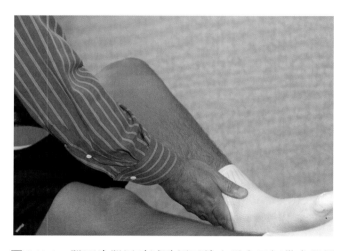

图 241.1　股四头肌运动试验用于检查后交叉韧带完整性

（曹新宇　李问　译　苗羽　审校）

352

第 242 章　膝关节前外侧旋转不稳定：轴移试验

　　轴移试验有助于临床医生判断前交叉韧带的完整性。其具体操作方法如下：患者仰卧于检查床上，检查者将患者患侧的足踝部固定在检查者腋窝下，使患者膝关节屈曲 20°，胫骨内旋。此时，检查者向外牵拉患侧小腿（图 242.1）。当前交叉韧带部分损伤导致胫骨前方半脱位时，轴移试验可以出现阳性表现。检查者可进一步使膝关节屈曲至 40° 来降低胫骨半脱位的程度，此时髂胫束通过收缩将位于前方的胫骨牵拉回原位。

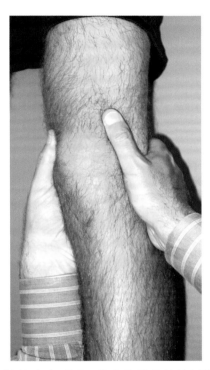

图 242.1　轴移试验可用于检查膝关节前外侧旋转稳定性

（曹新宇　李问　译　苗羽　审校）

第 243 章　膝关节后外侧不稳定：Jakob 反向轴移试验

Jakob 反向轴移试验可以用来有效地证明膝关节后外侧不稳。具体检查手法如下：检查者将患者患侧下肢处于完全伸直和中立位（图 243.1）。随后迅速屈曲患侧下肢，外旋足并保持膝关节外翻（图 243.2）。若患者存在后交叉韧带、弓形复合体以及外侧副韧带断裂时，当屈曲 10° 左右时，检查者会发现外侧胫骨平台从后侧半脱位及外旋位突然复位。

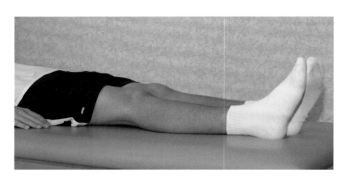

图 243.1　Jakob 反向轴移试验：检查者将患者患侧下肢处于完全伸直和中立位

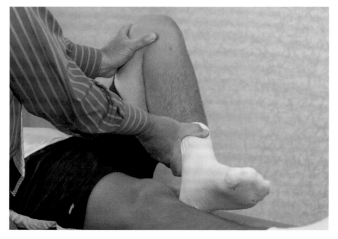

图 243.2　Jakob 反向轴移试验：检查者迅速屈曲患侧下肢，足外旋并保持膝关节外翻

（曹新宇　李问　译　苗羽　审校）

第 244 章　后外侧角损伤：胫骨外旋试验

胫骨外旋试验的检查手法：嘱患者俯卧位，双足置于中立位，同时屈膝 30°（图 244.1）。检查者握住患者足部，屈曲膝关节至 90°，观察双足外旋角度。当出现外旋角度减小，则说明后外侧角出现了损伤（图 244.2）。

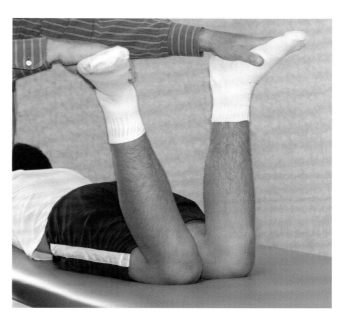

图 244.2　胫骨外旋试验用于判断后外侧角是否损伤：检查者握住患者足部，屈曲膝关节至 90°，观察双足外旋角度。当出现外旋角度减小，则说明后外侧角出现了损伤

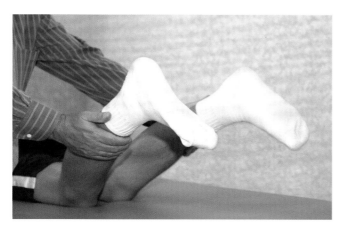

图 244.1　胫骨外旋试验用于判断后外侧角是否损伤：患者俯卧位，双足置于中立位，屈膝 30°

（曹新宇　李问　译　苗羽　审校）

第 245 章　髌股疼痛综合征：Perkins 试验

患者膝关节前部疼痛是否来源于髌股关节，Perkins 试验可以为临床医师提供诊断依据。进行 Perkins 试验以诊断髌股疼痛综合征时，患者在仰卧位下，膝关节轻度屈曲，膝关节放松，检查者向外侧和内侧移动髌骨（图 245.1）。如果移动髌骨过程中产生疼痛，则认为 Perkins 试验呈阳性。

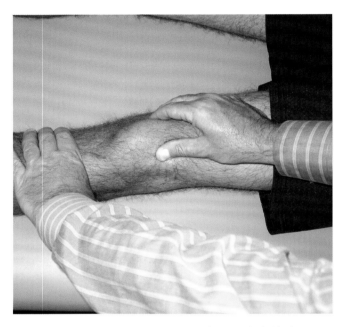

图 245.1　Perkins 试验用于诊断髌股疼痛综合征

（曹新宇　李问　译　苗羽　审校）

第 246 章　髌股疼痛综合征：髌骨研磨试验

髌骨研磨试验有助于判定髌股关节的病理变化。具体操作手法如下：患者呈仰卧位，检查者在髌骨上轻轻施加一定压力，并将髌骨分别向内侧、外侧、上方及下方移动（图 246.1）。在移动髌骨过程中，患者出现任何疼痛主诉或恐惧感时，则高度怀疑其髌股关节存在病理改变，同时在膝关节 X 线片、超声及 MRI 上可看到相应的变化（图 246.2）。

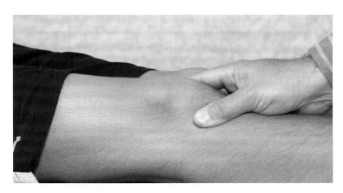

图 246.1　髌骨研磨试验用于检查髌股疼痛综合征

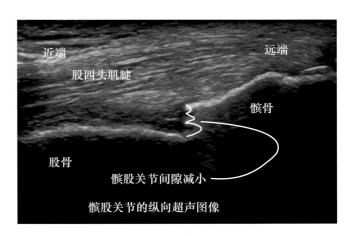

图 246.2　髌股关节的纵向超声图像

（曹新宇　李问　译　苗羽　审校）

第 247 章　髌骨外侧半脱位：Fairbanks 恐惧试验

对于患者膝前痛是否由外侧髌骨半脱位引起，Fairbanks 恐惧试验可以为临床医师提供有用的信息。进行 Fairbanks 恐惧试验诊断外侧髌骨半脱位时，患者仰卧于检查床上，屈膝 30° 并充分放松膝关节。检查者在患者髌骨内侧缘施加一个持续向外的压力（图 247.1）。若外力引起患者恐惧不安和疼痛的症状时，则认为该试验阳性，患者存在外侧髌骨半脱位。

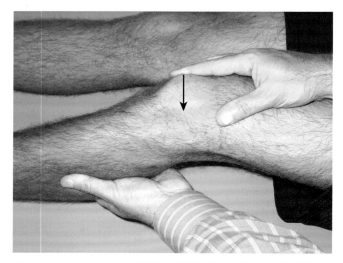

图 247.1　Fairbanks 恐惧试验用于检查髌骨外侧半脱位

（曹新宇　李问　译　苗羽　审校）

第 248 章　外侧支持带功能障碍：髌骨倾斜试验

当我们怀疑外侧支持带过度紧张导致髌股疼痛综合征时，可以通过髌骨倾斜试验来证实。具体操作手法如下：患者呈仰卧位，检查者拇指放于髌骨外侧缘，其余四指放于髌骨内侧缘（图 248.1）。然后将髌骨外缘轻轻抬高（图 248.2）。若髌骨外侧不能抬高，则为阳性，提示膝关节外侧支持带过度紧张，进而导致患者膝前疼痛。

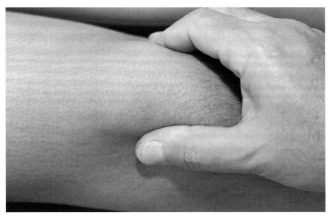

图 248.1　髌骨倾斜试验：检查者拇指放于髌骨外侧缘，其余四指放于髌骨内侧缘

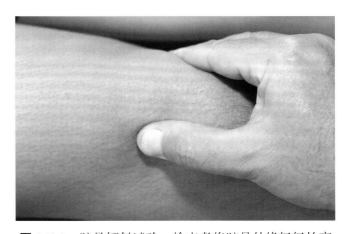

图 248.2　髌骨倾斜试验：检查者将髌骨外缘轻轻抬高

（曹新宇　李问　译　苗羽　审校）

第 249 章　半月板撕裂：McMurray 试验

McMurray 试验有助于临床医生判断患者膝部疼痛是否是由于内侧或外侧半月板撕裂引起。具体操作手法如下：嘱患者仰卧位于检查床上，膝关节完全屈曲并充分放松。检查者一只手放于膝关节的同时手指置于关节间隙，另一只手握住踝关节，内旋、外旋小腿的同时伸展膝关节（图 249.1）。当出现疼痛和弹响时为阳性，考虑患者存在半月板撕裂。

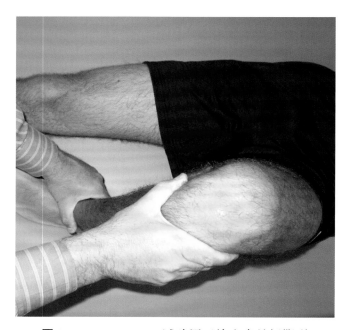

图 249.1　McMurray 试验用于检查半月板撕裂

（曹新宇　李问　译　苗羽　审校）

第 250 章　半月板撕裂：Apley 研磨试验

当临床医生怀疑患者膝关节疼痛可能是由于内侧或外侧半月板撕裂引起时，也可以采用 Apley 研磨试验来检查。具体操作手法如下：嘱患者俯卧位于检查床上，屈膝 90° 并完全放松下肢。检查者一手放于患侧膝关节后方固定大腿，另一手握住患足，纵轴向下加压并内旋、外旋小腿（图 250.1）。若出现膝关节疼痛、弹响或交锁时，则为阳性。

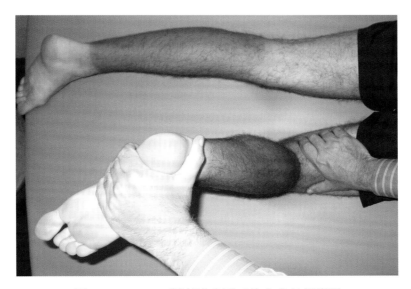

图 250.1　Apley 研磨试验用于检查半月板撕裂

（曹新宇　李问　译　苗羽　审校）

第 251 章 半月板撕裂：下蹲试验

当患者 McMurray 试验或 Apley 研磨试验阳性时，我们可以进一步行下蹲试验检查，以确诊患者是否真的存在半月板撕裂（图 251.1 和图 251.2；参见第 249 章和第 250 章）。进行下蹲试验时，患者需要做两次连续而完整的深蹲。第一次双脚及双腿充分外旋（图 251.3），第二次双足及双腿充分内旋（图 251.4）。疼痛部位通常提示该部位极有可能是半月板撕裂的位置。如内侧疼痛可能存在内侧半月板撕裂，外侧疼痛可能存在外侧半月板撕裂。此外，当患者内旋腿和双足时，若疼痛逐渐增强，则可能存在外侧半月板撕裂；若患者外旋腿和双足时逐渐出现疼痛，则可能存在内侧半月板撕裂。

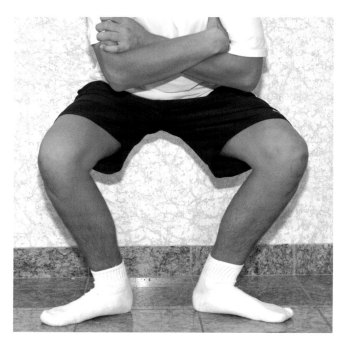

图 251.3 下蹲试验可以用于检查半月板撕裂，首先要求患者外旋双足及双腿，同时做深蹲动作

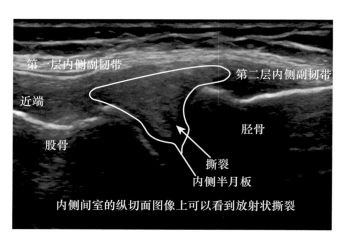

图 251.1 该图为膝关节内侧间室的纵切面超声图像，提示存在内侧半月板的放射状撕裂

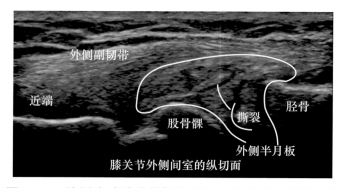

图 251.2 该图为膝关节外侧间室的纵切面超声图像，提示外侧半月板撕裂

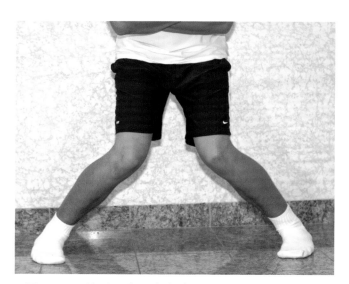

图 251.4 然后要求患者内旋双足及双腿，同时深蹲

（曹新宇 李问 译 苗羽 审校）

第 252 章 半月板撕裂：Thessaly 试验

Thessaly 试验可以用于检查半月板是否存在撕裂，前提是当患者异常负重时，可以诱发出当前膝关节疼痛、交锁和弹响等症状。具体操作手法如下：患者双脚站立于平地，检查者抓住患者双手以维持其平衡（图 252.1）。首先，患者抬起患侧小腿并屈膝 90°

（图 252.2），保持健侧单腿站立。让患者站立腿保持屈膝 5°，内外旋身体及膝关节 3 次（图 252.3）。站立腿屈膝 20° 后重复上述动作（图 252.4）。然后患侧单腿站立，重复上述全部动作。如果患者出现患侧膝关节疼痛、交锁和弹响，甚至程度加重时，则称 Thessaly 试验阳性。

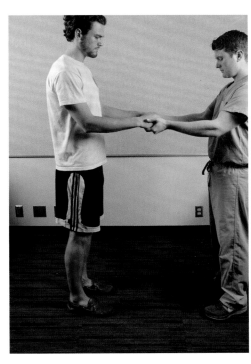

图 252.1 Thessaly 试验：患者双脚站立于平地，检查者抓住患者双手以维持其平衡

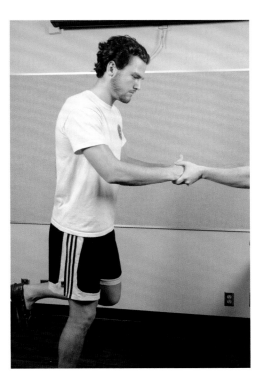

图 252.2 患者抬起一侧小腿并屈膝 90°，保持单腿屈膝 5°站立

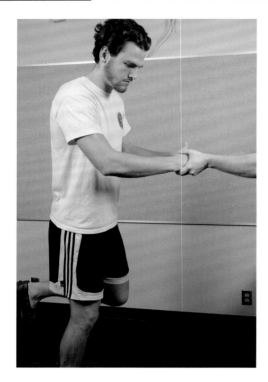

图 252.3 站立腿保持屈膝 5°，内外旋身体及膝关节 3 次

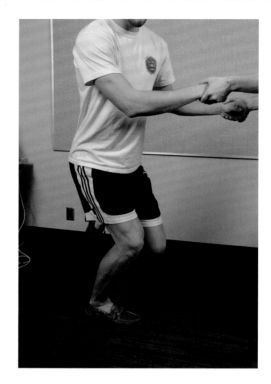

图 252.4 然后站立腿屈膝 20° 后重复上述动作

（曹新宇　李问　译　苗羽　审校）

第 253 章　半膜肌嵌入综合征：旋转试验

半膜肌嵌入综合征是一系列症候群，包括内侧膝关节后部的局部压痛，触诊胫骨后内侧髁的半膜肌附着处诱发的剧烈疼痛（图 253.1）。这种综合征通常发生在过度激烈的运动中过度或错误使用膝关节后。在足球比赛中，踢或铲对膝关节后方的直接创伤也可导致半膜肌嵌入综合征。腓肠肌内侧头、股骨内侧髁以及半膜肌腱被半膜肌囊包绕，其中可能存在炎症，进

而加重半膜肌嵌入综合征引起的疼痛。

旋转试验可以用于检查半膜肌嵌入综合征，具体操作方法如下：嘱患者仰卧位于检查床上，检查者用腋窝固定住患侧足踝部，然后将患侧膝关节屈曲20°，并内旋和外旋胫骨，旋转过程中，检查者用拇指在患肢胫骨外侧髁后方施加一定的压力（图 253.2）。若出现压痛，则称旋转试验阳性。

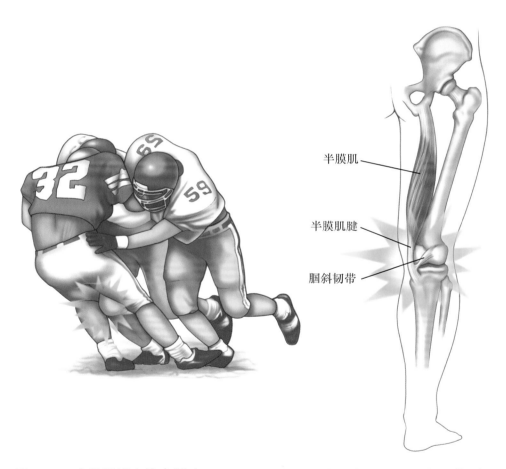

半膜肌

半膜肌腱

腘斜韧带

图 253.1　半膜肌嵌入综合征（From Waldman SD. *Atlas of Uncommon Pain Syndromes*. Philadelphia：Saunders；2003：213.）

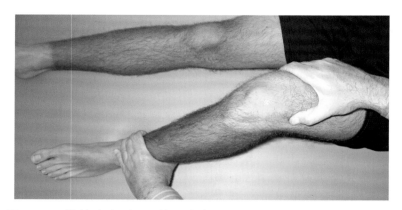

图 253.2　旋转试验可用于检查半膜肌嵌入综合征。患者采取仰卧位

（曹新宇　李问　译　苗羽　审校）

第 254 章　股四头肌扩张综合征：伸膝试验

股四头肌腱是由四块肌肉的肌纤维组成的，分别是：股外侧肌、股中间肌、股内侧肌以及股直肌。这些肌肉是下肢膝部最主要的伸肌群。这些肌肉的肌腱汇聚在一起，组成了一个十分强健的肌腱。这些肌腱均附着在人体最大的籽骨——髌骨上，形成了髌骨内外侧支持带，加强了对膝关节的保护（图254.1）。这些在髌骨处扩张开的韧带，容易出现扭伤；附着的肌腱也容易发生肌腱炎（图254.2）。股四头肌腱也可以发生急性肌腱钙化，有时可合并急性扭伤。股四头肌腱钙化可以在 X 线平片上看到髌骨前方的毛刺状影。

股四头肌扩张综合征的主要表现是髌骨上方的疼痛。该症状主要原因是膝关节的过度（如马拉松运动）或错误的使用（如足球运动中踢球和头球动作）。股四头肌扩张综合征引起的疼痛主要发生在髌骨上方，尤其是内侧。患者的疼痛会在下坡或下楼梯时进行性集中。任何有膝关节参与的活动都会加重疼痛的程度，而休息和热敷会适当减轻疼痛。这种疼痛是持续性的，甚至在休息和睡觉时也不会消失。

体格检查时，患者髌骨上缘下方尤其是内侧有明显的压痛，伸膝试验呈阳性。其具体操作手法如下：嘱患者仰卧位于检查床上，然后最大限度地屈曲患侧膝关节。检查者一只手拇指放于患侧髌骨内上方，并嘱咐患者伸膝，同时检查者另一只手抵抗患者伸膝（图254.3）。当患者在伸膝过程中出现剧烈疼痛（检查者拇指处）时，则称该试验阳性。

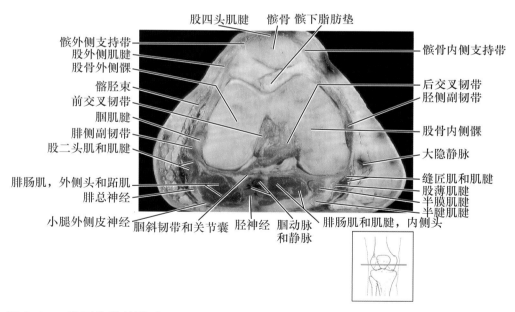

图 254.1　股四头肌扩张（From Kang HS，Ahn JM，Resnick D. *MRI of the Extremities*. Philadelphia：Saunders；2002：319. ）

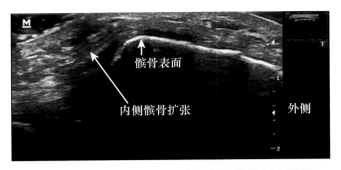

图 254.2 内侧髌骨（股四头肌）扩张的超声影像

图中标注：髌骨表面、内侧髌骨扩张、外侧

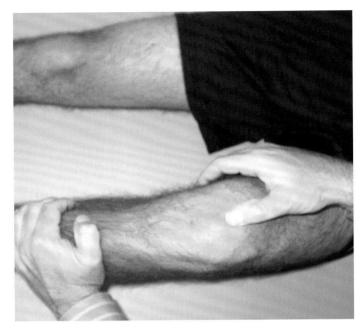

图 254.3 伸膝试验用于检查股四头肌扩张综合征

（曹新宇 李问 译 苗羽 审校）

第 255 章　膝关节滑囊炎

由于膝关节运动范围的复杂性和受到的巨大而多样的物理压力，膝关节成为滑囊炎最常见的解剖部位之一。滑囊是由滑膜囊形成的，其目的是让肌肉和肌腱易于来回重复滑动。滑膜囊内衬一层滑膜，膜上覆盖一层血管网来分泌滑膜液。滑囊的炎症导致了滑膜液的产生增加和滑囊（bursal sac）的肿胀。在过度使用或误用的情况下，滑囊可能会发炎、肿大，在极少数情况下还会发生感染。虽然关于患者滑囊的数量、大小和位置具有可变性，解剖学家已经证实大量临床相关的滑囊，包括髌上的、髌前的、浅表或深入髌下的、下鹅囊，是膝盖疼痛的常见原因。临床医生在考虑膝关节滑囊炎诊断时需要要记住很重要的一点，滑囊炎经常与其他病理过程并存，可能不是患者疼痛和关节功能障碍的唯一来源。本章讨论几种临床实践中常见的膝关节滑囊炎。

髌上滑囊炎

髌上囊在股四头肌及其肌腱下从髌骨下向上延伸（图 255.1）。髌上囊被小部分的股间肌所固定，称为关节肌属肌。髌上囊可以作为一个单独的囊存在，或者被自然分成多节段的囊。髌上囊易受急性创伤和反复微创伤的损伤（图 255.2）。急性损伤通常表现为通过直接损伤膝盖或髌骨骨折对囊造成直接损伤，以及过

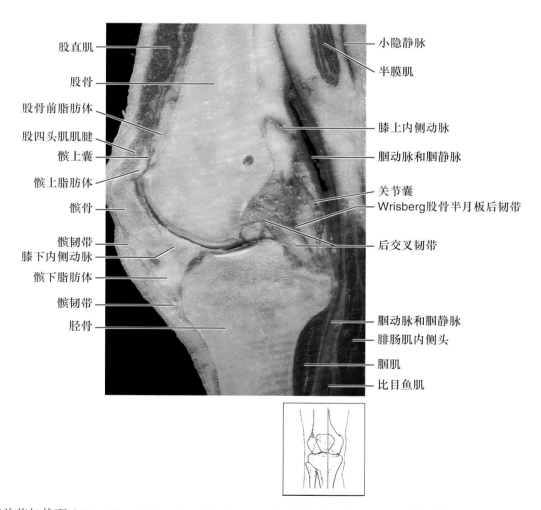

股直肌
股骨
股骨前脂肪体
股四头肌肌腱
髌上囊
髌上脂肪体
髌骨
髌韧带
膝下内侧动脉
髌下脂肪体
髌韧带
胫骨

小隐静脉
半膜肌
膝上内侧动脉
腘动脉和腘静脉
关节囊
Wrisberg股骨半月板后韧带
后交叉韧带
腘动脉和腘静脉
腓肠肌内侧头
腘肌
比目鱼肌

图 255.1　膝关节矢状面（From Kang HS，Ahn JM，Resnick D. *MRI of the Extremities*. Philadelphia：Saunders；2002：337.）

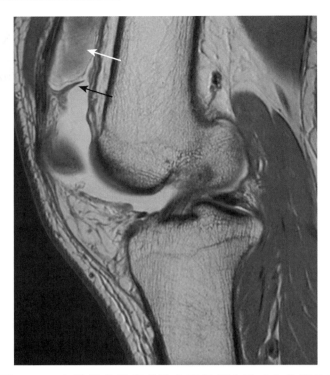

图 255.2   急性损伤后患者髌上囊局部血肿（白色箭头）和无孔皱襞（黑色箭头）的矢状位 T2 加权磁共振图像（From Waldman SD，Campbell，RSD. *Imaging of Pain*. Philadelphia：Saunders/Elsevier；2010：402，Fig. 156.2.）

度使用造成的损伤，包括在柔软或不平整的路面上跑步，或需要借助膝盖爬行的工作，如铺地毯。如果髌上滑囊炎发展成慢性炎症，滑囊可能发生钙化。

髌上滑囊炎患者常诉髌骨上方的前膝疼痛，可向上放射至大腿前侧远端。患者常常不能下跪或下楼梯。患者还诉膝盖活动范围有强烈的"捕捉"感（"catching" sensation），特别是第一次起身时。髌上滑囊炎常与关节炎和股四头肌腱炎并存，而这些病理过程可能会混淆临床表现。

体格检查可发现髌骨上方的前膝关节点压痛。被动屈曲和主动抵抗伸展膝关节时会重现平日疼痛。检查过程中，突然解除阻力会明显增加疼痛。髌上区可有肿胀，触诊有"沼泽"感（"boggy" feeling）。偶尔髌上囊感染可伴有全身症状，包括发热和不适，以及发炎、红肿等局部症状。

髌前滑囊炎

髌前囊位于皮下组织和髌骨之间（图 255.3）。髌前囊可以作为一个单独的囊存在，或者被自然分成多节段的囊。

髌前囊易受急性创伤和反复微创伤的损伤。急性损伤通常表现为通过直接损伤膝盖或髌骨骨折对囊造成直接损伤，以及过度使用造成的损伤，包括在柔软或不平整的路面上跑步。髌前滑囊炎也可能由需要爬行或跪着的工作导致，例如铺地毯或擦地板；髌前滑囊炎的另一个名称是女佣膝（图 255.4）。如果髌前滑囊炎发展成慢性炎症，滑囊可能发生钙化。

髌前滑囊炎患者常诉膝盖前部髌骨上方的疼痛和肿胀，可上下放射至膝关节周围区域。患者常常不能下跪或下楼梯。患者还可诉膝盖活动范围有强烈的"捕捉"感，特别是第一次起身时。髌前滑囊炎常与关节炎和膝关节肌腱炎并存，这些病理过程可能会混淆

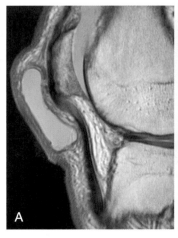
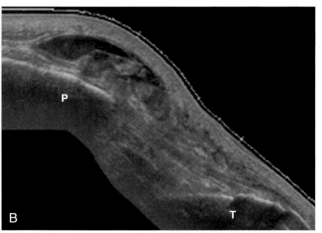

图 255.3   （**A**）矢状位 T2 加权磁共振图像显示髌前囊内明显高信号强度液体。髌股关节也有晚期骨关节炎改变。（**B**）相应的纵向超声图像显示广泛的低回声液体聚集。P，髌骨；T，胫骨（From Waldman SD，Campbell，RSD. *Imaging of Pain*. Philadelphia：Saunders/Elsevier；2010：407，Fig. 157.3.）

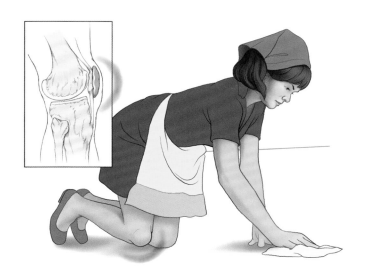

图 255.4　髌前滑囊炎也被称为女佣膝，因为它在需要长时间爬行或跪地工作的人群中盛行（From Waldman SD. *Atlas of Common Pain Syndromes*. Philadelphia：Saunders；2002：259.）

临床表现。

　　体格检查可发现在髌骨上方的前膝关节点压痛。髌骨周围常出现肿胀和积液。被动屈曲和主动抵抗伸展膝关节会重现平日疼痛。在此操作中，突然解除阻力会明显增加疼痛。髌前滑囊感染可伴有全身症状，包括发热和不适，也可出现包括泛红、疼痛等局部症状。

髌下浅囊炎和髌下深囊炎

　　髌下浅囊位于皮下组织和髌韧带上部之间（图255.5）。髌下深囊位于髌骨韧带和胫骨之间（图255.6）。这些滑囊可以作为一个单独的囊存在，或者被自然分成多节段的囊。

　　两个髌下滑囊均易受急性创伤和反复微创伤的损伤。急性损伤通常以直接损伤滑囊的形式出现，如膝盖受到的直接损伤或髌骨骨折，以及包括长跑在内的过度使用损伤。髌下滑囊炎也可能由需要爬行或跪着的工作导致，比如铺地毯或擦地板。如果髌下滑囊发炎成为慢性炎症，滑囊可能发生钙化。

　　髌下滑囊炎患者常诉髌下部前膝关节疼痛和肿胀，并可向下放射至膝关节周围区域。

　　患者经常不能下跪或下楼梯。患者还可诉膝盖活动范围有强烈的"捕捉"感，特别是第一次起身时。髌下滑囊炎常与关节炎和膝关节肌腱炎并存，这些病理过程可能会混淆临床表现。

　　体格检查可发现在髌骨下方的前膝关节点压痛。髌骨下方周围常出现肿胀和积液。被动屈曲和主动抵抗伸展膝关节时可再现疼痛。检查过程中，突然释放阻力会明显增加疼痛。浅表髌下囊感染可伴有全身症状，包括发热和不适，也可出现包括泛红、疼痛等局部症状。

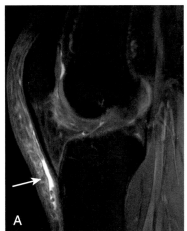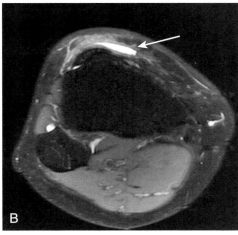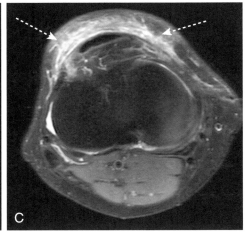

图 255.5　（A）矢状位 T2 加权抑脂（FST2W）磁共振（MR）图像显示远端髌骨肌腱和胫骨粗隆浅表的小区域高信号（SI）液体（箭头）。（B）这个液体区域（箭头）在轴向 FST2W MR 图像上也很明显。少量液体可能是正常表现。（C）然而在这种情况下，邻近软组织的近轴位 FST2W MR 图像提示更广泛弥漫的高强度信号水肿（虚线箭头），表现为弥漫性滑囊炎（From Waldman SD，Campbell，RSD. *Imaging of Pain*. Philadelphia：Saunders/Elsevier；2010：406，Fig. 158.1.）

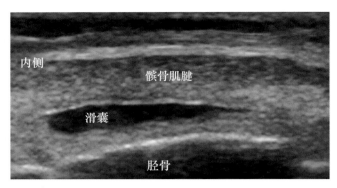

图 255.6　纵向超声图像显示髌下深囊炎

鹅足滑囊炎

　　鹅足滑囊位于鹅足肌腱下方，是嵌入缝匠肌、股薄肌和半腱肌的肌腱，位于胫骨内侧（图 255.7）。鹅足滑囊可以作为一个单独的囊存在，或者被自然分成多节段的囊。

　　鹅足滑囊炎患者表现为膝关节内侧疼痛，并且膝关节被动外翻和外旋时疼痛加重。活动会使疼痛加剧，特别是涉及膝关节屈曲和外旋的活动。休息和热敷可以缓解疼痛。患者经常不能下跪或下楼梯。这种疼痛以持续性为特征，可能会妨碍睡眠。膝关节外伤后，共存的滑囊炎、肌腱炎、关节炎或膝关节内紊乱会导致临床表现混淆。如果患者膝关节内侧受到持续的创伤，内侧副韧带也经常会受累。如果鹅足滑囊炎症发展成慢性炎症，滑囊会发生钙化。

　　体格检查可发现在鹅足肌腱附着点膝关节内侧关节下方的前膝关节有点压痛。囊周围常出现肿胀和液体积聚。膝关节主动抵抗屈曲再现疼痛。在此操作过

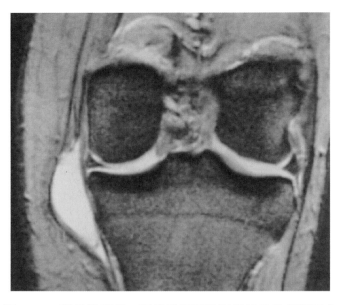

图 255.7　鹅足滑囊炎。冠状梯度回波图像显示关节线下方内侧的液体聚集（From Kaplan PA，Helms CA，Dussault R，et al. *Musculoskeletal MRI*. Philadelphia：Saunders；2001：385.）

程中，突然解除阻力会加剧疼痛。鹅足滑囊很少以类似髌前囊感染的方式感染。

　　膝关节 X 线平片适用于滑囊炎患者。可见滑囊及相关结构包括韧带和肌腱的钙化则提示炎症。磁共振成像可提示膝关节内紊乱、隐蔽的肿块或疑似膝关节肿瘤。肌电图有助于区分滑囊炎与神经病变、腰椎神经根病和神经丛病。

　　　　　　　　　（曹新宇　李问　译　苗羽　审校）

第 256 章　腘绳肌腱炎：弹响征

腘绳肌群的肌腱附着部位易发生肌腱炎有两个原因。首先，膝关节在负重情况下要进行重复运动。其次，肌腱的血液供应较差，使微创伤愈合困难（图256.1）。如果炎症持续，肌腱周围可能发生钙沉积，从而使后续治疗复杂化。如果这些肌肉的肌腱附着部位的炎症发展成慢性炎症，在运动或注射过程中受到突然的创伤，它们可能会破裂。腘绳肌短肌腱附着部位的肌腱炎常与膝关节相关的滑囊炎并存，造成额外的疼痛和功能障碍。

腘绳肌腱炎通常在过度使用或误用肌肉群后急性发病。诱发因素包括长跑、舞蹈伤或高强度使用运动器材加强下肢力量。疼痛持续且剧烈，常伴有睡眠障碍。患者可尝试通过保持膝关节轻微屈曲并采取倾斜式减痛步态，用夹板固定发炎的肌腱。腘绳肌腱炎患者在触诊肌腱附着点时表现出剧烈的疼痛，内侧肌腱比外侧肌腱更易被感染。

腘绳肌腱炎的患者将表现出活跃的肌腱弹响。具体操作方法：嘱患者俯卧于检查床上，伸展患侧下肢。检查者触诊腘绳肌腱附着点，然后让患者屈膝（图256.2）。当患者屈曲患侧膝盖时，检查者引出肌腱的弹响感，则腘绳肌腱炎弹响征阳性。

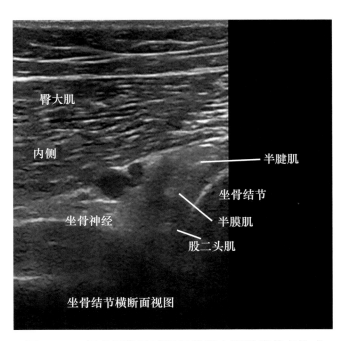

图 256.1　超声图像显示腘绳肌肌肉肌腱附着点构成

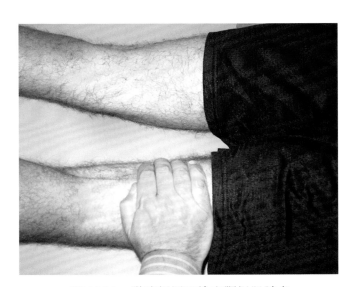

图 256.2　弹响征用于检查腘绳肌腱炎

（曹新宇　李问　译　苗羽　审校）

Nobel 压迫试验用于检查髂胫束综合征。具体操作方法：嘱患者仰卧位于检查床上，患侧膝关节屈曲90°。检查者用拇指用力按压股骨外侧髁（图 257.1）。然后患者膝关节被动伸展（图 257.2）。伸展约 30°时，检查者会感觉到髂胫束在股骨外上髁上向前移动。患者和检查者均能体会到摩擦感。如果髂胫束在股骨外侧髁前出现摩擦感的同时复制出疼痛症状，则为阳性。超声和磁共振成像可以帮助确定引起患者疼痛的髂胫束的病理（图 257.3）。

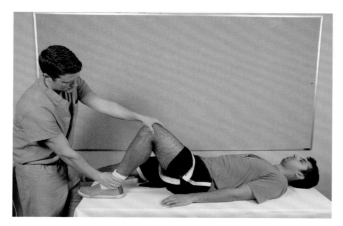

图 257.1　检查者用拇指用力按压股骨外侧髁

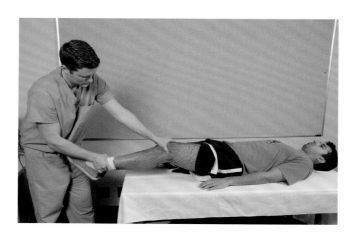

图 257.2　随后被动伸展患者膝关节

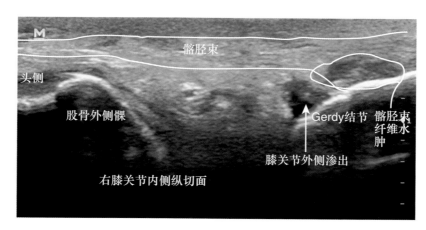

图 257.3　纵向超声图像显示髂胫束水肿和正常髂胫束回声丧失。注意膝关节外侧渗出

（曹新宇　李问　译　苗羽　审校）

第 258 章 膝关节 Baker 囊肿：肿块征

膝关节 Baker 囊肿是腘窝内侧滑膜液异常积聚的结果。膝关节滑液分泌过多导致囊性囊肿的形成（图 258.1）。囊常与膝关节相通，其单向阀作用使囊逐渐扩张。内侧半月板撕裂或内侧腘绳肌腱炎是 Baker 囊肿形成的常见刺激因素。类风湿性关节炎患者尤其容易形成 Baker 囊肿（图 258.2）。

Baker 囊肿患者诉膝盖后有肿胀感。通常他们会注意到膝盖后面有一个肿块，在他们屈曲患侧膝盖时变得更加明显。囊肿可继续扩大，并可向下进入小腿部位。患有类风湿性关节炎的患者容易出现这种现象，蔓延到小腿的疼痛可能会与血栓性静脉炎混淆，并不恰当地使用抗凝药物。Baker 囊肿有时会自然破裂，通常发生在频繁下蹲之后。

体格检查时，Baker 囊肿患者腘窝内侧出现囊肿，称为肿块征（图 258.2）。Baker 囊肿可以变得相当大，特别见于风湿性关节炎患者。包括下蹲或行走在内的活动可使 Baker 囊肿疼痛加剧，休息和热敷缓解。这种疼痛的性质和特点是持续性的疼痛。疼痛可能影响睡眠。Baker 囊肿可能会自发破裂，小腿可能出现皮肤泛红，类似血栓性静脉炎。Homan 征为阴性，不会触及痛性条索状物。有时，内侧腘绳肌腱炎可能与 Baker 囊肿相混淆。如果怀疑内紊乱、隐匿性肿块或肿瘤，膝关节 MRI 和超声成像可明确诊断，这也有助于确定 Baker 囊肿的存在（图 258.3 和图 258.4）。

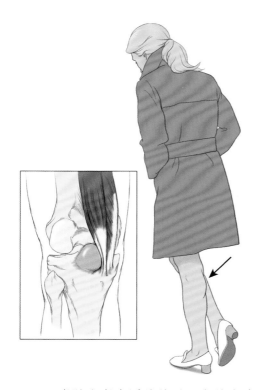

图 258.1　Baker 囊肿患者常诉膝盖后面有肿胀感（From Waldman SD. *Atlas of Common Pain Syndromes*. Philadelphia：Saunders；2002：267.）

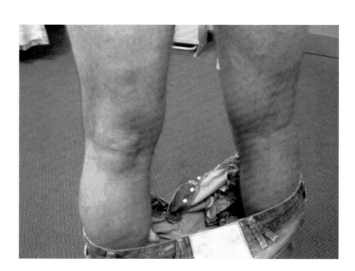

图 258.2　左膝 Baker 囊肿肿块征阳性

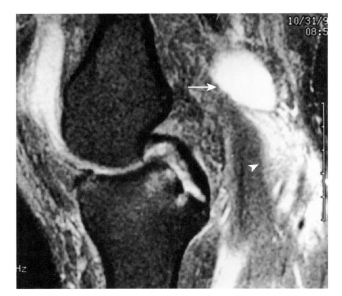

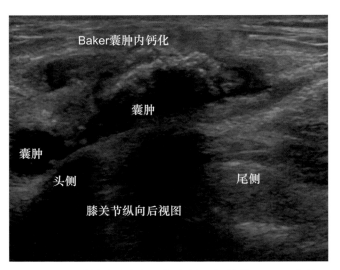

图 258.3 类风湿性关节炎：滑膜囊肿。矢状面抑脂像，快速自旋回波（重复时间 / 回声时间，2900/34）磁共振图像显示滑膜囊肿（箭头）伴液体渗出（箭头）表明囊肿破裂（From Resnick D. 2002. *Diagnosis of Bone and Joint Disorders*. Philadelphia：Saunders；2002：865. ）

图 258.4 纵向视图示一个大的、钙化的 Baker 囊肿

（曹新宇　李问　译　苗羽　审校）

第 259 章　膝关节 Baker 囊肿：Foucher 征

Baker 囊肿充满液体，所以具有不可压缩的性质，屈曲和伸展膝关节可以帮助检查者区分腘窝囊肿和肉瘤等实体瘤。引出 Foucher 征的具体操作方法：嘱患者俯卧位于检查床上，保持患侧下肢屈曲 90°（图 259.1）。检查者触诊腘窝以检查腘窝肿物。触诊腘窝的同时，检查者嘱患者充分伸直患侧下肢，使腓肠肌和半膜肌可以对肿物产生压迫（图 259.2 和图 259.3）。如果在伸展过程中肿块变得越来越硬，很可能是 Baker 囊肿。如果没有变硬，肿物更有可能是固体肿物。然后可以通过超声来识别肿物的性质（图 259.4）。

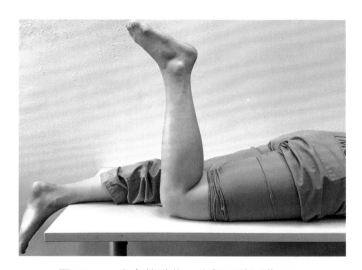

图 259.1　患者俯卧位，患侧下肢屈曲 90°

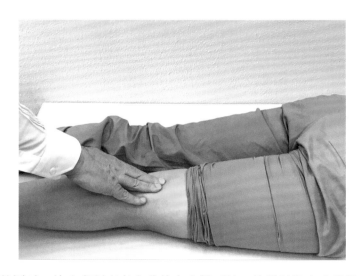

图 259.2　触诊腘窝的同时，检查者嘱患者充分伸直患侧下肢，使腓肠肌和半膜肌可以对肿物产生压迫

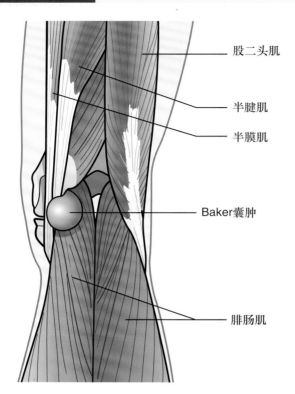

图 **259.3**　当腿部完全伸直时，腓肠肌和半膜肌可以对 Baker 囊肿产生压迫

股二头肌

半腱肌

半膜肌

Baker囊肿

腓肠肌

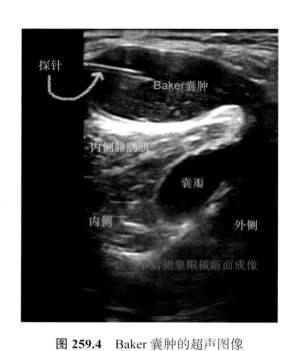

图 **259.4**　Baker 囊肿的超声图像

探针

Baker囊肿

内侧腓肠肌

囊瓣

内侧　　　外侧

膝关节后侧象限横断面成像

（曹新宇　李问　译　苗羽　审校）

第十一部分

踝和足

第 260 章　踝关节和足的功能解剖

为了了解踝关节和足的功能解剖，我们临床医生最好将它分为三个部分：足后部，由跟骨和距骨组成；足中部，由 5 块楔骨组成；足前部，由跖骨和趾骨组成（图 260.1）。虽然这些部位在功能上是不同的，但在正常行走时需要它们之间高度和微妙的协调运动。

足后部

胫腓远侧关节活动度很小，由胫、腓骨远端和距骨形成的铰链关节为活动时提供了足的背屈和跖屈。内踝和外踝沿距骨向两侧延伸，形成一个榫状结构，以稳定踝关节，同时防止踝关节旋转（图 260.2）。这个关节由内侧的三角韧带和外侧的距腓前韧带、距腓后韧带和跟腓韧带加强。这些韧带即使受到很小的拉伤和扭伤，也常常会引起踝关节疼痛和功能障碍。

距骨和跟骨之间的距跟关节扩展了踝关节的活动范围，这样可以弥补由于距骨、内外踝之间的榫卯结构对关节活动范围的限制。一般来说，足内翻可达 30°，外翻为 15°～ 20°，这样就可以使足部适应不平坦的地面。

足中部

跟骰关节和距舟关节组成跗骨间关节。这些关节增大了足的活动范围，可使足内收达 20°，外展约 10°。通过舟骨、楔骨和骰骨间的跗骨关节的相互滑动增加了足的灵活性，并有利于攀登。

足前部

跖趾关节增加了足背屈和跖屈的范围，第 1 跖趾关节可背屈约 80°～ 90°，其余跖趾关节可背屈约 40°。第 1 跖趾关节可跖屈约 40°～ 50°；其余跖趾关节可跖屈约 40°～ 50° 和 35°～ 40°。

趾间关节由近趾间关节和远趾间关节组成。近趾间关节虽然不能背伸，但可跖屈约 50°。远趾间关节可背屈 25°，跖屈 40°～ 50°。

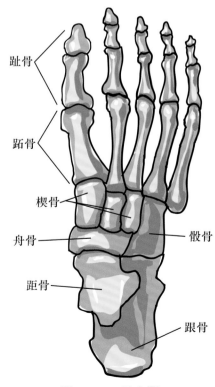

趾骨

跖骨

楔骨

舟骨

距骨

骰骨

跟骨

图 260.1　足和踝

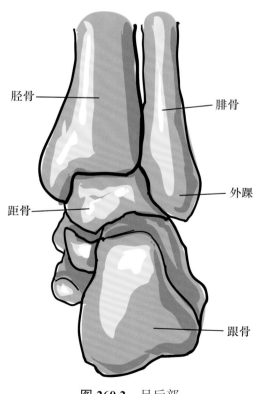

胫骨

腓骨

距骨

外踝

跟骨

图 260.2　足后部

（闫清华　曹新宇　译　樊碧发　审校）

380

第 261 章　踝和足视诊

踝和足的很多疾病及其发展可通过仔细的视诊即可诊断。患者在被检查时应当脱掉鞋袜,检查者应仔细检查患者踝和足在承重时和静息时的形态,以便观察是否有明显的畸形,包括高弓足和扁平足。检查者应仔细检查患者脚踝、足背、足底的皮肤是否有红斑、肿块、溃疡、结节、趾甲改变,或类风湿性关节炎等疾病引起的骨性结构明显的改变等(图 261.1 和图 261.2)。重点关注跟腱部位,因为类风湿结节和痛风石在这个部位很容易被发现。最后观察脚趾是否有鸡眼、胼胝、痛风石或明显的骨骼异常(图 261.3 和图 261.4)。

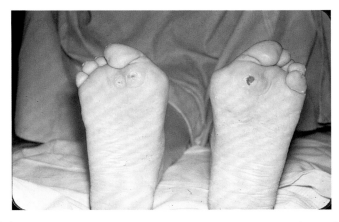

图 261.1　类风湿患者足前部(From Klippel JH,Dieppe PA. *Rheumatology.* 2nd ed. London:Mosby;1998:p 5-3.11.)

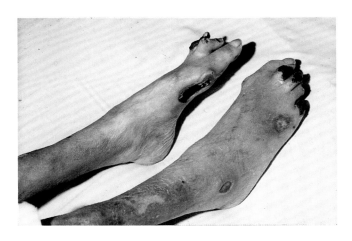

图 261.2　类风湿性关节炎患者足趾末端的小血管梗死(From Klippel JH,Dieppe PA. *Rheumatology.* 2nd ed. London:Mosby;1998:p 5-4.7.)

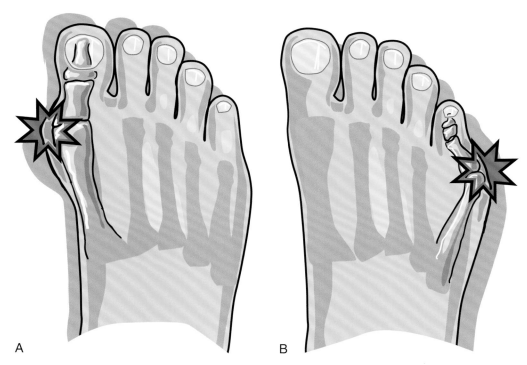

图 261.3　足部骨结构异常。（**A**）跺趾的跖趾关节处骨或组织增大造成的跺趾囊肿（跺外翻）。跺趾此时经常会出现明显的肿块，并使跺趾向第二趾靠拢，局部周围组织也会肿胀变软。（**B**）小趾囊肿，当跖骨向外弯曲时，小趾向内弯曲，关节便出现肿胀

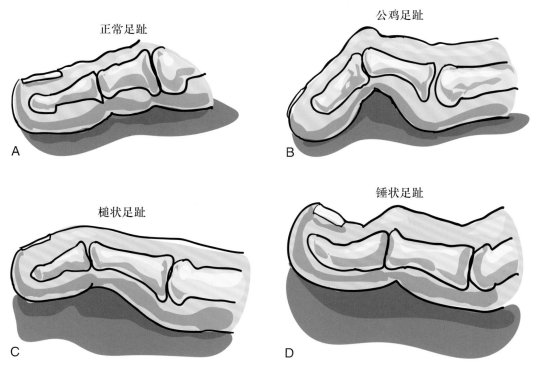

图 261.4　各种足趾畸形。（**A**）正常足趾。（**B**）公鸡足趾。（**C**）槌状足趾。（**D**）锤状足趾

（闫清华　曹新宇　译　樊碧发　审校）

第262章 踝与足触诊

踝关节的触诊有助于明确引起足及踝部疼痛的具体原因。为了充分触诊，嘱患者自然坐位于检查台边缘，脱下鞋袜。患侧踝关节可自然跖屈。检查者用拇指轻轻触诊足背部，其余四指轻轻支撑踝关节（图262.1）。关节肿胀或关节积液较易诊断。腱鞘炎患者触痛阳性，并可扪及沿关节走行的线状肿胀。内踝和外踝关节囊的滑囊炎较易被触诊，表现为局部触痛阳性。

跟腱触诊，以确定是否有结节或肌腱炎。跟骨后滑囊炎患者可在其跟腱末端触及肿胀。有跟骨下滑囊炎或跟骨骨刺的患者可于其足跟部诱发局部剧烈触痛。

脚掌也可出现类似于手掌的筋膜挛缩病，在足底也可通过触诊判断有无导致疼痛的籽骨、足底扁平疣、囊肿、足底筋膜炎和足底结节性纤维瘤等（图262.2和图262.3）。

然后，检查者用拇指触诊足背部的跗骨间关节，并用其余手指支撑足部。仔细触诊该区域，可发现骨结构异常和滑膜增厚（图262.4）。

最后，逐个触诊跖趾关节和趾间关节，以确定是否存在明显的骨结构异常、疼痛或滑膜增厚（图262.5）。该处触诊最好用双手拇指（图262.6）。

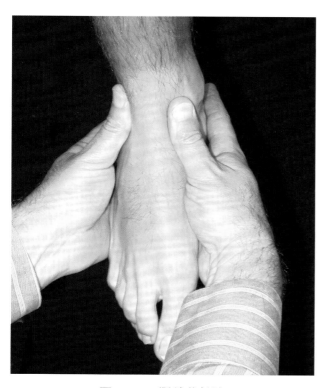

图262.1 踝关节触诊

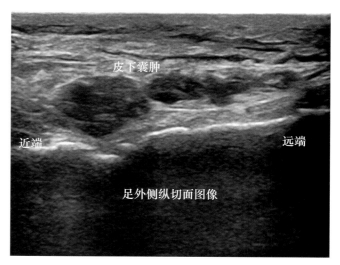

图262.2 足底表面的纵切面超声图像。提示了足底表面巨大的囊肿

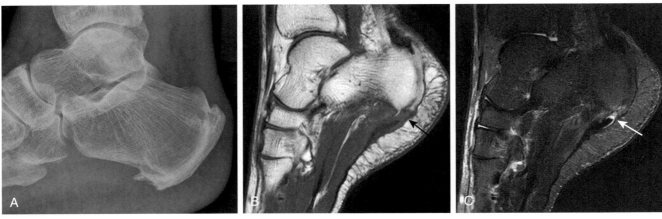

图 262.3 （**A**）足底跟骨骨刺的侧位 X 线平片。（**B**）足矢状位 T1 加权像磁共振（MR）图像。提示足底筋膜（黑色箭头）增厚，信号强度（SI）增加。骨刺处可见高密度影的黄骨髓。（**C**）足矢状位 T2 脂肪抑制磁共振图像，提示足底筋膜起点处高信号液体影（白色箭头）。可见于足底筋膜炎和筋膜部分撕裂（From Waldman SD，Campbell RSD. *Imaging of Pain*. Philadelphia：Saunders/Elsevier；2010：458，Fig. 178.1.）

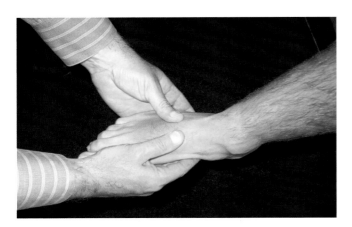

图 262.4　跗骨间关节触诊

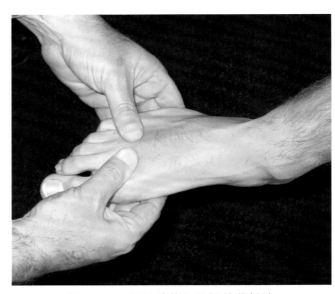

图 262.6　跖趾关节和趾间关节触诊

（闫清华　曹新宇　译　樊碧发　审校）

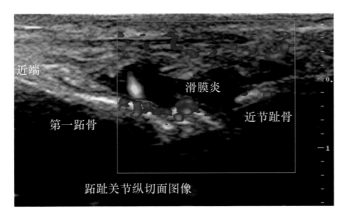

图 262.5　一位类风湿性关节炎患者第一跖趾关节活动性滑膜炎的纵切面超声图像

第 263 章　踝关节积液：冲击试验

踝关节积液常见于类风湿性关节炎和其他胶原蛋白血管疾病的患者。踝关节少量积液可能会被韧带和肌腱掩盖而不易被发现，但当踝关节有大量积液时可以通过冲击试验确诊。

体格检查时，嘱患者坐位于检查台边缘，脱下鞋袜。患侧踝关节可以保持自然跖屈。检查者一只手按压踝关节前外侧，同时另一只手触诊踝关节对侧，检查是否存在大量积液（图 263.1）。

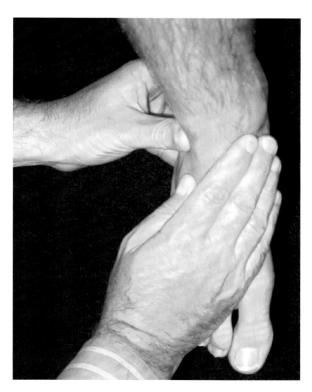

图 263.1　踝关节积液：冲击试验

（闫清华　曹新宇　译　樊碧发　审校）

第 264 章　距腓前韧带损伤：前抽屉试验

前抽屉试验可用于诊断距腓前韧带损伤。嘱患者坐于检查台边缘，脱掉鞋袜，患侧踝关节自然轻度跖屈，检查者一手握住并固定胫、腓骨远端，一手托住患侧踝关节的跟骨和距骨，并向前快速轻拉（图264.1）。若踝关节移动度大于 5 mm，则前抽屉试验阳性，高度怀疑距腓前韧带功能障碍。踝关节 MRI 和超声成像可以量化距腓前韧带的损伤程度，也有助于鉴别其他踝关节病变（图 264.2 和图 264.3）。

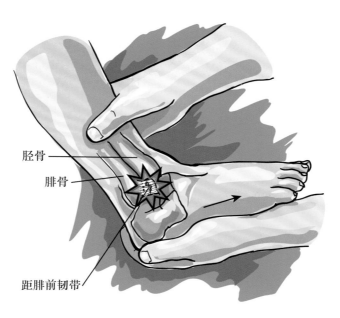

胫骨

腓骨

距腓前韧带

图 264.1　前抽屉试验可用于诊断距腓前韧带损伤

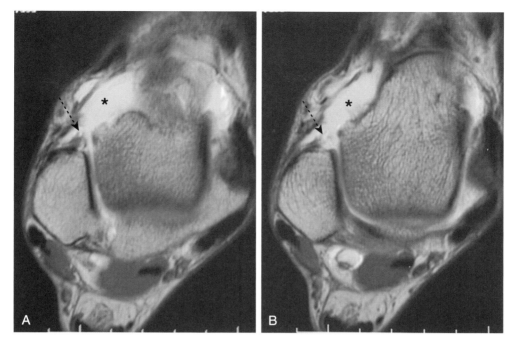

图 264.2 （A 和 B）踝关节冠状位 T1 加权连续磁共振扫描图像。提示距腓韧带完全断裂，近端仅有一小部分残余物（虚线箭头）。高信号的液体已溢出至正常关节凹陷外（星号）（From Waldman SD，Campbell RSD. *Imaging of Pain.* Philadelphia：Saunders，Elsevier；2010：438，Fig. 170.2.）

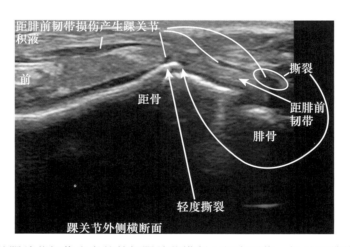

图 264.3　由滑冰意外导致急性踝关节扭伤患者的外侧踝关节横断面超声图像。提示距腓前韧带撕裂。注意踝关节积液

（闫清华　曹新宇　译　樊碧发　审校）

第 265 章　距腓前韧带损伤：内翻试验

距腓前韧带容易受踝关节突然内翻造成急性损伤。也可由于踝关节过度活动和活动不当而造成反复微损伤，例如在软地或不平坦的地面上长跑。距腓前韧带位于外踝前缘到距骨外缘之间。距腓前韧带损伤的患者常主诉为外踝下方疼痛。足跖屈和踝关节内翻时疼痛加重。

查体时，距腓前韧带损伤的患者外踝处可有压痛点。急性损伤时，韧带处可能出现瘀斑。距腓前韧带损伤的患者踝关节内翻试验也呈阳性。

行踝关节内翻试验时，嘱患者坐于检查台边缘，脱掉鞋袜。患侧踝关节保持自然跖屈，检查者一手握住并固定胫、腓骨远端，一手托住患侧的跟骨和距骨，并迅速轻微翻转踝关节（图 265.1）。若患侧外踝出现局部疼痛，则踝关节内翻试验阳性。为确诊距腓前韧带功能障碍，并排除是否合并骨折或滑囊炎，还应进行踝关节 X 线平片、超声和 MRI 等检查（图 265.2 和图 265.3）。

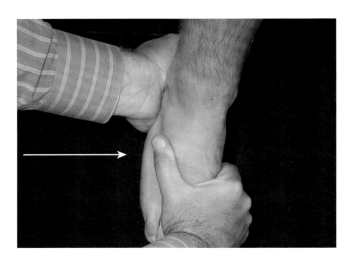

图 265.1　内翻试验可用于诊断距腓前韧带损伤。沿箭头方向用力

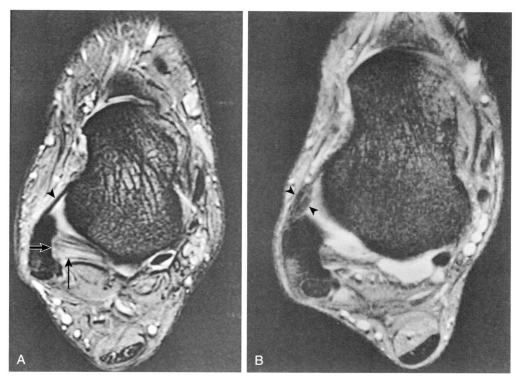

图 265.2　踝关节冠状位 T2 加权像。（**A**）在踝窝水平可以清楚地看到距腓前韧带（箭头的头）和呈条纹状的距腓后韧带（箭头）。（**B**）另一位患者，距腓前韧带明显增厚（箭头的头），信号偏低。提示该处可能为由陈旧性撕裂造成的瘢痕及纤维组织，形态与完整韧带类似（From Kaplan PA，Helms CA，Dussault R，et al. *Musculoskeletal MRI*. Philadelphia：Saunders；2001：408-409.）

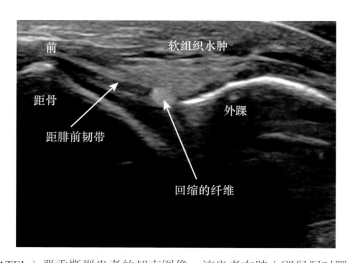

图 265.3　距腓前韧带（ATFL）严重撕裂患者的超声图像，该患者在踏入鼹鼠洞时踝关节发生急性内翻性扭伤

（闫清华　曹新宇　译　樊碧发　审校）

第266章 三角韧带损伤：外翻试验

三角韧带易因踝关节突然过度内旋而造成急性损伤，也可由于踝关节过度活动和活动不当而造成反复微损伤。三角韧带有两层，二者都起于内踝上方（图266.1）。深层通过较薄的纤维附着于距骨内侧、跟骨载距突和舟骨结节。三角韧带损伤的患者常主诉为内踝下方疼痛。足跖屈和踝关节外翻时疼痛加重。

体格检查时，三角韧带损伤的患者内踝处可有压痛点。急性损伤时，韧带处可能出现瘀斑。三角韧带损伤患者踝关节外翻试验呈阳性。

行踝关节外翻试验时，嘱患者坐于检查台边缘，脱掉鞋袜。患侧踝关节保持自然轻微跖屈，检查者一手握住并固定胫、腓骨远端，一手托住患侧的跟骨和距骨，并将外旋踝关节（图266.2）。若患者内踝部出现局部疼痛，则踝关节外翻试验阳性。为确诊三角韧带功能障碍，并排除是否合并骨折或滑囊炎，还应进行踝关节X线平片、超声和MRI等检查（图266.3和图266.4）。

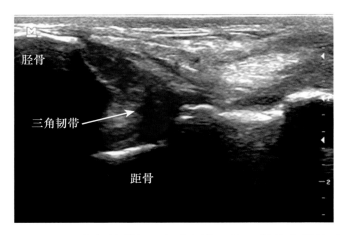

图266.1 三角韧带纵切面超声图像。注意胫骨内踝的近端附着处

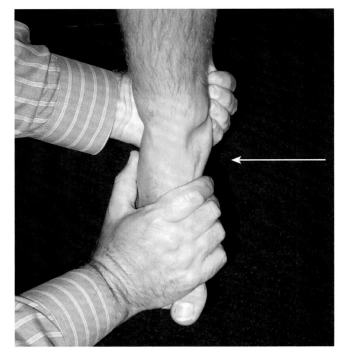

图266.2 踝关节外翻试验可诊断三角韧带损伤。沿箭头方向用力

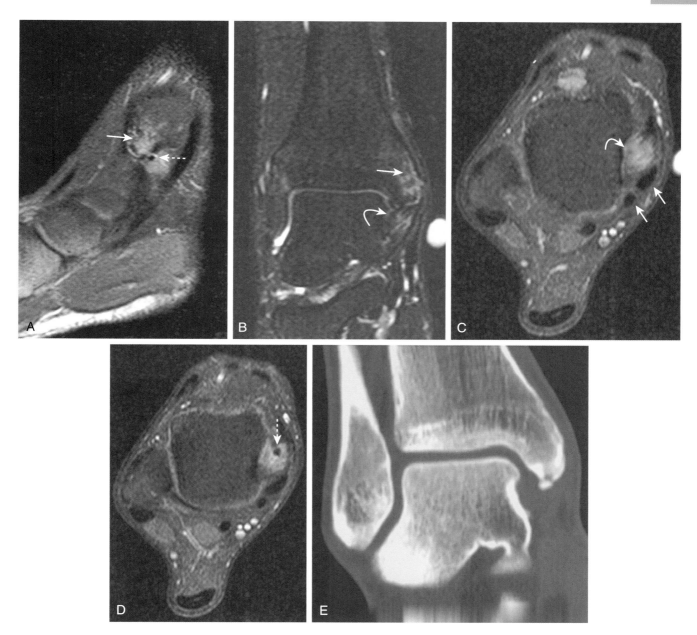

图 266.3 （**A**）亚急性踝关节损伤运动员的矢状位 T2 脂肪抑制磁共振（MR）图像。提示内踝上端可见骨髓水肿（实线箭头）和可疑骨裂（虚线箭头）。（**B**）冠状位 T2 脂肪抑制磁共振图像提示骨髓水肿（实线箭头），三角肌韧带由部分撕裂导致的高信号（SI）水肿（弯箭头）。（**C 和 D**）连续的横断位 T2 脂肪抑制核磁共振图像可更清楚地提示前屈肌群（实线箭头）前方的三角韧带水肿（弯箭头）。碎片状圆形低信号区（虚线箭头）提示可能为骨裂。（**E**）冠状位断层图像可证实内踝顶端存在撕脱骨折（From Waldman SD，Campbell RSD. *Imaging of Pain*. Philadelphia；Saunders/Elsevier；2010：441，Fig. 171.2. ）

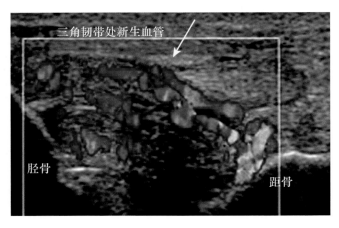

图 266.4 一重度三角韧带损伤患者的彩色多普勒超声图像，该患者爬楼梯时踏空而导致脚踝急性外翻。注意三角韧带处可见新生血管

（闫清华　曹新宇　译　樊碧发　审校）

第 267 章 踝关节韧带联合处损伤：挤压试验

胫骨和腓骨远端的支撑韧带断裂通常与导致内踝和外踝骨折的重度损伤有关，韧带断裂同时可无骨折发生，也可与三角韧带同时断裂。当胫腓韧带断裂时，无论是否有胫骨远端和腓骨远端的骨折，踝关节臼都会变宽，并伴有明显的疼痛和功能障碍（图 267.1）。若未出现骨折，患者的疼痛可能与 X 线平片提示的损伤程度不成比例；挤压试验可能有助于确诊是否有胫腓韧带损伤。

在进行踝关节韧带联合处损伤挤压试验时，嘱患者坐位，检查者挤压患侧小腿的腓肠肌（图 267.2）。若诱发患者胫骨和腓骨远端疼痛及周围放射痛，则挤压试验阳性，强烈提示踝关节损伤，甚至胫腓韧带断裂。

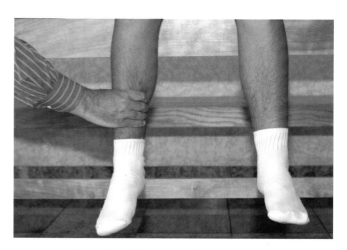

图 267.2 踝关节韧带联合处损伤的挤压试验。嘱患者坐位，检查者挤压患侧小腿的腓肠肌

（闫清华 曹新宇 译 樊碧发 审校）

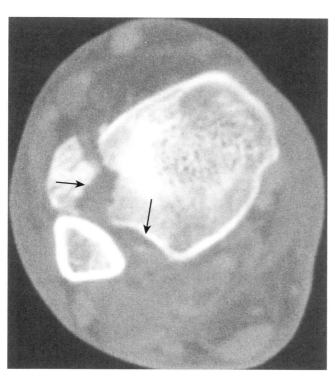

图 267.1 小腿横断位计算机断层扫描图像。提示胫骨和腓骨远端联合处断裂，导致腓骨向前半脱位（长箭头）。在胫腓前韧带的胫骨附着处可见一个大的撕脱碎片（短箭头）。这是一例成人撕脱骨折（From Haaga J，Lanzieri C，Gilkeson R，eds. *CT and MR Imaging of the Whole Body.* 4th ed；vol 2. Philadelphia；Mosby；2002：1857.）

第 268 章 踝关节韧带联合处损伤：外旋试验

胫骨和腓骨远端的支撑韧带断裂通常与导致内踝和外踝骨折的重度损伤有关，韧带断裂同时可无骨折发生，也可与三角韧带同时断裂。当胫腓韧带断裂时，无论是否有胫骨远端和腓骨远端的骨折，踝关节臼都会变宽，并伴有明显的疼痛和功能障碍（图 265.1）。若未出现骨折，患者的疼痛可能与 X 线平片提示的损伤程度不成比例；外旋试验可能有助于确诊是否有胫腓韧带损伤。

在进行踝关节韧带联合处损伤外旋试验时，嘱患者坐位，检查者抓住患侧肢体的膝关节，并使膝关节保持 90° 屈曲，同时轻轻外旋足和踝关节（图 268.1）。若该过程中诱发胫腓前韧带或胫腓后韧带的剧烈疼痛，则外旋试验阳性，强烈提示踝关节损伤，甚至胫腓韧带断裂。

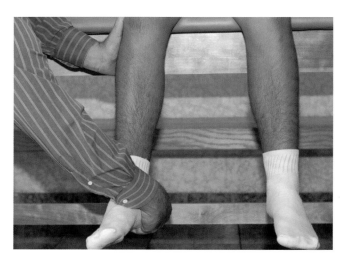

图 268.1 踝关节韧带联合处损伤的外旋试验

（闫清华　曹新宇　译　樊碧发　审校）

第 269 章　前跗管综合征：Tinel 征

腓深神经在经过踝关节浅筋膜下方时受到卡压可引起前跗管综合征（图 269.1）。腓深神经受压最常见的原因是足背外伤。严重突然的足底跖屈、穿过紧的鞋子、下蹲前屈、种花等活动也可引起前跗管综合征。前跗管综合征的发病率远低于后跗管综合征。

这种卡压性神经病主要表现为足背放射到第一趾蹼间隙的疼痛、麻木和感觉异常。这些症状也可能放射到足踝前部。除非累及腓深神经外侧支远端，否则不影响足的运动功能。前跗管综合征的夜间足痛类似于腕管综合征的夜间腕痛。患者可能主诉足外旋位时可减轻疼痛和感觉异常。

体格检查时可在足背腓深神经处出现压痛。当腓深神经经过足背动脉内侧的筋膜处时，此处 Tinel 征通常为阳性（图 269.2）。足底跖屈通常可诱发前跗管综合征。若累及腓深神经的外侧支，可引起趾短伸肌无力。

前跗管综合征常被误诊为踝关节炎、腰椎神经根病变或糖尿病周围神经病变。踝关节炎患者有明确的影像学证据。大多数腰神经根病变患者会有与背痛相关的神经反射、运动和感觉异常，而前跗管综合征患者无神经反射病变，运动和感觉变化仅限于腓深神经远端。糖尿病周围神经病变通常表现为对称性感觉障碍，可累及整个足部，而不仅仅局限于腓深神经分布区域。值得注意的是，腰椎神经根病变和前跗管综合征可作为所谓的"双重挤压综合征"合并出现。此外，由于前跗管综合征可见于糖尿病患者，因此糖尿病周围神经病变的患者常合并出现前跗管综合征也就不足为奇了。

肌电图有助于鉴别腰神经根病、糖尿病性周围神经病变和前跗管综合征。所有前跗管综合征的患者均需进行 X 线平片检查，以排除隐匿性骨性病理性改变。根据患者的临床表现，可能需要进行血常规、尿酸、红细胞沉降率和抗核抗体等其他检测。若怀疑关节不稳定或占位性病变，则需要进行踝关节和足部 MRI 及超声成像检查（图 269.3）。

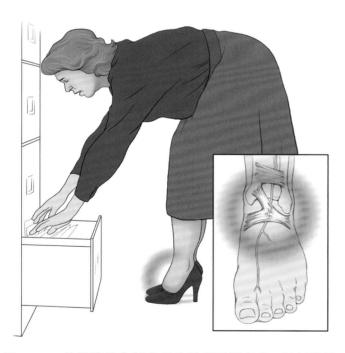

图 269.1　前跗管综合征表现为足背深部疼痛、趾短伸肌无力或腓深神经支配区麻木（From Waldman SD. *Atlas of Common Pain Syndromes*. Philadelphia：Saunders；2002：287.）

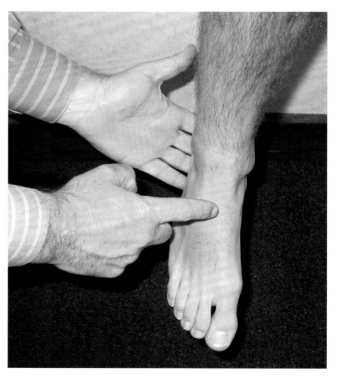

图 269.2　前跗管综合征的 Tinel 征

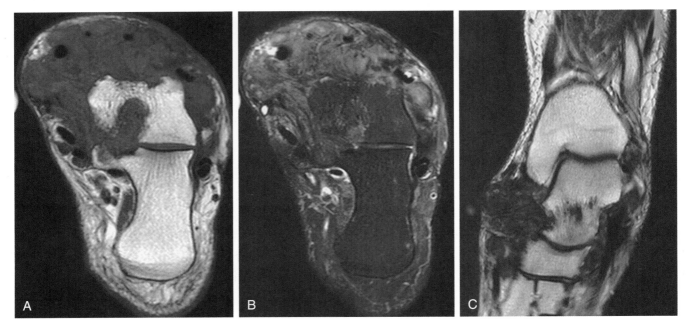

图 269.3　一位踝关节疼痛和足背感觉异常患者的（**A**）横断位 T1 加权像核磁共振图像和（**B**）横断位 T2 脂肪抑制磁共振图像。提示伸肌腱和神经血管前束被踝关节产生的滑膜炎所包绕。在（**A**）、（**B**）、（**C**）冠状位 T2 加权像磁共振图像均显示滑膜呈中等信号强度，同时存在骨质侵蚀。这些都是色素沉着绒毛样滑膜炎的典型表现

（闫清华　曹新宇　译　樊碧发　审校）

第 270 章　后跗管综合征：Tinel 征

胫后神经通过后跗管时受到卡压引起后跗管综合征。后跗管由外侧支持带、踝骨和腔隙韧带组成。除胫后神经外，后跗管内还走行着胫后动脉和一些屈肌腱，这些肌腱易发生腱鞘炎（图 270.1）。在这个解剖位置，胫后神经卡压最常见的原因是踝关节外伤，包括骨折、脱位和挤压伤。后跗管综合征还与累及胫后动脉的血栓性脉管炎有关。后跗管综合征在类风湿性关节炎患者中的发病率高于普通人群。后跗管综合征比前跗管综合征更常见。

后跗管综合征的临床表现与腕管综合征相似。患者主诉足底疼痛、麻木及感觉异常。这些症状也可能会放射至内踝卡压处的近端。胫后神经足底的分支支配足底内侧和外侧固有肌。患者可能会出现由于蚓状肌无力导致的足趾屈曲无力和足不稳。夜间足部疼痛与腕管综合征表现相似。

体格检查时可表现为内踝胫后神经走行处有压痛。在内踝下方和后方，胫后神经上方通常可出现 Tinel 征阳性（图 270.2）。患者踝关节做主动内翻动作通常会诱发疼痛。若胫后神经内侧支和外侧支均受到影响，患者可能会出现趾短屈肌和蚓状肌无力。

后跗管综合征常被误诊为踝关节炎、腰神经根病变或糖尿病周围神经病变。踝关节炎患者有影像学证据。大多数腰神经根病变患者会有与背痛相关的神经反射、运动和感觉异常，而后跗管综合征患者无神经反射异常，运动和感觉变化仅限于胫后神经远端。糖尿病周围神经病变通常表现为对称性感觉障碍，可累

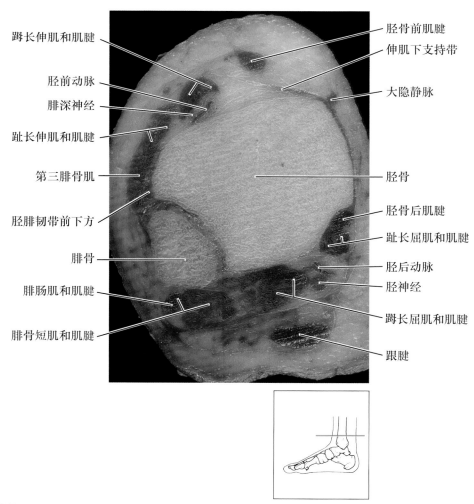

蹬长伸肌和肌腱
胫前动脉
腓深神经
趾长伸肌和肌腱
第三腓骨肌
胫腓韧带前下方
腓骨
腓肠肌和肌腱
腓骨短肌和肌腱

胫骨前肌腱
伸肌下支持带
大隐静脉
胫骨
胫骨后肌腱
趾长屈肌和肌腱
胫后动脉
胫神经
蹬长屈肌和肌腱
跟腱

图 270.1　后跗管结构（From Kang HS，Ahn JM，Resnick D. *MRI of the Extremities*. Philadelphia；Saunders；2003：411.）

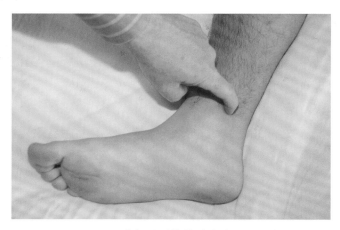

图 270.2 诱发后跗管综合征的 Tinel 征

及整个足部，而不仅仅局限于胫后神经分布区域。值得注意的是，腰神经根病变和胫后神经卡压可能作为所谓的"双卡综合征"合并出现。此外，由于后跗管综合征可见于任何患者，因此糖尿病周围神经病变并发后跗管综合征也就不足为奇了。

肌电图有助于鉴别腰神经根病、糖尿病性周围神经病变和后跗管综合征。所有后跗管综合征的患者均需进行 X 线平片检查，以排除隐匿性骨性病理性改变。根据患者的临床表现，可能需要进行血常规、尿酸、红细胞沉降率和抗核抗体等其他检测。若怀疑关节不稳定或占位性病变，则需要进行踝关节和足部 MRI 及超声成像检查（图 270.3 和图 270.4）。

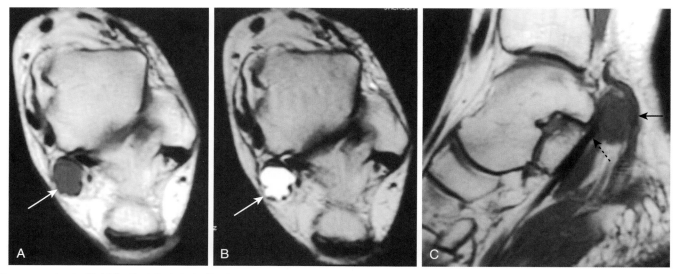

图 270.3 （**A**）横断位质子密度加权像（PD）和（**B**）T2 加权像（T2W）是足内侧疼痛患者的踝关节 MRI 成像。跗管内可见散在的圆形病变区（白色箭头）。在质子密度加权像中，呈中等信号，而在 T2 加权像呈高信号，提示该区域可能存在神经囊肿；（**C**）矢状位 T1 加权像磁共振图像，团块位于距骨和踇长屈肌腱（虚线箭头）的后方，团块内有胫后血管走行（黑色箭头）。囊肿位于跗管内，从而压迫胫后神经而产生后跗管综合征。（Reproduced with permission from Spratt JD，Stanley AJ，Grainger AJ，et al. The role of diagnostic radiology in compressive and entrapment neuropathies. *Eur Radiol* 2002：12：2352-2364.）

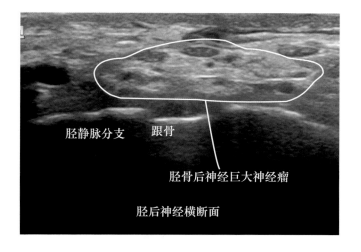

胫静脉分支　　跟骨

胫骨后神经巨大神经瘤

胫后神经横断面

图 270.4 踝关节的横断面超声图像。后跗管综合征患者的胫后神经外伤后出现巨大神经瘤

（闫清华　曹新宇　译　樊碧发　审校）

第 271 章　跟腱炎：弹响征

跟腱炎容易发生在跟腱在跟骨的附着处、跟腱最狭窄处及其附着处上方约 5 cm 处。由于跟腱几乎没有血管供应，因此跟腱出现的反复性运动损伤，是很难自愈的。跑步通常是引起急性跟腱炎的最常见原因之一（图 271.1）。跟腱炎常伴发肌腱和踝关节周围的滑囊炎，加重疼痛和功能损害。若炎症迁延不愈，肌腱周围可能会出现钙盐沉积，使后续的治疗更加困难。炎症造成持续的肌腱损伤，最终可能导致肌腱断裂。

跟腱炎的急性发作通常于踝关节过度活动或活动不当时发生。诱因可能与跑步或网球等运动时的急跑和急停等有关。运动前腓肠肌和跟腱的不正确的拉伸也可诱发跟腱炎，并导致急性肌腱断裂。跟腱炎的疼痛往往持久且剧烈，局限于踝关节后方，通常影响睡眠。患者可能会尝试平足步态以保持跟腱固定，以避免患侧足底跖屈而诱发跟腱疼痛。跟腱炎患者表现为足底无力、疼痛，并伴有明显弹响。为了诱发跟腱炎的弹响，嘱患者坐于检查台，双腿悬在检查台的一侧。然后，检查者一手触诊跟腱上方，另一只手跖屈和背屈患足（图 271.2）。若能诱发明显弹响，则为弹响征阳性。

所有出现踝关节后方疼痛的患者均需接受 X 线平片检查。根据患者的临床表现，可能还需要进行血常规、红细胞沉降率和抗核抗体检测。踝关节的 MRI 和超声成像也有助于确定跟腱损伤的程度，并判断是否存在跟腱滑囊炎、骨刺或黄色瘤等引起的跟腱反复损伤（图 271.3 和图 271.4）。

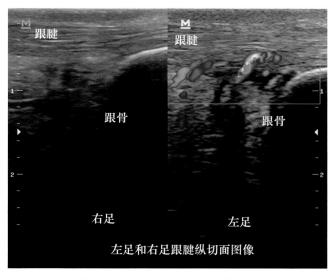

图 271.1　跟腱炎患者的纵切面超声图像，可见左足跟腱新生血管

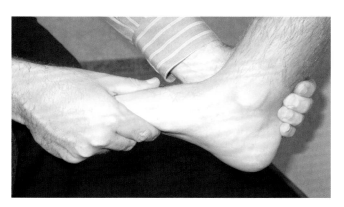

图 271.2　诱发跟腱炎弹响征

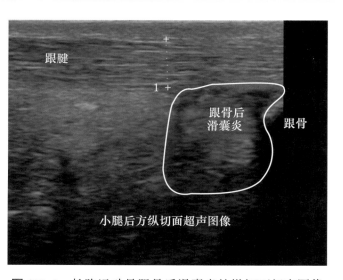

图 271.3 急性踝关节扭伤患者跟腱的纵切面超声图像，提示皮下损伤，跟腱有明显病变且正常回声结构消失

图 271.4 长跑运动员跟骨后滑囊炎的纵切面超声图像

（闫清华　曹新宇　译　樊碧发　审校）

第 272 章　跟腱断裂：提踵试验

无论是对于跟腱的直接创伤，还是突然的暴力导致踝关节背屈或者足部跖屈，都可能引起跟腱断裂。在足部做推蹬动作时，当身体的重量集中于前足，突然增加的压力会导致跟腱损伤。提踵试验有助于确定是否有跟腱断裂。嘱患者自然站立位，然后踮起脚尖（图 272.1）。若患侧无法提踵，则可考虑为跟腱断裂，需要行跟腱 MRI 和（或）超声成像检查以明确诊断（图 272.2 和图 272.3）。

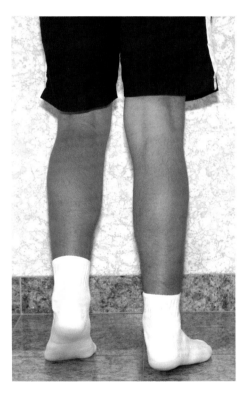

图 272.1　嘱患者自然站立位，然后踮起脚尖

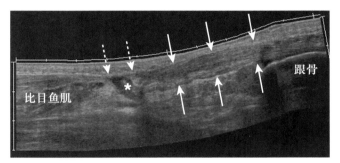

图 272.2　急性跟腱断裂患者的纵切面超声图像。远端肌腱（实线箭头）相对正常，跟腱旁深部可见一些低回声液体影。可明确提示肌腱撕裂端（虚线箭头），跟腱间隙内可见低回声血肿影（星号）（From Waldman SD，Campbell RSD. *Imaging of Pain*. Philadelphia：Saunders，Elsevier；2010：432，Fig. 167.1.）

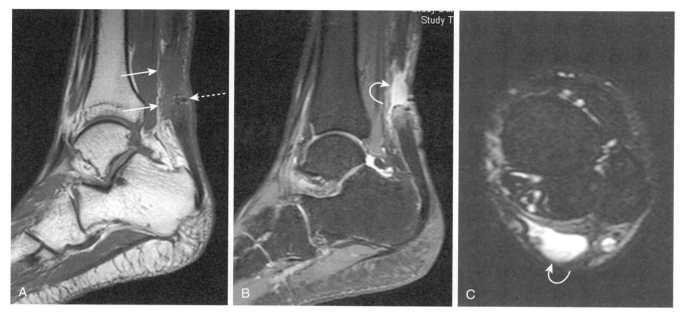

图 272.3 （A）跟腱修复术恢复较差的患者的矢状位 T1 加权像（T1W）MRI。跟腱中部不规则增厚，中等信号强度（SI）（箭头）。由于之前的跟腱修复（虚线箭头），可见一些可疑伪影区域。矢状位（B）和横断位（C）的 T2 加权脂肪抑制成像 MRI，提示跟腱间隙存在高信号血肿影（弯箭头）

（闫清华　曹新宇　译　樊碧发　审校）

第 273 章　跟腱断裂：汤普森挤压试验

　　无论是对于跟腱的直接创伤，还是突然的暴力导致踝关节背屈或者足部跖屈，都可能引起跟腱断裂。在足部做推蹬动作时，当身体的重量集中于前足，突然增加的压力会导致跟腱损伤。汤普森挤压试验有助于确定是否有跟腱断裂。嘱患者坐位，双下肢悬空于检查台旁。检查者握住患侧小腿周径最大部位，并用力挤压（图 273.1）。若未引出患足跖屈，则汤普森挤压试验阳性，提示可能发生跟腱断裂，仍需跟腱磁共振成像检查以明确诊断（参见图 272.2 和图 272.3）。

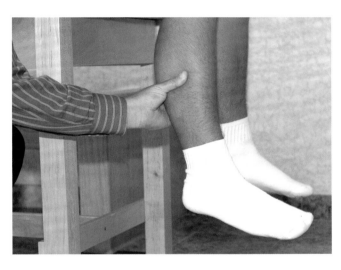

图 273.1　嘱患者坐位，双下肢悬空于检查台旁。检查者握住患侧小腿周径最大部位，并用力挤压。若未引出患足跖屈，则汤普森挤压试验阳性，提示可能发生跟腱断裂

（闫清华　曹新宇　译　樊碧发　审校）

第 274 章　跟腱断裂：Matles 试验

无论是对于跟腱的直接创伤，还是突然的暴力导致踝关节背屈或者足部跖屈，都可能引起跟腱断裂。在足部做推蹬动作时，当身体的重量集中于前足，突然增加的压力会导致跟腱损伤。Matles 试验有助于判断是否发生跟腱断裂。检查时患者处于俯卧位，双足抬离检查台。检查者使患者双膝关节屈曲 90°，同时使其双足保持中立位。若该过程中未引出患足跖屈，则 Matles 试验阳性，提示可能发生跟腱断裂（图 274.1）。

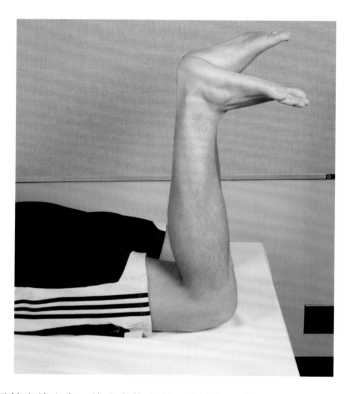

图 274.1　嘱患者俯卧位，双足抬离检查台。检查者使患者双膝关节屈曲 90°，同时使其双足保持中立位。若该过程中未引出患足跖屈，则 Matles 试验阳性，提示可能发生跟腱断裂

（闫清华　顾芳　译　樊碧发　审校）

第 275 章　足底筋膜炎：跟骨跳跃征

足底筋膜炎的临床表现是足底的疼痛和压痛。目前认为足底筋膜炎是由于足底筋膜的无菌性炎症所致，女性的发病率是男性的 2 倍。足底筋膜炎的炎症可以是独立发病，也可以是全身炎症的局部表现，比如类风湿性关节炎、Reiter 综合征、痛风等。肥胖、长期赤足或者穿家用拖鞋、高强度的有氧运动容易诱发足底筋膜炎。患者在非负重状态之后刚开始走路（比如晨起刚下地）时疼痛最为剧烈，持续站立或者行走则会导致疼痛加重。

罹患足底筋膜炎的患者在体格检查时会出现阳性的跟骨跳跃征。进行这项检查时，患者俯卧于检查台上，检查者用示指用力按压患者足底内侧跟骨结节表面的皮肤（图 275.1）。如果这个检查可以诱发出患者

足底的疼痛，患者为了躲避疼痛而出现足跟突然弹起或者躲避动作，那就提示足跟跳跃征呈阳性。患者足底会出现自足跟沿着足底筋膜向前延伸的压痛。足趾背屈会拉紧足底筋膜而引起足底部疼痛，检查者自足跟至前脚掌沿着足底筋膜进行触诊，观察疼痛的变化情况。

对于疑似足底筋膜炎的患者，建议检查足部 X 线平片，目的是排除潜在的骨病或者肿瘤。根据患者的临床表现，也可以酌情考虑下列检查项目：全血计数，前列腺特异性抗原，红细胞沉降率，抗核抗体检查。当怀疑患者存在隐匿性肿物、骨折或者肿瘤时，建议进行足底部位的 MRI 和超声检查以协助确诊（图 275.2 和图 275.3）。

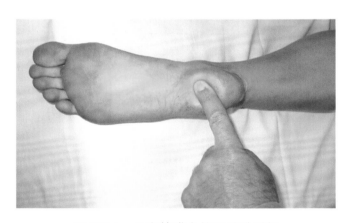

图 275.1　足底筋膜炎的跟骨跳跃征

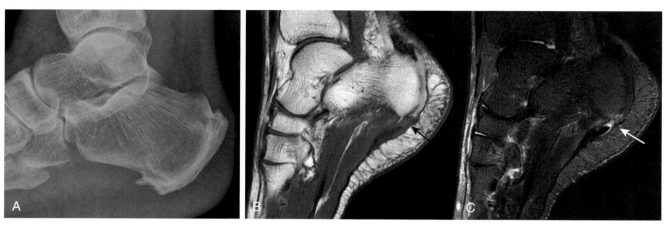

图 275.2 （A）跟骨足底面骨赘的侧位 X 线平片。（B）矢状位 T1 加权磁共振图像上，足底筋膜起始部（黑色箭头）出现增厚和信号强度（SI）增强。骨赘处可以看到高信号强度的黄骨髓。（C）矢状位 T2 脂肪抑制磁共振图像上，足底筋膜起始部可以看到高信号强度的软组织肿胀（白色箭头）。这些表现与足底筋膜炎和筋膜起始处部位撕裂的情况是相吻合的

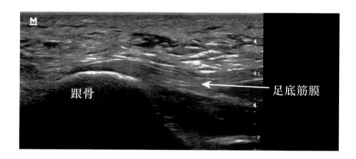

图 275.3 超声纵切面图像提示足底筋膜在跟骨上的附着处

（闫清华 顾芳 译 樊碧发 审校）

第276章　跟骨应力性骨折：跟骨挤压试验

进行跟骨挤压试验时，患者坐于检查台的中间，将双腿放于台面，保持舒适的姿势。检查者用一只手提起患足，用另一只手捏住疑似发生骨折的跟骨，先是轻柔地挤压，继而逐步增加挤压的力度（图276.1）。当增加压力后可以诱发出疼痛，则该试验呈阳性。

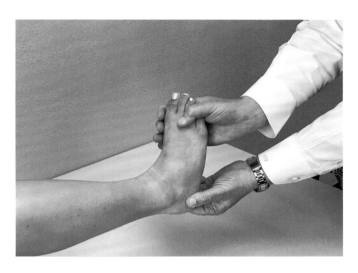

图276.1　检查者用一只手提起患足，用另一只手捏住疑似发生骨折的跟骨，先是轻柔地挤压，继而逐步增加挤压的力度

（闫清华　顾芳　译　樊碧发　审校）

第 277 章　足底筋膜炎：卷扬机试验

步行或者跑步过程中，当步态进行到支撑相末期时，足部的状态是：足跟抬起离开地面、足趾背屈即将离开地面，此时足底筋膜就发挥作用以维持足底的跟骨和跖骨头的稳定性。这是因为在足趾背屈时，附着于跖骨头凸起的足底筋膜被拉紧而张力增加，产生了卷扬机效应（图277.1）。对疑似足底筋膜炎患者进行卷扬机试验时，患者采取仰卧位，患侧膝关节屈曲90°，患足保持中立位。检查者固定第一跖骨头，同时背屈踇趾（图277.2）。若能诱发或者加剧疼痛，则该试验呈阳性。

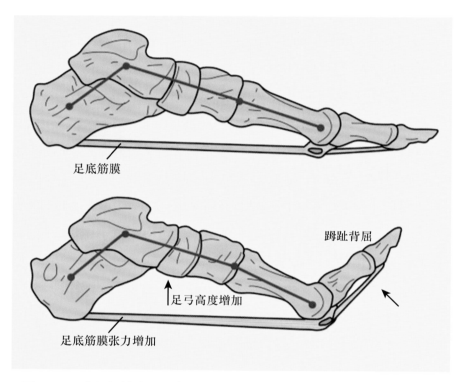

图 277.1　卷扬机效应。注意足趾的背屈是如何导致足底筋膜的张力增加

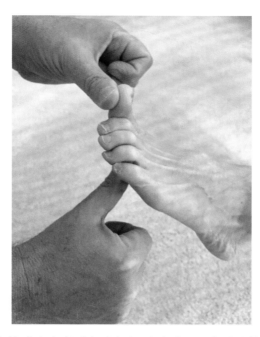

图 277.2　对疑似足底筋膜炎患者进行卷扬机试验时，患者采取仰卧位，检查者固定第一跖骨头，同时背屈踇趾。若能诱发或者加剧疼痛，则该试验呈阳性

（闫清华　顾芳　译　樊碧发　审校）

第 278 章　Morton 神经瘤：Mulder 征

Morton 神经瘤是引起前足疼痛最常见的病因之一。Morton 神经瘤的发病特征是前足的足底表面有压痛和烧灼痛，发病区域的两个脚趾间的趾蹼存在痛性感觉异常。目前认为疼痛的原因是趾间神经周围发生纤维化。第三、四足趾间的神经最容易出现病变，其次是第二、三足趾间的神经，第四、五足趾间的神经出现病变则较为罕见。患者在走路的时候经常出现"鞋子里有石头硌脚"的感觉。久站或者长距离行走会引起疼痛加重，不合脚的鞋或者鞋跟过高也会加剧疼痛的症状。Morton 神经瘤最容易发生于穿束脚窄面鞋的患者，这一点和拇趾滑囊炎、内侧面小趾囊炎及锤状趾畸形是类似的。

罹患 Morton 神经瘤的患者，在体格检查中一般会表现为 Mulder 征阳性。在进行 Mulder 征检查时，患者在检查床上采取仰卧位，检查者用一只手用力挤压两个跖骨头，同时用另一只手用力按压两个脚趾之间的趾蹼，如果可以诱发出类似的疼痛，那么 Mulder 征为阳性（图 278.1）。与跖骨痛不同，在跖骨痛中压痛区域位于跖骨头上方，而在 Morton 神经瘤中，压痛区域是在发生病变的趾蹼的底部，且伴有放射至受到影响的两个足趾的感觉异常。为了减少行走中患足的承重，患者一般会呈现为减痛步态（或者是痛性跛行）。

初步诊断为 Morton 神经瘤的患者都需要检查足部 X 线平片，目的是排除应力性骨折以及明确有无发生炎症的籽骨。根据患者的临床表现，可以酌情增加下列检查：全血计数，红细胞沉降率，抗核抗体检测。足部的 MRI 和超声造影增强成像检查可以用于确诊 Morton 神经瘤，也可以用于诊断关节不稳定、隐匿的肿物以及疑似肿瘤的情况（图 278.2 和图 278.3）。如果疑似存在跖骨的细微的应力性骨折，或者是足部 X 线平片漏诊的籽骨骨折，可以考虑放射性核素扫描检查。

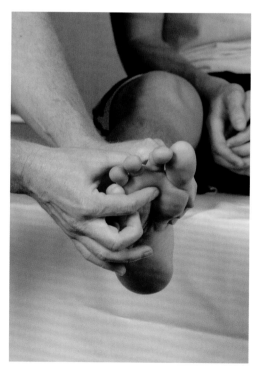

图 278.1　检查 Mulder 征时，检查者一手用力挤压两个跖骨头，同时另一只手用力按压两个脚趾之间的趾蹼

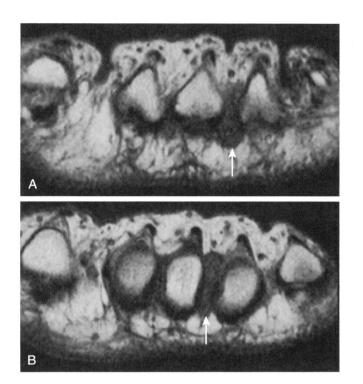

图 278.2　（A 和 B）此图为连续冠状位 T1 加权磁共振图像，在第三和第四跖骨头之间可见 Morton 神经瘤（箭头处），为低信号强度（From Waldman SD，Campbell RSD. *Imaging of Pain*. Philadelphia：Saunders/Elsevier；2010：460，Fig. 179.2.）

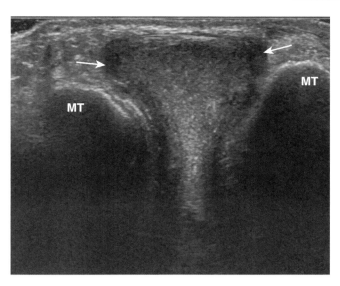

图 278.3　此图为横轴超声图像，在跖骨颈（MT）之间存在可产生回声的跖骨间囊（箭头处）。采用超声波间断挤压法，可见此囊性团块容易发生变形（From Waldman SD，Campbell RSD. *Imaging of Pain*. Philadelphia：Saunders/Elsevier；2010：460，Fig. 179.3.）

（闫清华　顾芳　译　樊碧发　审校）

第279章　Morton 神经瘤：趾神经拉伸试验

　　进行该检查时，患者采取仰卧位，将双侧踝关节完全背屈。检查者将疑似存在 Morton 神经瘤的趾蹼两侧的脚趾完全伸展（图 279.1）。如果可以诱发出患者趾蹼处类似的症状，那么该测试结果呈阳性。

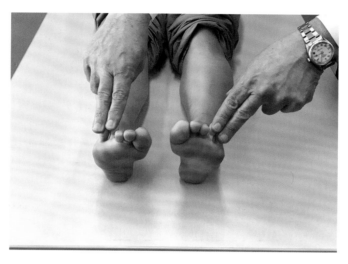

图 279.1　患者将双侧脚踝完全背屈。检查者先定位疑似存在 Morton 神经瘤的趾蹼，然后将其两侧的脚趾完全伸展

（闫清华　顾芳　译　樊碧发　审校）

对疑似跖板损伤的患者，可以进行跖趾关节背侧抽屉试验。检查时患者采取仰卧位，检查者用自己的拇指和示指捏住患者的第二趾（译者注：足部5趾均有可能出现跖板损伤，示意图中为第二趾），然后对第二跖趾关节施以指向背侧的压力（图280.1）。如果出现第二跖趾关节活动度增加，且背侧方向移位幅度超过50%，提示已经存在关节不稳定（图280.2）。

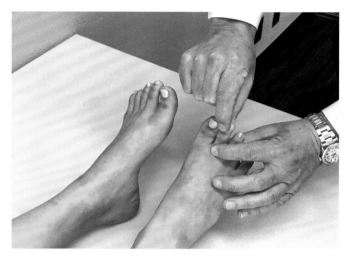

图 280.1　检查者用自己的拇指和示指捏住患者的第二趾，然后对第二跖趾关节施以指向背侧的压力

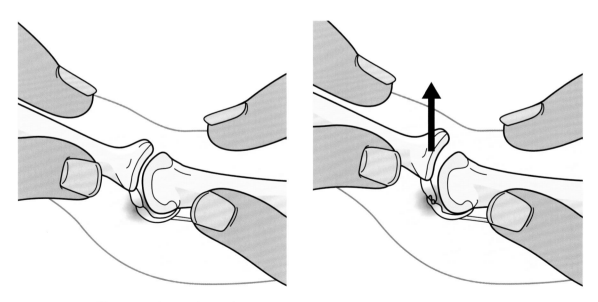

图 280.2　第二跖趾关节活动度增加，且背侧方向移位幅度超过50%，提示存在关节不稳定

（闫清华　顾芳　译　樊碧发　审校）

413

第 281 章　跖板损伤：拉纸试验

对疑似跖板损伤的患者，可以进行拉纸试验，检查时患者需要脱去鞋袜，赤足站立。检查者预先将复印机纸裁成细条，取一条放置在患者拟被检查的足趾下面，并嘱咐患者尽全力用拟被检查的足趾压住纸条。检查者尝试把纸条从患者的足趾下拉出来。

如果患者存在跖板损伤，其足趾无法产生足够的抓握力量，纸条就会被完整地拉出来（图 281.1A）。如果跖板是完好的，由于患者的足趾可以产生足够的抓握力量，当检查者尝试拉出纸条时，纸条会被撕开（图 281.1B）。

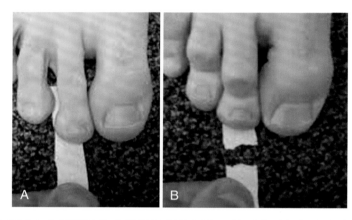

图 281.1 （A）检查者嘱咐患者尽全力用拟被检查的足趾压住纸条，然后尝试把纸条从患者的足趾下拉出来。如果患者存在跖板损伤，其足趾无法产生足够的抓握力量，纸条就会被完整地拉出来。（B）如果跖板是完好的，由于患者的足趾可以产生足够的抓握力量，当检查者尝试拉出纸条时，纸条会被撕开

（闫清华　顾芳　译　樊碧发　审校）